# 운동처방과
# 트레이닝

# 운동처방과 트레이닝

**초판 발행** 2008년 9월 16일 | **초판 2쇄** 2015년 3월 25일

**지은이** 박기용 · 박영명 · 홍석민 · 김한철 · 김성진 | **펴낸이** 우동기
**펴낸곳** 영남대학교출판부 | **디자인** GukjeAD

**출판등록** 1975년 9월 5일 경산 제16-1호 | **주소** 경북 경산시 대동 214-1
**전화** 053) 810-1801~3 | **FAX** 053) 810-4722 | **홈페이지** book.yu.ac.kr

ISBN 978-89-7581-361-0 93690

• 값은 표지 뒷면에 있습니다.
• 잘못 만들어진 책은 바꾸어 드립니다.

# 운동처방과 트레이닝

박기용 · 박영명 · 홍석민 · 김한철 · 김성진 공저

pegasus

# 머리말 Introduction

인간은 외부로부터 물질을 섭취하여 이를 이용하고 배설하면서 생명현상을 유지하고 있다. 이러한 과정에서 현대인들은 생체의 항상성homeostasis과 적응력adaptation을 이용하여 체력을 증강시켜 나가면서 건강하고 풍요로운 삶을 영위하려고 끊임없이 노력하고 있다.

여기에는 합리적이고 계획적인 운동처방과 트레이닝이 필수적이며, 올바른 영양과 휴식도 중요한 요소로 부각되고 있다.

건강한 생체는 "기능과 형태가 동적인 평형상태를 유지"하고 "외부의 활동요구에 대해 활동능력"도 동적인 평형상태를 이루는 생리적인 현상에 의해서 체력이 개선되어지는 것이라고 생명과학을 연구하는 많은 학자들은 주장하고 있다.

이것은 지금까지 과학적으로 밝혀지고 입증된 근거에 입각하여 트레이닝 한다면 인간의 수행능력human performance을 최대한계maximum limit까지 도달시킬 수 있음을 의미한다.

따라서 이 책은 미발달로 끝나려는 인간의 잠재력을 트레이닝을 통해 최대화시켜 건강한 삶을 영위하는데 중점을 두고 있으며, 그 다음으로 선수들이 경기력 향상을 위해 필요한 체력증강 트레이닝을 체계화시켜 정리했다.

체육지도자나 감독, 코치 및 선수들은 경기력 향상과 체력개선을 위해 다양한 정보와 지침이 담긴 이 책의 프로그램들을 잘 활용한다면, 목표를 이룰 수 있을 것으로 믿는다.

여러분들이 이 책의 내용을 잘 이해하고 계획적으로 실행하여 '건강한 삶' 을 살아 갈 수 있다면 글쓴이로써 큰 보람이 아닐 수 없다.

끝으로 이 책이 완성되기까지 힘든 일 마다 않고 도와준 최경훈선생을 비롯하여 영남대 출판부 이종백선생, 특수체육교육과의 김희수, 김일수, 백은선에게 감사의 뜻을 전한다.

2008년 8월 30일

글쓴이

차례 Contents

제1장 체력 육성 운동

1. 체력의 개념 • 11
2. 체력의 내용 • 12
3. 트레이닝 • 14
4. 트레이닝의 원리 • 15
5. 근육 능력과 에너지 능력 • 21
6. 기술 훈련 • 22

제2장 트레이닝의 효과

1. 심리적인 트레이닝의 효과 • 24
2. 생체에 대한 트레이닝의 효과 • 25

제3장 운동생리와 선수들의 개인차

1. 인체 해부와 생리 • 36
2. 유전적 영향 • 49
3. 성장, 발달 그리고 성숙 • 51
4. 트레이닝에 따른 남녀의 반응 • 56
5. 식이와 영양 • 57
6. 휴식과 수면 • 58

7. 체력 수준 • 59
8. 환경적 요인들 • 59
9. 질병 또는 상해 • 60

**제4장**
**운동처방의 원리**

1. 운동처방의 정의 • 63
2. 운동처방의 기본조건 • 63
3. 처방의 가이드 라인 • 64
4. 운동처방의 내용 • 64
5. 운동처방의 과정 • 65
6. 검사 • 65

**제5장**
**적당한 운동의 선택**

1. 어떤 운동이 좋은가? • 70
2. 운동강도 • 72
3. 운동시간 • 82
4. 운동빈도 • 84
5. 컨디셔닝 • 84

제6장
웨이트 트레이닝 방법

1. 근력 트레이닝의 기본원리 • 88
2. 근수축의 종류 • 91
3. 근력 육성의 실제 • 93
4. 각종 근력 트레이닝의 장 · 단점 • 134
5. 재활을 위한 등속성 근력훈련 • 136
6. 근지구력 트레이닝 방법 • 147
7. 순발력 트레이닝 방법 • 151
8. 근 스피드 트레이닝 방법 • 155

제7장
에너지 능력 향상을 위한 트레이닝

1. 에너지 시스템 • 158
2. 에너지 생산 능력 • 167

제8장
트레이닝 프로그램의 작성

1. 연중 트레이닝 • 209
2. 여러 가지 스포츠 종목의 트레이닝 프로그램 작성 • 216
3. 골프 • 220
4. 야구 • 223
5. 태권도 • 227

6. 테니스 • 230
7. 배드민턴 • 234
8. 축구 • 236
9. 농구 • 240
10. 레슬링 • 244
11. 수영 • 247

**제9장**
**최상의 경기력**

1. 트레이닝의 목표를 설정 • 253
2. 기록의 유지 • 254
3. 최상의 경기력 • 255
4. 신체적인 준비(체력) • 255
5. 정신적인 준비 • 257

**제10장**
**근육능력 트레이닝과 스트레칭 및 고지 훈련**

1. 웨이트 트레이닝과 부하운동 • 265
2. 스트레칭 • 280
3. 플리오메트릭스 훈련 • 303
4. 고지에서 훈련 • 309

제1장

# 체력 **육성** 운동

## 1. 체력의 개념

체력은 「physical fitness」 즉 신체적성으로 풀이된다. 우리나라에서는 체력을 체위의 동의어로 체격, 체질, 체능을 총합한 뜻으로 해석되어 왔다. 최근에 체력이란 용어를 「physical resourse」라는 표기를 하는 학자도 있다. 어쨌든 어느 표기에 있어서나 소질적인 의미를 지닌 신체적인 제 능력을 가리키며 정신력이나 심리적인 영향을 되도록 개입시키지 않는 신체능력을 의미하고 있다. 그러나 광의의 체력은 순수한 신체력과 정신력을 총합한 힘의 발현력을 의미하게 된다.

후쿠다福田는 「체력은 인간의 생존과 활동의 기초를 이루는 신체적 또는 정신적 능력이다.」라고 했으며, 이카이는 「체력은 스트레스를 참고 견디는 방위력과 적극적인 작업수행에 신체의 행동력을 의미한다.」고 했다. 와다나베는 「체력은 인간의 원동력으로서 형태, 기능, 정신을 포함한 신체특질의 총합이다.」라고 정의하고 있다. 그러나 협의의 체력은 정신력을 무시한 적극적 인간수행력human performance에 두고 인간신체의 특성변화에서 그 개념을 규명하고 있다.

큐리톤Cureton은 「체력을 운동능력의 요소에 두고 근력, 순발력, 지구력, 평형성, 민첩성, 유연성 등 여섯 가지로 분석할 수 있다」고 했으며, 홀스Holls는 「격렬한 운동에 적응하는 능력으로 신체활동을 통하여 발달될 수 있는 것이며 근력, 근지구력, 순발력, 호흡순환기능의 지구력, 신체운동 속도, 민첩성」 등으로 풀이하고 있다.

또한 헤팅거Hettinger는 「체력은 근력, 지구력, 민첩성의 세 가지 요소를 종합한다.」라고 주로 행동체력을 강조하고 있으며, 이시코Ishiko는 체력을 운동능력과 관련시켜 「운동을 일으키고 수행하는 능력, 운동을 오래 계속하는 능력, 운동을 적절하게 조절하는 능력」이라고 했다.

또 체력은 트레이닝의 관점에서 기초체력과 전문 체력으로 나누어 설명되는 것이 보편적이다. 전자는 일반적 운동 적성으로 근력, 지구력, 순발력, 민첩성, 평형성, 조정력 등의 요소로 구성되며 후자는 스포츠 종목에 따른 스포츠 구성의 요소가 되는 특수성을 가진 체력 즉 각 경기종목마다 특히 요구되고 있는 체력적 요소를 의미하고 있는 것이다.

이상의 개념을 종합하여 분석해 보면 「체력이란 인간수행human performance을 실행하는 데 필요한 신체의 기초적 또는 전문적 작업능률의 총합을 의미한다.」라고 할 수 있다. 따라서 이와 같은 체력을 증강시키는 제일의적 방법은 트레이닝의 과학화에 있는 것이다.

## 2. 체력의 내용

일반적으로 체격이 크고 근육이 울툭불툭 잘 발달하면 체력이 강하고 훌륭한 체력을 소유한 사람으로 평가하기 쉽다. 그러나 체력은 그렇게 간단한 구성요소로 되어 있지 않고 보다 복잡한 역동적 인자로 그 내용이 구성되고 있다.

알벵Albang은 체력구성인자를 69개로 밝히고 이러한 구성인자는 크게 세 개의 범주 즉 의학상 또는 생리학적 기능, 인간측정학의 상태 및 신체적 또는 운동근육상의 기능으로 구분된다.

의학상의 기능medical function에는 7개의 주된 구성요소가 있는데 그것은 첫째 신경계의 기능, 둘째 심장, 순환계 및 혈액의 기능, 셋째 순환계의 기능, 넷째 소화계의 기능, 다섯째 근육계의 기능, 여섯째 내분비선계의 기능, 일곱째 일반적인 건강이다.

인체측정상의 상태anthropometric condition에는 자세, 키와 몸무게의 관계, 유연성, 완전한 체중 또는 조직, 신체구조 및 근육, 지방질과의 관계의 주된 구성요소가 있는

데, 이러한 8개의 요소들은 첫째 신체발달, 둘째 자세, 셋째 유연성의 세 가지 주된 범주에 속하게 된다. 신체적 기능Physical function에는 전부 40개에 달하는 구성요소를 갖고 있는데 이것은 6개의 범주로 분류된다. 첫째 정확, 둘째 민첩성, 셋째 균형, 넷째 근력, 다섯째 지구력, 여섯째 속도 등이다.

또한 이시가와는 인간의 능력을 정신적 요소와 신체적 요소로 구분하고 후자를 체력의 요소로 규정하였다. 이것은 다시 행동력motor capacity과 저항력resisting power으로 분류하여 전자는 적극적으로 행동하고 움직이는 능력으로서 형태, 기능, 기초적 운동능력(근력, 지구력, 조정력, 유연성)으로 설명하고 있으며 후자는 스트레스를 참고 견디는 항상성 지속의 능력으로서 물리, 화학적 스트레스, 생물적 스트레스, 생리적 스트레스, 정신적 스트레스 등으로 구분, 언급하였다.

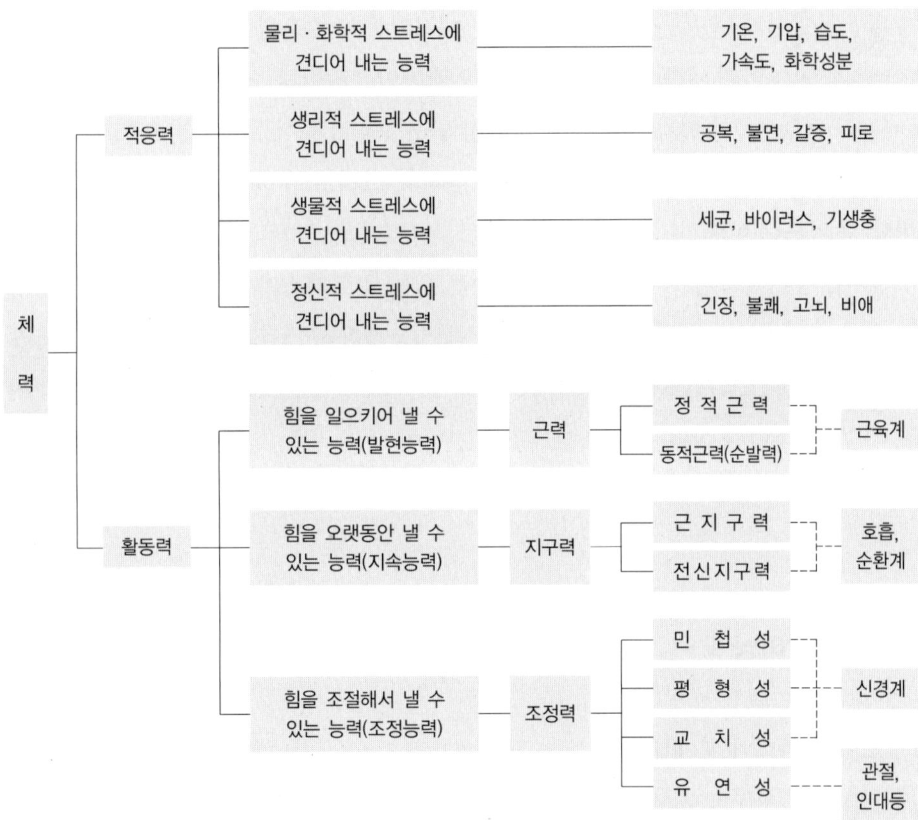


그림 1-1_ 체력의 이해(3차원 전개도)

이카이는 체력이란 외계의 스트레스에 대하여 생명을 유지하는 신체의 방위력과 적극적으로 외계에 동작하는 것을 행동력이라고 말하고, 체력의 구성은 에너지론적 입장에서 정리하고 이와 같은 체력의 구성요소의 상호관계를 밝히기 위해서 체력의 3차원 전개도를 사용하여 설명하고 있다.

〈그림 1-1〉과 같이 체력내용을 종합해 보면 그 성격적인 면에서 행동체력motor capacity과 방위체력resisting power으로 나누어 생각할 수 있다.

전자는 몸을 적극적으로 활동하거나 운동하는데 필요한 신체적 능력을 의미하고 있으며, 후자는 환경변화에 또는 각종 스트레스에 참고 견딜 수 있는 신체적 능력을 뜻하게 된다. 따라서 신체적 능력을 의미하고 있으며, 후자는 환경변화에 또는 각종 스트레스에 참고 견딜 수 있는 신체적 능력을 뜻하게 된다.

따라서 양자의 내용을 구체적으로 분석기술하면 다음과 같다. 첫째, 행동력의 내용은 운동발현력 [운동을 실제로 일으키는 대근활동의 수축력 즉 근력strength, 순발력power의 인자이며 운동지속력]운동을 오랫동안 계속 하는 지구성 즉 근지구력muscular endurance의 인자이고, 운동의 조정력 운동을 효율적으로 조절 또는 조정하는 능력 즉 민첩성agility, 평형성balance, 교차성stunts, 그리고 유연성flexibility의 인자로 풀이할 수 있는 것이다.

둘째, 방위체력은 외부 환경에서 엄습해 오는 스트레스의 종류에 따라 물리화학적 스트레스(기온, 기압, 기습, 가속도, 화학적 성분 등), 생물적 스트레스(세균, 바이러스, 기생충 등), 생리적 스트레스(공복, 불안, 갈증, 피로 등), 정신적 스트레스(긴장, 불쾌, 고뇌, 비애 등)이 있다. 따라서 이와 같은 스트레스를 견디어 낼 수 있는 항상성 유지를 방위체력으로 풀이하게 되는 것이다.

## 3. 트레이닝

스포츠 과학자 프레데릭 박사Dr. Ned Frederick는 트레이닝을 "신체를 서서히 적응시키는 과정" 이라고 묘사하였다. 트레이닝은 서서히 점진적으로 실시되어야만 한다: 결코 서둘러서는 안 된다.

트레이닝을 적절하게 실시하면 인체 조직과 계통에 현저한 변화가 나타나며 이러한 변화는 경기력 향상과 깊은 관련이 있다. 너무 급작스럽게 운동량을 증가시키거나 지나치게 많은 양의 트레이닝을 실시하면 경기력을 향상시키지 못할 뿐 아니라 오히려 저하시킨다.

## 4. 트레이닝의 원리

트레이닝이란 체계적인 과정이다. 트레이닝을 올바르게 실시하기 위해서는 몇 가지 기본방침을 준수하여야만 한다. 합리적인 트레이닝 프로그램을 수행하기 위해 생리학의 전문가가 되어야 할 필요는 없지만, 생리학의 기본지식을 가지고 트레이닝의 원리를 이해하고 실천하여야만 한다. 트레이닝 원리에 친숙하지 않은 코치들을 위해 각 원리의 요점들을 간략하게 살펴보겠다.

### 특수성의 원리Specificity Principle

특수성의 원리가 가장 중요한 트레이닝 원리 중의 하나라고 간주되고 있다. 이러한 생각은 예전과는 많이 달라진 것이다. 과거의 선수들은 자신들이 참가하는 경기종목의 에너지 소모량이나, 사용되는 근육, 심지어 운동종목에 상관없이 먼 거리를 달렸다. 하지만 오늘날의 연구들은 스포츠 종목에 따라 각기 다른 형태의 트레이닝이 실시되어야 함을 분명하게 보여주고 있다. 최소한 세 가지의 특수한 요소들이 고려되어야만 한다.

에너지 시스템의 특수성이란 유산소 능력이 요구되는 종목의 경우 유산소 트레이닝을 실시하여야만 한다는 것을 뜻한다. 이와 반대로 무산소 종목 선수의 경우 무산소 능력의 발달에 주력해야 한다. 예를 들면, 미식축구, 야구, 유도, 그리고 단거리 달리기 종목 선수들은 높은 강도로 짧은 시간동안 실시하는 무산소 형태의 트레이닝에 초점을 맞추어야 한다. 장거리 달리기에 많은 시간을 투자하더라도 경기력 향상에는 도움이 되지 않을 것이다.

트레이닝 형식mode의 특수성이란 훈련의 형식이 경기의 형식과 같을 때 최대의 트레이닝 효과를 거둘 수 있음을 의미하는 것이다. 간단하게 말하면 사이클 선수는 자전거를 타야하며, 수영 선수는 수영을, 달리기 선수는 달리기를 하여야 한다. 수영 선수들이 달리기 프로그램을 실시할 경우 수영장에서의 그와 비슷한 양의 수영 연습보다 경기력을 향상시킬 수 있는 가능성은 줄어들 것이다.

운동하는 근육과 동작 형태의 특수성은 경기에 사용되는 근육이 경기 때와 같은 동작 형태로 연습되지 않는 한 올바른 트레이닝 형식만으로는 충분하지 않다는 것을 강조한다. 각 스포츠마다 제각기의 독특한 근육 수축과 움직임의 특성이 있다.

익숙하지 않은 운동을 한 다음날 아침 온몸이 뻣뻣하고 쓰라리는 것을 경험한 적이 있을 것이다. 자신이 단련되어 있다고 느끼고 있었기 때문에 아마도 놀랐을 것이다. 이러한 경험은 비록 자신이 한 종류의 스포츠에는 단련되어 있을지라도 새로운 스포츠를 실시할 경우에는 그 종목 특유의 체력이 요구된다는 것을 시사하는 것이다.

트레이닝 중에는 선수들이 그들의 스포츠에서 실제로 실시되는 것과 가능한 한 똑같은 동작을 연습하도록 지도한다. 동작 형태만이 아니라 동작의 스피드 역시 고려되어야 한다. 예를 들면, 선수들이 1.6km를 5분 이내에 달리는 것이 목표라면 그들이 그러한 목표를 달성할 수 있도록 해주는 (빠른) 스피드에서 트레이닝이 실시되어야만 할 것이다. 이와 비슷한 예로, 야구공을 타격할 때 사용되는 근육을 강화시키기 위해 디자인된 웨이트 트레이닝 프로그램에는 야구 방망이를 스윙할 때의 동작과 스피드가 재연되는 운동들이 포함되어야만 한다.

코치의 주요 임무 중의 하나는 적합한 운동들을 선정하는 것이며 필요에 따라서는 자기가 지도하는 종목의 특정 체력을 향상시킬 수 있는 운동들을 직접 고안하는 것이다. 만일 자신이 시즌의 변화나 시설의 부족으로 인해(예를 들면, 스키, 스케이트, 아이스하키, 수영 등) 실제의 경기 환경과는 다른 상황에서 많은 연습시간을 보내야 하는 종목을 지도한다면 이러한 점은 아주 중요하다.

### 과부하의 원리

변화를 가져오기 위해서는 인체에 자극을 줄 수 있게끔 트레이닝이 실시되어야 하며, 신체가 증가된 부하에 적응하면 더 많은 양의 부하가 추가적으로 가해져야 한다. 트레이닝의 부하는 빈도, 강도, 또는 운동 지속 시간을 변화시킴으로써 어떻게 과

부하 원리를 적용하는가는 선수들이 체력 프로그램을 계획할 때 고려되어야 하며 모든 트레이닝 원리 중에서 특수성의 원리와 과부하의 원리가 가장 중요하다.

### 적응의 원리

트레이닝에 의해 가해지는 자극에 인체가 적응하면 미묘한 변화가 인체에 나타난다. 트레이닝의 부하가 점차적으로 증가하면 선수들은 심폐능력이 향상되고, 근력과 근지구력이 증가하며 뼈, 건, 인대, 그리고 결합 조직이 튼튼해지는 것을 경험하게 된다.

### 점진적인 향상의 원리

과부하의 원리에 의한 신체 적응을 경험하기 위해서는 트레이닝은 점진적이어야만 하며, 만일 트레이닝 부하가 너무 빨리 증가하면 신체는 적응할 수 없어 부상을 유발하게 된다. 조심스럽게 운동량을 조절함으로써 점진적인 향상을 계속적으로 기대할 수 있으며, 또한 과도한 훈련의 위험을 피할 수 있다. 점진성은 트레이닝 프로그램을 계획할 때 고려되어야 할 필수적인 요인이다.

6장에서 트레이닝 프로그램 계획 작성에 관해 한 단계 한 단계 차례로 밟아 나가는 과정 중에 점진성의 유지가 트레이닝 운동의 선정에 어떻게 영향을 미치는 가를 파악할 수 있을 것이다.

### 개인적인 반응의 원리

똑같은 트레이닝에 대해 선수들은 다르게 반응한다. 유전적인 영향, 성숙, 음식섭취, 수면 그 밖의 여러 가지 개인적 그리고 환경적 요인들이 선수들의 능력과 트레이닝에 대한 반응에 영향을 미친다. 자신이 지도하는 모든 선수들이 같은 트레이닝 프로그램에 비슷하게 반응하리라고 기대하는 것은 비현실적이다. 트레이닝에 대한 개개인의 반응에 영향을 미치는 많은 요인들이 3장에 설명되어 있다.

### 다양성의 원리

트레이닝 프로그램은 선수들이 흥미를 유지하고 지루함을 피할수 있도록 다양하게 실시되어야만 한다. 운동 · 휴식과 힘듬 · 가벼움의 개념이 다양성 원리의 기본이다. 운동 다음에는 항시 휴식이 따라야만 하며 힘든 운동 후에는 쉬운 운동을 실시하여야 한다. 코치들은 팀의 트레이닝 방법과 연습 그리고 트레이닝 장소들을 변경해야만 한다.

### 준비운동Warm-up / 정리운동Cool-down원리

모든 트레이닝에는 항시 준비운동과 정리운동 시간이 포함되어야 한다. 활발한 신체활동 이전에 실시하는 준비운동은 앞으로 실시할 운동에 대해 신체를 대비시켜 주며 부상의 위험을 감소시켜 준다. 스트레칭 동작으로 준비운동을 시작하여 보다 더 활발한 동작을 실시하는 것이 전통적인 방법이었다. 하지만 요즘에는 많은 코치들이 스트레칭을 시작하기 전에 각 종목의 적합한 동작들을 가볍게 실시하도록 지시하고 있다. 과거에 미국 올림픽 육상 팀을 지도한 어느 코치는 이러한 변화를 설명하면서 경기가 진행되는 동안보다는 오히려 경기 전의 스트레칭 과정동안에 더 많은 부상이 발생한다는 것을 상기시켰다.

이 말은 축구연습에 있어 공의 패스를 포함한 각종 동작들을 가볍게 실시하는 것이 격렬한 연습에 앞선 적절한 준비운동이라는 것을 의미한다. 준비운동의 특수성 원리를 다른 종목에 적용해 볼 것 같으면 달리기 선수인 경우에는 느린 조깅으로 시작하고, 테니스 선수는 가벼운 스트로크로 공을 넘기며, 수영선수는 느리게 수영하도록 지시한다.

나이와 체력 단련 상태에 따라 어떤 선수들에게는 유연성 프로그램이 필수적임을 발견할 수 있을 것이다. 활발한 신체 활동이 끝난 다음의 정리운동은 준비운동 만큼이나 중요하다. 가벼운 신체활동(동적인 정리운동)은 운동 중에 생성되었던 노폐물을 제거하고 신체를 정상상태로 회복시키는데 도움을 준다. 정리운동은 운동 강도를 감소시켜서 실시하며 가벼운 유연성 운동으로 마무리 짓는 것이 바람직하다.

### 장기적인 트레이닝 원리

규칙적으로 그리고 점진적으로 인체에 자극(부하)을 가하면 어느 정도 시간이 흐른 다음 선수들은 트레이닝 효과를 경험하게 된다(트레이닝 효과가 나타나려면 상당한 시간이 지나야 한다). 생리기능의 이러한 변화는 경기력 향상에 기여한다. 장기적인 트레이닝의 원리는 코치들에게 선수들의 진전을 너무 조급하게 기대하지 말며 또한 어린 선수들을 너무 힘들게, 너무 빠르게, 너무 단기간에 많은 양의 운동을 시키는 것에 대해 주의를 주고 있다.

연구 결과들은 챔피언들이 자신들의 경기력이 최상에 도달하기 전에 통상 약 8-10년 정도 트레이닝을 한다고 보여주었다. 최상의 경기력 수준에 도달하기 위해서는 매일매일 또는 하루에 두 번씩의 트레이닝이 필요하다. 스포츠에 대한 선수들의 흥미를 유지하기 위해서는 선수들의 나이와 경험을 고려한 성장 발달적인 트레이닝 프로그램을 작성하여야만 한다.

과욕스럽고 무분별한 코치에 의해 몰아붙여지는 어린선수들은 스포츠에 대한 흥미를 쉽게 상실할 뿐만 아니라 오버트레이닝overtraining의 나쁜 영향까지 입을 가능성이 있다.

### 가역성의 원리Reversibility Principle

트레이닝에 의해 초래된 대부분의 적응은 영구적인 것이 아니다. 선수들은 트레이닝을 중단하게 되면 스포츠 경기력을 유지시켜주던 생리적인 특징들physiological qualities이 점차로 사라지게 된다. 코치들은 일 년 내내, 특히 겨울방학 같은 기간 동안에 체력을 유지시킬 수 있는 트레이닝 프로그램을 계획하여야 한다. 8장에는 어떻게 연중 체력관리 트레이닝 프로그램을 개발하는가에 대해 설명되어 있다.

가역성의 원리는 또한 자신의 선수 경력을 마감하면서 그 후에도 좋은 체력을 유지하고 싶어 하는 선수들에게 중요한 의미가 있다. 체력과 건강을 유지하기 위해서는 계속해서 신체활동을 해야 할 필요가 있다는 것을 많은 선수들이 인식하지 못한다. 특히 중요한 것은 자신들의 음식섭취를 현재의 에너지 요구량에 맞게끔 조절해야 한다는 필요성이다. 선수들의 건강 및 복지에 대한 코치의 책임은 선수가 운동을 그만두는 순간에 없어지는 것이 아니다. 자신들이 직접 오랜 기간 동안 운동을 하였음에도 불구하고 많은 선수들은 체력과 건강관리를 이해하지 못한다. 운동 중단 후에 예상되는 변화들을 선수들에게 알려주고 건강을 유지하는데 도움이 되는 실질적인 방법들을 제시해 준다.

### 중용의 원리Moderation Principle

앞에서 다양한 트레이닝 원리를 살펴보았지만, 특히 어린선수들을 지도하는 코치들에게는 중용의 원리는 특히 강조되어야만 한다. 이는 트레이닝을 포함한 인생의 모든 것들에 있어 성공의 비결은 중용이라고 말할 수 있으며, 트레이닝 하나만을 지나치게 강조해서는 안 된다. 선수들이 가족 구성원의 역할을 할 수 있고, 수업 과제물을 정리하고, 사교적 시간을 가질 수 있도록 배려하여야 한다. 선수들은 자신들의 개인적인 발달과 자신의 삶을 즐길 수 있는 기회를 찾으려 한다는 것을 기억할 필요가 있다. 체력 단련에 대한 지나친 강조는 스포츠에 대한 선수들의 흥미를 상실시킨다.

선수들의 경기력이 조금 더 증가되면 트레이닝의 한계를 설정할 필요가 있을지도 모른다.

트레이닝 효과를 경험하게 되면 아주 의욕적인 선수들은 흔히 자신들을 지나치게 혹사시킬 수 있으며 그 결과 고통을 당하게 된다. 어느 정도의 트레이닝은 효과적이지만 너무 많은 양의 트레이닝은 오히려 역효과를 초래할 수 있음을 선수들이 이해하도록 도와준다.

트레이닝의 원리들은 이 책의 전반에 걸쳐 계속 반복 언급될 것이며 이러한 원리들은 자신의 과학적인 트레이닝 프로그램 작성에 도움이 되는 지침을 제공한다. 독자들은 1. 신체의 변화를 촉진시키기 위해 어떻게 운동프로그램을 계획하는가, 그리고 2. 실시하는 운동이 자신 종목의 성공에 요구되는 체력요소를 어떻게 발달시키는가에 대해 배울 것이다.

자신의 스포츠를 보다 잘 이해하기 위해서는 알아야만 하는 여러 가지 생리적인 요소들에 대해 이 책의 전반에 걸쳐 설명하겠다. 근력, power, 스피드, slow와 fast-twitch 근섬유, 유산소, 무산소 에너지 시스템, 신체지방과 체지방무게lean body weight 등의 개념들을 이 책에서 공부하겠으며 이러한 내용들을 자신의 프로그램에 적용할 수 있을 것이다. 우선 과학적인 트레이닝 프로그램의 두 가지 주요 구성요소인 근육능력과 에너지 능력에 대해 살펴보자.

## 5. 근육 능력과 에너지 능력

트레이닝 프로그램은 선수들이 참가하는 스포츠 종목의 근육 능력과 에너지 능력의 요구에 의해서 작성된다. 참가하는 스포츠 종목의 요구를 파악할 수 있으면 근력, 근지구력, power, 그리고 다른 체력 요소들을 발달시키기 위해 어느 정도의 노력으로(운동 강도), 얼마나 자주(빈도), 얼마나 오랫동안(지속 시간) 운동을 해야하는 지를 결정하는데 도움이 된다.

### 근육능력Muscular Fitness

근육 능력은 근력, 근지구력, power, 스피드, 유연성, 평형성, 민첩성 등으로 구성되어 있다. 어떤 종목은 많은 근력을 요구한다. 다른 종목들은 근지구력이나 순발력을 필요로 한다. 참가하는 종목과 또한 각 종목 내에서의 포지션에 따라 각기 특이한 근육 능력이 요구된다. 그러므로 어떤 다른 두 종류의 스포츠가 높은 수준의 근력을 요구하더라도 움직임 형태의 차이, 운동하는 근육 부위의 차이, 또한 그 밖의 여러 가지 차이 때문에 각 스포츠의 근력 요구는 상당히 다를 것이며 각기 다른 트레이닝 운동이 실시되어야 한다.

일반적으로 미식축구의 lineman은 많은 근력을 필요로 하고, back은 스피드가 요구되며, 마라톤 선수들은 지구력을, 체조 선수는 power, 유연성, 그리고 평형성을 필요로 한다고 말할 수 있을 것이다. 하지만 이러한 일반적인 구분은 트레이닝의 특수성의 원리를 무시한 것이다. 트레이닝 프로그램은 각 종목의 개개인에게 맞게끔 조절되어야 하며 같은 종목일지라도 선수의 포지션이나 참가하는 시합에 따른 변화가 고려되어야 한다. 선수들의 근육 능력 프로그램 개발에 도움이 되는 내용이 3장에 포함되어 있다.

### 에너지 능력

에너지 능력은 잘 계획된 트레이닝 프로그램의 다른 반쪽이다. 투포환이나 체조의 뜀틀처럼 지속시간이 몇 초밖에 안 되는 운동은 무산소 에너지 생산이 요구된다. 장거리 수영이나 마라톤 달리기 같이 시간이 오래 걸리는 운동은 시합의 전 과정에 걸쳐 에너지를 공급하는 유산소 지구력을 더욱 필요로 한다. 최상의 결과를 거두기 위해서는 에너지 능력 트레이닝은 참가하는 스포츠 종목의 요구에 맞게끔 조절되어야 한다. 5장에서 여러 가지 에너지 시스템과 어떻게 각 시스템을 발달시키는가에 대해 설명되어 있다.

### 근육 능력과 에너지 능력의 비교

체력의 이러한 두 가지 요소는 상호간에 밀접하게 관련되어 있다. 이들의 구별(근육 능력과 에너지 능력)은 트레이닝 과정을 보다 잘 이해하는데 도움을 주기 위한 단지 개념적인 구분일 뿐이다. 근육이 수축하기 위해서는 에너지가 필요하듯이 신체를 움직이기 위해서는 에너지 시스템은 근육에 의존한다. 이와 비슷하게, 근육능력을 트레이닝할 때에는 틀림없이 에너지 시스템의 변화를 초래할 것이다(이와 반대상황도 마찬가지이다).

다른 저자들은 에너지 능력을 심폐지구력이라고도 부르며 근육능력을 구성하는 요소들을 다르게 정의하기도 한다. 하지만 이러한 차이점이 당신을 혼돈스럽게 만들지 않도록 주의한다. 왜냐면 모든 스포츠 생리학자들은 동일한 신체적 특성에 대해 다른 명칭을 사용할 뿐이다.

## 6. 기술 훈련Skill Training

경기 기술을 연습하는 것이 각 종목 특유의 근육과 에너지 능력 수준을 향상시키는 가장 효과적인 방법이다. 선수의 체력이 단련되지 않은 상태이면 기술이나 지식이 무용지물이지만 모든 연습시간을 체력 단련을 위해서만 사용할 수 없는 실정이다. 또한 일반적인 체력 단련 프로그램이 자신의 스포츠 종목에서 요구되는 특정 체력에 반드시 바람직한 영향을 미칠 것이라고는 생각할 수 없다. 새로운 기술을 배우고, 알고 있는 기술을 연습하며, 공격과 수비의 전술을 습득하고, 경기 규칙rules과 올바른 경기 예절을 익히는 것 또한 연습 스케줄에 포함되어야만 한다.

근육능력과 에너지 능력 트레이닝을 기술연습과 어떻게 적절히 조화시킬 수 있는

가는 모든 코치들이 해결해야만 하는 과제이다. 자신의 스포츠를 주의 깊게 분석하여 특정 체력의 요구를 파악한 다음 기술과 체력을 동시에 단련시킬 수 있는 신체활동을 구상해 낸다. 이러한 문제 해결 능력은 경험 그리고 자신의 스포츠 종목에 대한 지식과 함께 향상될 것이다.

제2장

# 트레이닝의 **효과**

## 1. 심리적인 트레이닝 효과

### 정신적 건강

건강한 신체는 정신건강에도 긍정적인 영향을 미친다. 실제로 땀을 흘리며 운동을 하고 나면, 육체적으로 약간 피로하나, 기분은 오히려 긴장이 해소되고 상쾌함을 느낄 수 있다. 운동은 신체적 기능을 강건하게 하여 특히 청소년들의 경우에 자긍심을 높여 정신건강을 증진시킬 수 있다.

현대인들에게 빈번하게 나타나는 불안과 우울증을 완화시키는 심리적 효과를 가지고 있다. 어떻게 운동이 정신건강에 도움이 되는지에 대한 기전mechanism은 아직 명확히 밝혀지지 않았고 가설들에 대한 연구는 계속 진행되고 있다. 운동 후에는 체온이 증가하여 뇌 조직으로 연결되는 혈관도 팽창하므로 혈류량이 증가하고, 아울러 산소의 공급량도 증가하기 때문에 신체에 전반적인 안정감과 정서적으로도 편안함을 가져다 줄 수 있다는 것이다.

좋은 정신건강은 또한 신체활동에 긍정적 영향을 미치므로 건강을 위해서는 심신이 모두 건강해야 하는 조화가 필요하다.

### 심리 사회적 건강

그 외에도 운동을 통해 얻을 수 있는 심리적 가치들로 독립성, 유희성, 자긍심, 우수성이 있다. 운동은 독립적 활동을 좋아하는 사람을 위해 충분한 기회를 제공해 준다. 예를 들어, 걷기나 조깅이나 자전거 타기를 혼자서 하면 어디로, 얼마나 빨리, 얼마나 멀리, 언제 멈출지를 자신이 결정한다. 즉 어떤 성별, 직업, 직위에 상관하지 않고 자신의 뜻대로 독립성을 행할 수 있다. 테니스 게임과 같은 유희적 스포츠나 암벽 등반과 같은 모험적인 운동은 즐겁고 짜릿한 쾌감을 제공하는 유희적 속성이 있다.

또한 운동은 주위로부터 직위, 명성, 인정을 받을 수 있는 기회를 제공해 줄 수도 있다. 특히 남보다 뛰어난 체력이나 운동기술로 자신의 우수성을 나타내려는 인간의 가장 기본적인 욕구들이 운동을 통해 만족되어 질 수 있다. 과거 연구들에 의하면 운동은 인격형성에도 긍정적인 영향을 미친다고 한다. 특히 청소년들의 신체활동은 사회생활에 필요한 사회성(협동심, 희생정신)과 준법정신을 함양시킬 수 있는 좋은 기회를 제공해 준다. 또한 운동을 통한 성공적 경험은 자신감과 인내심을 키워서 장차 성인기에 겪게 될 시련을 극복하는 데도 도움을 줄 수 있을 것이다.

## 2. 생체에 대한 트레이닝의 효과

여기서는 트레이닝의 생체에 대한 형태적 혹은 기능적 효과 가운데 현재의 지식에서 확실하거나, 적어도 상당한 확실성을 갖고 적절하다고 생각되는 것에 대해서만, 각장 속에서 계통적으로, 일부는 도해에 의해서 간결하고 이해하기 쉬운 형식으로 서술될 것이다. 그러나 여기서 서술된 개요가 완전하다고는 할 수 없다. 예를 들어, 동물 실험의 결과를 인간에게 적용시키는 문제나 불명확한 문제의 논의는 여기서는 피하고 있다.

### 골격근에 대한 트레이닝 효과

#### ● 근비대

근섬유 하나하나 혹은 근 전체의 양적 증대(근섬유 수의 증가가 아니다)는 근력 트레이닝에 의해서 생기는 것이고, 순수한 지구성 트레이닝에 의해서 생기지는 않는다. 근육의 직경, 횡단면적 또는 용적은 법칙적으로 증가해 간다. 증가량은 100%까지도 도달할 수 있다.

단, 수가 증가하는 것에는 다음과 같은 것이 있다.

① 근원섬유

약간의 직경 증대를 동반한다.(Schieferdecker, 1952 : Goldspink등 1964)

② 액틴actin과 마이오신myosin분자

③ 핵randstandigen Kern과

④ 미토콘드리아mitochondria

산화적 대사를 관장하는 기관이고, 그 내부와 외부에 막면膜面을 갖는 미토콘드리아의 수의 증가와 크기의 증대는 근 지구성에 큰 의미를 갖는다(Gollnick & King, 1969).

⑤ van Linge(1962)와 Reitsma(1965)의 일치된 동물 실험성과에 의하면 트레이닝성 비대의 고도한 단계에서는 근섬유가 높은 성질적 변화를 가져온다.

다수의 미토콘드리아나 산화적 대사 효소를 포함하고 있는 붉은 근형질이 풍부한 근섬유筋纖維와 근원섬유나 무기적 당질 분해 효소가 풍부한 변화를 갖게 되는 것이 가능한 것이다. 백근 섬유는 지구성 트레이닝에 의해서 어느 정도까지 미오신과 미토콘드리아가 풍부한 적근 섬유로 변화한다(Barnard, 1970).

조직 화학적 관찰에 의하면 지구성 트레이닝을 받은 근육에서는 백근섬유 우세 부위의 근육에서도 적근섬유 우세 부위에서와 같이 붉은 섬유가 증가하고, 백색 섬유의 수가 상당히 감소한다. 즉 트레이닝이 두 형태 섬유의 부분적 교환을 발생시키는 것을 확인했다. 근육의 비대와 병행해서 각각의 생화학적, 생리학적 특성을 갖는 백 우세 또는 적 우세의 근육 형태 형성은 기능적인 요구에 대한 근육 조직의 명백한 적응적 변화이다(Keul, 1969).

표 2-1_ 백근, 적근의 형태학적, 생화학적 및 기능적 차이의 요약

(많은 연구자의 결과 종합)

| 백근섬유 | ← 근력 트레이닝<br>지구적 트레이닝 → | 적근섬유 |
|---|---|---|
| 우상(羽狀)구조 | 조직학적 구조 | 섬유상 구조 |
| 적다 | 근형질 | 많다 |
| 많다 | 액틴-미오신 | 적다 |
| 적다 | 미토콘드리아 | 많다 |
| 해당적 | 효소 | 산화적 |
| 적다 | 미오그로빈 | 많다 |
| 많다 | 크레아틴인산 | 적다 |
| 크다 | 전기적 흥분성 | 작다 |
| 빠르다 | 흥분전도성 | 느리다 |
| 빠르고 강하다 | 기능 | 느리고 지구적 |

근육의 모세혈관 신생은 특히 중 · 장거리(시간)적인 운동 트레이닝에 의해서 원래 있던 모세혈관이 개통하여 일어난다. Vanott와 Magiday(1934)는 한쪽다리만을 트레이닝한 집토끼에서 트레이닝 시킨 근섬유의 모세혈관이 약 100% 이상 증가하고, 그 위에 모세혈관문합吻合도 300% 이상 증가되고 있음이 확인되었다.

라이쯔마(Reitsma, 1965)의 동물 실험에서도 골격근에 있어 모세혈관 신생의 가능성에 대해서 언급하고 있다. 인간에 있어서도 근육내 모세혈관 신생에 대한 트레이닝 효과가 방사성 동위원소의 사용에 의해서 확인되고 있다(Hollmann, 1965). 근육 속에 주입시킨 방사선 물질의 근육내 이동은 모세혈관 신생 상태에 의해서 영향을 받지만, 이것은 트레이닝이 된 상태에서는 현저하게 촉진된다.

### ● 물질의 증가

트레이닝이 된 근육에는, 근의 활동 기능에 있어서 중요한 물질이 증가하고 있는 것을 발견할 수 있다. 글리코겐은 100% 이상 증가하고, 에너지의 저장량이 현저하게 증대된다.(Embden, Habs 등, 1927) 트레이닝이 된 근육에서는 그루코스에서 글리코겐의 생성이 촉진되고, 저장된 글리코겐은 대단히 높게 이용되어진다(Schleusing, 1961).

중성 지방도 트레이닝이 된 근육에서 증가하는 사실이 보고되었다(Howald, 1973) .

트레이닝이 된 근육은 보다 많은 지방산을 이용하고, 이것에 의해서 글리코겐의 절약을 가져온다(Haralambie, 1971).

근육의 마이오글로빈 양은 지구성 트레이닝에서 특히 현저하게 증가한다.(Reynafarje, 1962) 특히 저산소 상태에서의 작업이 마이오글로빈의 부분에서만 해모글로빈과 구별되는 것이고, 헤모글로빈과 같은 모양으로 가역적 반응으로 산소를 저장할 수 있고, 따라서 비교적 적지만 골격근의 산소 저장소이다. 혈액에서(심~폐에서)의 산소 공급이 부족한 경우 근육에서는 산화 과정을 위해서 적지만 이 산소가 이용된다. 이러한 사실에서 근육에서의 산소 이용에 대한 마이오글로빈이 보조적인 의미를 갖고 있음을 말할 수 있다. 잠수하여 장시간 근육 활동을 할 수 있는 돌고래, 고래, 물개와 같은 동물은 그 골격근 속에 현저하게 높은 마이오글로빈 양을 보유하고 있다. 지구적으로 트레이닝이 된 근육의 인지질량燐脂質量은 증가한다. 이것은 인지질에 포함되는 미토콘드리아의 증가에 의한 것이다(Sorge등, 1929).

에너지가 높은 인산 물질이 아데노신 3인산(ATP : Jaknowlew 등, 1967)과 크레아틴인산(CP : palladin, Ferdmann 등, 1928)의 양이 많은 경우에는 보다 격렬한 무산소적인 단거리적 운동이나 중거리적 운동을 가능하게 한다.

트레이닝이 된 근육은 보다 빠르게 에너지원을 동원하고 대량으로 이용한다. 그리고 휴식기에는 에너지원을 보다 빠르게 회복시킬 수 있다(Jakowlew, 1976).

골격근의 칼륨 보유량은 트레이닝에 의해서 증가한다. 초기의 에너지 후에 많은 양의 칼륨이 트레이닝이 된 근육에서 세포와 세포 사이나 모세혈관의 혈액 중으로 유출된다. 트레이닝이 된 근육은 많은 칼륨 방출 능력만을 갖는 것이 아니고, 또 상당히 낮은 최저치도 갖고 있게 된다. 즉 이러한 근육은 보유하고 있는 칼륨 저장량을 고도로 이용할 수 있는 것이다(Nocker, Lohman, Schleusing, 1957).

근육의 자극 흥분성과 수축성에서 중요한 칼슘과 마그네슘 등도 트레이닝이 된 근육에서 증가하는 것이 크레스토후니코후(Krestownikow, 1953)에 의해 보고되고 있다.

### ● 생물학적인 촉매(효소)의 증가

치토크롬 산화효소, 피루빈산 산화효소, 유산탈수소乳酸脫水素효소 등과 같은 산화 효소는 지구성 트레이닝에 의해서 현저하게 증가한다. 트레이닝이 된 골격근의 산화능력은 주로 유산소적 에너지 생성을 동반하는 반복적 근육 활동에 의해서 그 촉매 작용이 높아지고, 그 결과로 향상된다. 이 사실은 유산과 지방산의 산화를 위해 효과적이다(Keul, 1969). 산화적 대사에 있어 가역적인 산화 환원 시스템으로 작용하는 아스코르빈산이나 그루타치온도 지구적 트레이닝을 통해서 증가한다(Krestownikow, 1953).

글리코겐, 인산6탄당燐酸六炭糖, ATP 그리고, 크레아틴인산을 분해하고 합성하는 단거리 혹은 중거리적 운동의 무산소적인 근육내 물질 대사의 효소는 근육의 트레이닝 단계에 따라서 증가해 간다(Palladin 등, 1936). 무산소적 신진대사 과정의 효소 작용 항진은, 짧은 시간에서부터 중간정도로 지속하는 근력적 혹은 스피드적 운동의 성적 향상을 위한 하나의 생화학적 전제 조건이다.

### ● 활동 효율의 향상

운동 과정의 경제성 향상의 결과로써 동일 작업에 있어 산소 및 에너지 소비량, 유산 농도나 활동한 근육 계통의 피로가 적어진다.

트레이닝이 된 근육의 자극 흥분성의 역치는 저하한다. 트레이닝이 된 근육의 전기적 활동성은 동일 근력에 대해 보다 적어진다(Stoboy, 1957).

### ● 근력과 작업 성적의 향상

근력은 근육 혹은 공동으로 활동하는 근군의 전 횡단면적과의 관계에 따라 규칙적으로 증대한다. 트레이닝이 된 근육의 의지에 의한 최대근력도 근육 횡단면적 1㎠ 단위로 계산하면 증대한다.

## 골격계에 대한 트레이닝 효과

트레이닝이나 운동에 의해 뼈에 압력을 가하거나 잡아당기는 것은 특히 청년기, 또는 성인기에 있어서도 뼈의 발육에 있어 형성적인 자극으로 작용한다.

① 트레이닝에 의해 뼈의 두께 발육이 촉진된다. 트레이닝이 된 뼈의 직경, 횡단면, 둘레, 용적 및 중량은 증대된다. 트레이닝이 된 뼈의 골질(피질)과 골수, 관절 연

골, 그리고 인대나 건은 두꺼워지고, 부하에 대해 견디는 힘이 증가된다.

② 특수한 기능적 요구에 대해서도 뼈나 관절의 구조에 형태학적 적응이 발생되며, 이것에 의해 가동성이나 유연성이 생긴다.

③ 근육이 시작, 또는 부착되는 뼈의 돌출부는 트레이닝이 된 뼈의 경우 보다 강하게 단련되어 있다.

④ 기능적 필요성을 넘어서는 과도한 부하는 뼈의 구조에 분해와 용해(溶解)를 가져오고, 보다 더 강하고 지속적인 자극이 주어지면 피로성 파괴를 일으킨다.

⑤ 트레이닝의 부족은 골질의 감소(운동 부족성 위축)와 유연성의 감퇴를 초래한다.

### 혈액에 대한 트레이닝 효과

① 지구성 트레이닝은 적혈구의 총수와 혈색소(헤모글로빈) 및 혈액 용량의 증가를 가져온다. 혈액용량의 증가는 약 1~2 이고, 여기에 상응해서 헤모글로빈이 증가한다. 망상 적혈구 수도 증가한다. 고지의 저산소 상태에서 지구성 트레이닝에서만 적혈구와 헤모글로빈의 상대적인 증가가 나타난다. 고지 트레이닝에 의해 적혈구의 2,3DPG의 증량이나 헤모글로빈의 산소 해리곡선의 직접적 변화가 생긴다(Lefant, 1968 : Kleeberg, 1971).

② 혈액 용량이 증가할 때에 알카리성 화합물(예 : 중탄산염)이나 단백체의 절대량이 증가하기 때문에 혈액의 중화능력이나 완충능력이 증대된다. 그 결과로 트레이닝이 된 혈액은 산소의 대사 중간 산물이나 최종 산물의 대부분을 중화하고, 또 완충할 수 있다. 높은 수소 이온 농도의 생성이 효과적으로 억제된다. 이러한 사실은 트레이닝이 된 중 · 장거리적 종목의 선수에게 극소적 · 전신적인 신체적 피로를 보다 적게 하는 중요한 생화학적 전제이다.

③ 트레이닝에 의해 안정시 백혈구 수는 증가하지 않는다. 그러나, 백혈구의 종류로 보면 장거리적 운동선수에게는 임파구가 상대적으로 증가한다.(약 40%까지의 상대적인 임파구 증다증) 대체로 고도로 트레이닝이 된 지구성 선수는 호산구의 증가(2~4%)를 보인다. 신생형 백혈구도 트레이닝이 되어 있지 않은 건강한 사람보다 더 많이 발견된다.

④ 혈액중 비정상적으로 높은 트리그리세라이드 양은 지구성 트레이닝에 의해 저

하한다(Man, Teel, Hayes, 1955 : Strauzenberg. 1972과 1974). 혈청 콜레스테롤 값은 필랜드 장거리 스키 선수에 있어 일반인 보다 대단히 적었다(Karvonen, 1963). 야고레후(1967)에 의해 트레이닝이 된 사람의 혈액 지방 분해 작용의 증대가 증명되었다. 이 효과는 아테로므성 동맥 경화증 과정의 예방에 중요하다고 한다.

⑤ 정동맥혈 산소 교차는, 안정시나 동일, 중간정도 혹은 강한 운동시에서 고도로 트레이닝이 된 사람이 일반인 보다 크다. 체중의 약 40%를 점유하는 골격근이, 많은 모세혈관 신생 현상보다 큰 산화 능력을 나타내는 것이 바로 여기에 연유한 것이다. 혈액으로부터 산소 이용이 크다고 하는 것은 트레이닝이 된 심폐계통 기능의 경제성에 중요한 전제 조건이다.

⑥ 혈액 중에 유산소량 혹은 수소이온 농도가 동일 작업에서 낮으면 낮을수록 그만큼 중거리 혹은 지속적 운동을 위한 트레이닝 상태가 좋은 것이다. 트레이닝이 된 중거리적 혹은 장거리적 운동선수는 최대 노력의 운동을 할 때 보다 높은 유산소량이나 수소이온 농도에 견뎌낼 수 있다.

### 심장과 순환에 대한 트레이닝 효과

심장과 순환에 대한 트레이닝 효과의 개요는 (표 2-2)에 계통적으로 나타내고 있다.

표 2-2_ 트레이닝이 된 사람의 심장(스포츠심장)과 일반인의 심장(문명심장)의 비교

| | 트레이닝 된 사람<br>(스포츠맨, 중노동자)<br>스포츠심장 | 일반인<br>(사무직원)<br>문명심장 |
|---|---|---|
| 심장중량 | 약350~500 | 약250~300 |
| 심장용적 | 약900~1,400㎖ | 약600~800㎖ |
| 모세혈관 신생과 부혈액로 신생 | 증가 | 감소 |
| 용적예비 (안정시) | 약300cc | 약200cc |
| 심박수 (안정시) | 30~60/min | 70~80/min |
| 분당박출량 (안정시) | 약3~5l/min | 약5l/min |
| 분당최대심박출량 | 약30~35l/min | 약20~25l/min |
| 수축기 혈압 | 낮아진다 | 높아진다 |
| 소동맥의 압차 | 적어진다 | 많아진다 |
| 1일 심작업량 (안정시) | 약5,000~10,000mkp | 10,000~15,000mkp |

| | | |
|---|---|---|
| 관동맥분시량 (안정시) | 250㎖/min 이하 | 250㎖/min 이상 |
| 심장산소소비량 (안정시) | 300㎖/min 이하 | 30㎖/min 이상 |
| 관동맥산소예비 | 크다 | 적다 |
| 혈류속도 | 느리다 | 빠르다 |
| 맥패속도 | 느리다 | 빠르다 |
| 맥관탄력성 (고년자) | 크다 | 적다 |
| 말포 모세혈관 신생 | 많다 | 적다 |
| 아테로므성경화증 | 드물다 | 빈번하다 |
| 관부전 | 드물다 | 빈번하다 |
| 고혈압 | 드물다 | 빈번하다 |

① 지구적 운동 트레이닝(지속적 혹은 인터벌적 형식)만이 실제로 형태적 혹은 생리학적 변화를 가져온다. 고도한 운동에 적응한 커다란 스포츠 심장은 안정시에 대단히 느리게 박동 된다. 고도로 트레이닝이 된 사람은 30~40의 심박수를 나타내는 것이 드물지 않다. 이러한 심장의 서맥적인 활동은 수축기 혹은 이완기가 연장되어 심장의 작업성이 산소 소비량을 적게 한다.

② 지구적 트레이닝의 시행중에 심박수와 수축기 혈압의 감소가 관찰된다. 수축기 혈압과 맥파 속도의 연령에 따른 생리적 상승은 트레이닝이 된 지구적 운동선수에게는 적게 나타난다.

③ 스포츠 심장의 매분 심박출량은 적다. 여러 가지 방법으로 측정해 보아도 이같은 일치된 결론을 얻을 수 있다. 피검자에게 격렬한 운동으로 심박수를 상승시켰을 경우, 적절하게 트레이닝이 된 지구성 운동선수는 1회 박출량이 커서 매분 심박출량이 크게 된다. 혈류 속도에 있어서도, 지구적으로 트레이닝이 된 순환계를 갖는 사람일수록 안정시 혈류 속도가 느리다(Melleorowicz, Petermann, 1952 : Pere, 1952). 동일한 작업에서는 트레이닝이 된 근육의 혈류량은 감소한다(Treumann, 1969; Philippi 등, 1973).

④ 안정시에 보다 적은 심박수, 혈압 또는 매분 심박출량을 갖는 스포츠 심장의 경우, 매일 1시간의 트레이닝을 하더라도, 안정시의 심장과 작업량과 심장의 작업성적은 다소간 저하한다(Melleorowicz, 1956). 하루의 나머지 23시간에 이 스포츠 심장은 경제적인 보호적 방법으로 활동하기 때문이다. 스포츠 심장의 용적이 크면 클수록 일반적으로 심장의 작업량은 적어진다.

스포츠 심장은 안정시 보다 적은 경제적인 작업량을 갖게 되므로, 그 작업 여유력은 크게 증가한다. "심실내압력 × 1회 박출량" 으로 본 심장 작업량의 최대치는 좌업심장(座業心臟)의 작업 최대치보다 현저하게 크다. 이 사실은 생체의 중거리적 작업 혹은 지구성 작업을 크게 하기 위한 중요한 전제 조건이 된다.

⑤ 이스라엘(1975)에 의한 1000*ml* 전후의 용적을 갖는 심장의 비교 계측으로부터 다음 사실을 알 수 있다.

심장의 크기와 심장의 작업 능력은 그 적응 능력의 전 범위에서 직선적인 관계가 아니고, 포물선을 나타내는 곡선적 관계이다.

### 호흡기관에 대한 트레이닝 효과

① 청소년에 있어 깊고, 넓고 그리고 용적이 큰 흉곽의 발달은 많은 환기량을 필요로 하는 신체 운동을 통해서 촉진된다(Mathias, 1916 : Prokop, 1952 : Verschuer, 1954)

② 특히 젊었을 때에 트레이닝을 함으로서 용적과 중량이 크고 넓은 흉곽과 보다 큰 폐포 표면적을 갖는 스포츠 폐를 발달시킬 수 있다.

③ 트레이닝은 호흡근의 활동성 비대를 가져온다.

④ 고도로 트레이닝이 된 지구성 운동선수는 일반적으로 안정시 또는 동일한 최대하 작업시에 있어 환기량, 환기당량 및 호흡수 등이 적은 경제적인 호흡을 한다. 호흡기로부터의 산소 이용은 트레이닝이 안된 사람보다 크다.

⑤ 폐활량과 최대 환기량은 지구적 혹은 중거리적 운동 트레이닝에 의해서 현저하게 증가한다. 비교적 큰 폐활량은 예를 들어 장거리 주자나 자전거 경주 선수와 같은 지구적 운동선수에서 보인다. 절대치가 큰 폐활량은 신체적으로 크고 체중이 무거운 자전거 선수나 수영 선수가 갖고 있다.

체중 1kg에 대한 상대적 폐활량은 폐활량의 절대치 보다 지구성 운동 향상 요인으로서 큰 의미를 갖는다. 지구적 운동의 톱 플레이어는 상대적인 높은 유산소 능력(70*ml*/kg 이상)이나 상대적으로 높은 최대 환기량을 갖는 것과 함께 대체로 상대적으로 높은 폐활량(70*ml*/kg 이상)과 심장 용적(15*ml*/kg)을 갖고 있다.

⑥ 트레이닝이 된 호흡기관은 높은 환기 예비량, 높은 최대 환기량 그리고 높은 최대 산소섭취량을 갖고 있다. 최고로 트레이닝이 된 지구성 운동선수에는 최대 산소

섭취량이 6000ml/min을 넘는 것도 드물지 않다(평균치는 약 2,000~3,000ml/min). 상대적인 최대 산소섭취량의 최대치는 체중 1kg에 80ml/min 보다도 크다(평균치는 약 40ml/min/kg).

트레이닝은 자율신경계에 대해서도 명백한 효과를 갖고 있다. 그것은 제기관을 활동시키는 것에 의해서, 또는 활동 후에 생기는 복잡한 회복 과정에 의해서 트레이닝 된다. 어떠한 트레이닝이거나 운동의 전, 중 그리고 후에 있어서 제각기 다른 생체의 조절이나 조정 과정을 트레이닝 한다.

### 내분비선에 대한 트레이닝 효과

① 부신피질은 트레이닝에 의해 비대한다. 동물 실험연구(Hort, 1951 : Beickert, 1954 : Zirr 등, 1955)나, 중노동자(Leubner, 1957) 및 스포츠맨(Linzbach, 1947)의 해부 소견이 이 사실을 나타내고 있다. 지루는 골드함스터(쥐의 일종)를 이용한 주행실험에서 트레이닝 량과 부신피질비대 정도와의 사이에 양적 관계를 실증할 수 있었다. 호르트Hort는 흰쥐의 주행실험에서 부신피질 증대와 심장의 중량증가에 비슷한 발달 곡선을 발견했다. 트레이닝 질의 차이가 부신피질에 주는 영향에 관해서는 현재까지 확신을 갖고 언급할 수 없다.

커다란 중량과 용적을 갖는 「트레이닝이 된 부산피질」은 다량의 코르티코이드(부신피질 호르몬)를 생성하고, 저장하여, 여러 가지 스트레스나 신체적 활동시(특히 지구성을 필요로 하는)에 혈액으로 배출되는 양이 증가한다. 트레이닝이 된 사람에 있어서는 이 대사산물이 다량 오줌으로 배출된다.

지구성의 운동 능력은 보다 많은 부신피질과 운동중 신진대사에 대해 촉매 작용을 갖는 코르티코이드의 양에 의해서 결정된다.

② 바이케르트(1954)의 연구에 의하면 트레이닝이 된 동물의 뇌하수체 전엽도 비대한다. 트레이닝이 된 인간의 뇌하수체전엽에 관해서는 아직 연구 성과가 보고되고 있지 않다. 뇌하수체전엽과 부실피질과의 밀접한 관계 즉, 어떤 스트레스 상태에서 공동적인 양자의 적응, 바꾸어 말하면 신체적 필요와 동일하게 스트레스의 적응을 생각하면, 인간의 뇌하수체전엽의 트레이닝 적응도 있을 듯하다. 이것의 이해나 그 정확한 조직학적 또는 생화학적 정의는 물론 곤란하다. 왜냐하면, 이러한 사실은 스포

츠맨이 사망후 해부에 의해서만 연구될 수 있기 때문이다.

③ 췌장의 도세포島細胞나 갑상선 기타 내분비선도 트레이닝의 질과 양, 그리고 체내적 혹은 체외적 요인과의 관계에 따라 특수한 방식으로 신체적인 트레이닝에 적응하는 듯하다. 잘 알려져 있는 것으로는, 근육 작업에 의해 당뇨병 환자의 내당성耐糖性이 커지고, 인슐린 필요량이 적어지는 것이다. 고도로 트레이닝이 된 지구성 운동선수의 갑상선은 기능이 정상이나, 일반인에 비교해서 꽤 비대하게 있는 것도 드물지는 않다.

④ 트레이닝은 내분비계의 생화학적 능력을 향상시킨다. 내분비 계통은 트레이닝 및 외계의 여러 가지 변화하고 발전하는 요구에 대해 생체의 항상적恒常的인 안정성을 강화하고 있다.

생화학적 변화를 형성하기 위해서는 트레이닝 된 기관은 호르몬의 촉매작용을 필요로 하며 생체에 있어 경제적인 내분비 조절의 지표는 동일한 신체 운동시 혈액과 조직중의 호르몬 농도가 보다 적은 것이다(Schuler 등, 1974).

### 기타 기관에 대한 트레이닝 효과

트레이닝은 그 양과 질의 관계에 의해 간장의 용적과 중량 증대를 가져온다. 간장의 크기는 심장의 용적과 직선적 관계를 갖는다.

용적이 큰 트레이닝 간장은 장시간의 지구적 운동시 에너지 형성에 유리한 다량의 글리코겐을 보유하게 된다(Thorner, 1966). 작업성 비대의 간장에는 미토콘드리아가 증가하고(Schuler, 1974), 그것의 산화 능력과 유산처리량이 증대되고 있다.(Keul, 1969).

비장도, 스모드라카(1962)의 연구에 의하면, 고도로 트레이닝이 된 지구적 운동 선수에게서 증대하고 있다. 트레이닝에 의한 간장, 비장의 조직학적, 생화학적 혹은 효소적 변화에 관한 일층 상세한 지식은 현재로선 얻을 수 없고, 충분한 실증을 갖고 있지 않다.

형태학적, 생화학적 혹은 생리학적 연구는, 미래에 있어 생체에 대한 보다 많은 트레이닝 효과를 알려줄 것이다. 이들은 어떠한 작업능력의 향상에 있어서도 중요한 전제 조건이 된다. 이것을 인식하는 것은 신체적 트레이닝의 예방적 혹은 리해빌리테이션적(회생적) 의미의 이해를 깊게 할 것이다.

제3장

# 운동생리와 선수들의 개인차

## 1. 인체해부와 생리

### 뼈

● 뼈의 기능

인체의 골격skeleton은 성장과 순응, 재생이 이루어지는 구조물로 이체체격을 형성하고  지지하는 등 여러 가지 기능이 있다.

① 신체의 각각 특성에 맞게 발달하여 신체무게를 지탱하는 지지 역할을 한다.
② 신체의 내부 구조를 외부의 충격으로 보호하는 역할을 한다.
③ 신체의 운동은 뼈와 관절과 골격근이 연결하여 운동하는 역할을 한다.
④ 신체에 필요한 혈액세포들의 생성과정이 조혈작용으로 혈구를 생산하는 역할을 한다.
⑤ 신체에 필요한 무기물의 저장장소이며 신체의 요구에 따라 무기질을 체내에 공급한다.

● 뼈의 조직학적 구조

뼈bones는 현미경으로 관찰하면 생명력이 없는 단단한 세포간질과 여기에 매몰된 살아 있는 세포로 구성되어 있음을 알 수 있다. 세포간질은 유기질 및 무기질로 되어 있고 전자는 주로 단백질과 관련 있는 물질로 구성된 세 섬유로 되어 있다. 이들 섬유는 세포간질의 약 30~40%를 차지하고 나머지 60~70%는 주로 칼슘, 인, 탄산염으로 된 무기물의 복합체이다.

골세포가 있는 골소강lacunae이라 부르며 각 골소강은 많고 작은 가지를 뻗고 있는 골세관canaliculs에 의해 서로 연결되어 있다. 그 외에 치밀골에서는 매우 작은 혈관을 함유한 커다란 관들이 골의 장축에 평행되게 달리고 있는데 이것을 하아버스관Haversian canal이라 부르며 골소강들이 보통 이들 주위에 동심원으로 배열되어 있다.

살아있는 세포 즉 골세포osteocyte는 형태가 불규칙하며 골소강을 완전히 채우고 원형질 돌기를 골세관에 내의 인접 세포와 접촉한다.

골세관을 통해 골세포간 또는 골세포와 하아버스관내의 혈관 사이의 물질 이동이 일어나 골세포에 영양을 공급하게 된다. 골세포의 일반적인 활동은 느린 속도로 진행되고 세포간질의 생산과 유지의 특수활동이 어떻게 해서 일어나는지는 알 수가 없다.

뼈들은 여러 가지 방법으로 서로 결합되어 있다. 둘 이상의 뼈 사이의 연결을 관절joint or articulation이라 부른다. 뼈를 톱으로 종단해서 관찰해 보면 외부에 단단한 치밀골compact bone과 내부의 해면 같은 해면골cancellous or spongy bone로 이루어진다. 골간부는 강으로 되어 있는데 골수강medullary or marrow cavity이라 하고, 생체에서는 골수가 차 있다. 두개골 같은 편평골에서는 외, 내층판을 이루고 이를 외판, 내판이라 부른다. 이들 판 사이의 해면골의 얇은 층을 판가뇐diploe이라 부른다.

## 근육

근육muscle은 화학에너지를 직접 기계적 에너지와 열로 전환시킬 수 있는 에너지 변환기이다. 힘과 운동을 생성하는 특수 능력을 가진 근육세포들은 모든 세포에 있는 기본적 수축 과정을 이용한다. 다세포multiple cell기관에 있어 근육세포에 의해 만들어진 힘의 조절은 내부환경의 조절뿐만 아니라 자신을 움직이게 하고 외부 환경에 존재한 사물을 조절, 조정하는 것이다. 즉 근육수축에 의해 개체의 이동이나 자세조정이 가능하다.

### ● 근육의 유형

인체 근육의 종류muscle types는 골격근, 평활근, 심근의 세 가지 유형의 근육으로 되어 있다.

#### _골격근

대부분의 골격근skeletal muscle은 뼈에 부착되며 골격근이 수축하면 뼈에 힘을 가하여 움직이게 한다. 골격근은 수의근voluntary muscle으로 골격근이 수축하면 의도하는 대로 움직일 수 있는 근이다. 골격근 세포는 가로무늬가 규칙적으로 보이므로 횡문근이라 한다.

#### _평활근

평활근smooth muscle은 가로무늬가 없으므로 평활근이라고 하며, 위장관, 혈관자궁, 방광 등과 같은 기관의 벽을 둘러싸고 있다. 이들 근육이 수축하여 이러한 관의 직경을 변화시킴으로써 관을 통한 내용물의 흐름을 조절한다. 평활근은 불수의근으로 개체가 의도하는 요구에 따라 조절될 수 없다. 평활근은 내장 평활근(단단위)과 다단위 평활근으로 분류된다. 내장 펼활근은 자궁, 소화관, 방광 등의 벽을 이루고 있는 평활근이며, 다단위 평활근은 눈의 모양체근, 혈관의 벽, 피부의 소름goose fesh을 유발하는 기모근piloerector muscle에 있는 평활근으로서 근세포사이에서의 세포막 융합이 없는 것이 내장 평활근과 다르다.

#### _심근

심근cardiac muscle은 생리학적으로는 주기적, 자율적으로 수축하는 불수의근이며 조직학적으로는 골격근과 같이 횡문근에 속한다.

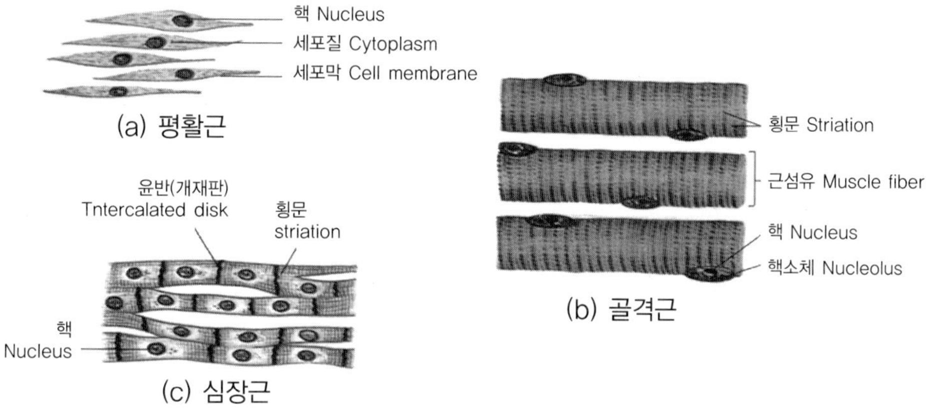


그림 3-1_ 근조직(용준환 외, 1998)

● 골격근의 구조

골격근은 인체에서 체중의 40%를 차지할 정도로 인체에 많은 비중을 두고 있다. 근의 기본단위는 근섬유muscle fiber와 이를 결합하는 결합조직으로 구성된다. 근 섬유는 근원섬유myofibril가 모여 이루어진다. 근원섬유는 다수의 근세사myofilament로 구성되어 있다. 이러한 근세사는 굵고 가는 2종류가 서로 평행하게 배열되어 있는데, 굵은 것이 마이오신myosin 단백질로 구성되어 있어서 마이오신근세사myosinfilment라 하고 가는 것이 액틴actin과 트로포마이오신tropomyosin 및 트로포닌troponin이라는 단백질로 구성된 복잡한 구조물로 액틴근세사actin filment라 한다.

근원섬유를 현미경으로 관찰하면 액틴근세사에서 밝게 보이는 부위를 I-band라 하고 액틴 근세사와 마이오신근세사가 겹쳐 있어 어둡게 나타나는 부위를 A-band라 한다. 〈그림 3-2〉과 같이 신체적 움직임에 근육이 수축될 경우는 액틴근세사와 마이오신근세사 사이로 미끄러져 들어가 근절sarcomere의 길이가 짧아진다는 것이 근세사 활주설sliding theory이다.

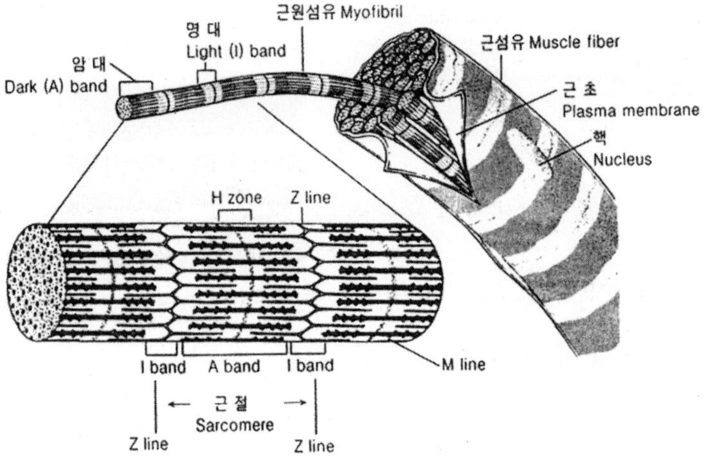


그림 3-2_ 근원섬유(용준환 외, 1998)

● 근수축의 양식

골격근의 수축양식types of muscle contraction은 일반적으로 단축성 수축과 신장성수축을 포함하는 등장성 근수축isotonic muscle contraction과 등척성 근수축isometric muscle contraction으로 크게 구별된다. 달리기, 점프와 같은 많은 활동들에 있어서 골격근의 수축형태는 협응적이며 부드러운 동작이 수행되도록 하는 과정에서 나타나게 된다. 분명한 이해를 위하여 각 형태의 특성을 살펴보도록 한다.

_등장성 근수축isotonic muscle contraction

① 단축성 수축concentric contraction

근수축력이 대항하는 부하보다 커서 쉽게 단축하는 수축으로서 근육이 짧아지는 것이 가장 기본적인 작용에 해당하며, 대부분의 운동이 이 형태의 운동과 유사하다. 관절의 움직임이 발생하기 때문에 동적운동dynamic action으로 고려되어 진다.

_신장성 수축eccentric contraction

근수축력이 대항하는 부하보다 작아서 근이 신장되는 수축으로서 동적운동 dynamicaction에 포함된다. 이것의 예로 주관절이 무거운 부하로 신전될 때 상완 이두근의 활동을 들 수 있다.

### _등척성 근수축static muscle contraction

근육의 움직임 없이 작용할 수 있는 것으로서 근육은 힘을 발휘하지만, rm 길이는 변하지 않는다. 그 이유는 관절의 각이 변하지 않기 때문이다. 예를 들어 근육에서 발휘한 힘보다 무거운 물체를 들어 올리려고 하건, 또는 굴곡된 주관절이 고정되어 잡고 있는 물체의 무게를 지지할 때 발생한다. 두 가지 모두의 경우에 근육의 장력을 느끼지만 물체를 움직일 수 없게 되면서 근육의 길이는 줄어들지 않는다.

### _근육의 형태

인간의 근육은 두 가지 형태의 섬유 즉, 적근 섬유slow-twitch fiber와 백근 섬유fast-twitch fiber로 구성되어 있다. 적근 섬유는 백근 섬유보다 에어로빅 에너지 생산능력이 전반적으로 높다. 장시간 지구성을 요하는 운동에 적합한 섬유가 적근 섬유이다. 이런 섬유질은 우리가 걷고, 뛰고, 자전거를 타는데 필요한 주요 에너지를 공급하다. 적근 섬유는 백근 섬유보다 아주 광범위한 혈관 모세망을 가지고 있으며 에너지 생산을 위해 더 많은 산소를 이용할 수 있다. 그러므로 적근이 백근보다 지구력 훈련에 잘 적응한다. 반면 백근은 짧고, 폭발적이고, 순간적인 수축에 특히 적응이 잘된다. 이런 섬유질은 즉각적인 에너지를 공급해 주는데 적합한 섬유로서 테니스 시합에서 서브를 넣거나 네트로 돌진할 때, 계단을 오를때 사용된다. 테니스 시합에서 네트로 돌진해 갈 때 즉각적인 에너지를 공급해 주는데 적합한 섬유이다.

## ●근운동의 에너지 공급

### _근수축 에너지

모든 세포는 기능을 발휘하기 위해 에너지를 필요로 한다. 우리가 음식으로부터 얻어지는 영양분과 혈관 속에 있는 산소는 일련의 화학적인 반응인 ATPadenosine triphosphate형태로서 근육세포 속에서 사용되어진다. 에너지가 풍부한 ATP는 우리 몸의 어떤 세포에서도 볼 수 있고 근육수축과 신경을 자극하는데, 그리고 에너지를 필요로 하는 다른 세포가 작용하는 데에도 필요하다.

① ATP-CP

일단 ATP가 사용되면 다시 회복이 되어야 한다. 그러므로 더 많은 음식과 산소가 필요하게 된다. 짧고 지치게 하는 운동에는 근육에 충분한 산소공급이 이루어지지 않는다. 그래서 즉각적으로 ATP를 다시 복구하기 위해서는 다른 메카니즘이 필요하다. 이러한 과정 중의 하나가 CPphosphocreatine의 사용이다. 그러나 몇 초 내에 체내의 CP의 공급은 바닥이 난다.

② 젖산계

산소가 부족할 때 빨리 에너지를 공급해 주는 또 다른 물질은 글리코겐glycogen이다. 글리코겐의 분해로서 젖산lactic acid이 만들어지고 이러한 젖산의 축적이 매우 많아져서 근수축이 정지할 때까지 근육은 수축한다. 이러한 작용은 산소가 요구되지 않기 때문에 무산소 반응과정anaerobic process이라고 한다. 무산소 반응과정은 단지 몇 분간만 계속될 수 있다.

③ 유산소계

계속 수축하기 위해서는 CP와 ATP를 회복해야 하는데, 이때는 산소가 필요하다. 이 유산소 반응과정anaerobic process이 진행되는 동안에는 무산소 반응과정보다 18배나 더 많은 에너지를 방출한다. 대부분의 운동형태 중에서 유산소 반응과정과 무산소 반응과정 이 항상 동시에 나타난다. 그러나 리듬이 있고 지구력을 수반하는 운동을 수행할 때 필요로 하는 에너지는 유산소 반응과정에 의한 것이다. 리듬이 있고 지속적인 타입의 운동인 걷기, 달리기, 수영, 그리고 자전거 타기와 같이 계속적이고 리드미컬하게 수행되는 신체활동이 여기에 포함된다. 이러한 운동들을 때로는 에어로빅 운동aerobic exercise이라 하기도 한다.

## 심장

순환에 의해 인체의 한 부분에서 다른 부분으로 물질이 운반된다. 즉 소화관에서 흡수된 영양분 또는 대기에서 폐로 들어온 산소를 인체의 각 조직으로 운반하고, 반대로 조직에서 생겨난 노폐물들을 폐 또는 신장으로, 체내에서 생성된 호르몬hormone 및 대사산물들을 필요한 부위로 이동시키는 등의 역할을 한다. 이러한 물질 운반은 혈액을 매개로 이루어지며 혈액은 폐쇄된 관closed tube즉, 혈관blood vessel속을 순환하는데, 이러한 혈액의 흐름을 일으키게 하는 곳이 펌프pump 역할을 하는 심장heart이다.

### ● 심장의 구조

심장은 원추형 근육기관으로 그 첨부apex가 좌측 흉부의 제5늑간강inter-costalspace에 위치한다. 심저부base는 우상방으로 향하고 있어 정중선median line으로부터 좌측으로 약 15° 정도 흉곽 내에 비스듬히 위치하고 있다〈그림 3-3〉.

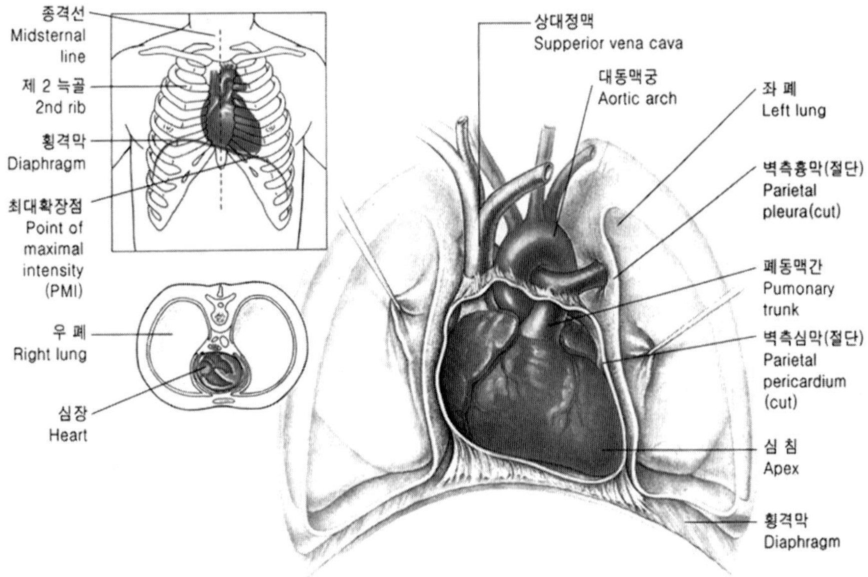


그림 3-3_ 심장의 위치와 크기(용준환 외,1998)

심장의 크기는 정상인의 경우 길이 12.5cm, 폭 9cm, 전후경 6cm이며, 무게는 남자 성인이 약 300g, 여자성인이 약 250g 정도이다. 심장벽은 심내막, 심근층, 심외막으로 구성되어 있다〈그림 3-4〉.

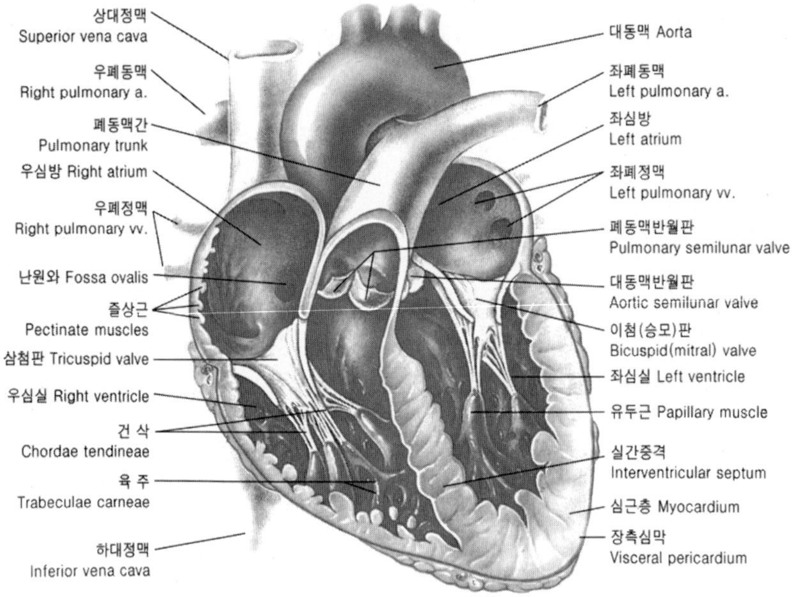


그림 3-4_ 심장내면의 구조(용준환 외, 1998)

심내막endocardium은 내피세포층에서 섬유결체조직에 의해 강화되어 있고 직접 혈액과 접촉하고 있으며, 심내 막이 연장되어 판막을 형성한다. 심근myocardium은 심벽 두께의 75%를 차지하며 심근의 율동적인 수축은 순환을 유지하는 펌프력을 제공하는 주요 기능을 담당한다.

심근은 구조상으로 횡문근striated muscle이나 기능상으로는 불수의근involuntaey muscle이어서 자율신경의 지배를 받으며 자동능automaticity을 지니고 있어서 중추로부터의 신경을 차단하여도 자동적으로 수축할 수 있다.

심낭pericardium은 얇은 결체조직이 이중으로 되어 있으며, 내측을 장측심낭visceral pericardium, 외측을 벽측심낭parietal pericardium으로 구분할 수 있다. 장측심낭은 심외막epicardium이라고도 하며 혈관이 치밀하게 분포되어 있고, 벽측심낭은 섬유성 장막으로 심장을 싸고 있다.

심낭강pericardial cavity은 장측심낭(심외막)과 벽측심낭 사이의 공간으로서 25~35ml의 심낭액이 고여 있다. 심낭액은 심장이 수축과 확장에 의한 마찰을 방지한다.

좌심실은 우심실보다 뒤쪽 왼쪽에 위치하며 좌심실의 두께는 8~14mm, 우심실의 두께는 3~4mm로 좌심실이 우심실에 비해 3배 더 두껍다. 우심방과 우심실 사이에 삼첨판tricuspid valve이 있고, 좌심방과 좌심실 사이에 이첨판bicuspid valve이 있으며, 대동맥 기시부에는 대동맥판aortic valve이 있어 혈액이 한 방향으로 흐르도록 하고 있다.

삼첨판과 이첨판을 방실판atrioventricular valve이라 하고 대동맥판과 폐동맥판을 반월판semilunar valve이라 한다. 방실판막위 원통 끝은 건삭chorda tendinae을 거쳐 유두근papillary muscle과 연결되고 있다. 유두근은 심실근과 같이 수축하여 판막이 닫힐 때 심방쪽으로 밀리거나 뒤집히는 것을 막아 혈액의 역류를 방지하여 준다. 심근에 영양과 산소를 공급하는 혈관이 관상동맥coronaryartery이며, 우관상동맥과 좌관상동맥으로 구성되어 있다. 관상동맥을 통한 혈류량은 안정시에 1분 평균 250~300cc로 이는 심박출량의 4~5%에 해당된다. 심근의 혈액공급은 주로 확장기에 이루어진다〈생리학, 현문사(1996)〉.

## 혈액 순환

### ● 순환계 회로

순환계는 우심장 – 폐 – 좌심장을 주축으로 하는 폐쇄된 회로이다. 좌심장에서 박출된 혈액이 여러 개의 병렬 순환로에 분배관류된 후 다시 모여서 우심장으로 돌아가는 회로가 체순환systemic circulation이며, 우심장에서 병렬 순환로 없이 좌심장으로 들어가는 회로가 폐순환pulmonary circulation이다. 체순환은 좌심실, 동맥, 모세혈관, 정맥, 우심방으로 구성되는 대순환계를 말하며, 폐순환은 우심실로부터 폐동맥, 모세혈관, 폐정맥, 좌심방으로 연결되는 소순환계를 가리킨다. 이 두 순환은 직렬로 연결된 폐쇄회로로 되어 있는 것이 구성상의 특성이다〈그림 3-5〉.

혈액순환을 가능하게 하는 원동력은 심장수축(펌프작용)으로 생기는 혈압인데 소순환계와 대순환계의 혈류저항이 5배 이상의 차이가 있어 수심실의 수축기와 확장기

혈압은 25/0mmHg인데 반하여 좌심실은 120/0mmHg의 높은 압력을 냄으로써 순환을 시킬수 있다. 좌심실에서 박출되어 나온 혈액은 일반적으로 대동맥aorta, 동맥artery 및 소동맥arteriole을 거쳐서 모세혈관capillary을 지나서 소정맥venule, 정맥(vein) 및 대정맥vena cava을 거쳐 우심방으로 되돌아오게 된다.

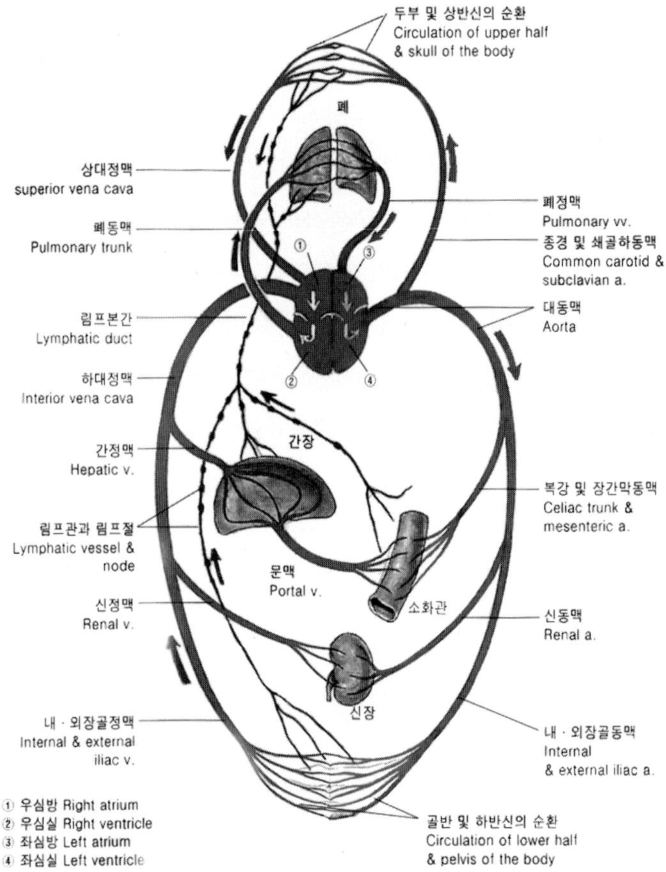


그림 3-5_ 순환계의 모식도(용준환 외, 1998)

### ● 혈액

혈액은 45%가 세포성분인 혈구blood cell이고 나머지 55%는 액체성분인 혈장plasma으로 구성되어 있다. 혈구는 다시 백혈구WBC와 적혈구RBC 및 혈소판plasma으로 구분된다.

_혈액의 기능

혈액은 생체 내에서 다른 조직 또는 기관과 연관되어 중요한 기능을 한다. 즉 호흡기능을 도와 산소를 폐로부터 각 조직으로, 각 조직에서 나온 이산화탄소를 폐로 이동하며, 소화기관digestive organ에서 흡수한 영양물질을 각 기관과 조직세포로 운반하고 여기서 생성된 노폐물을 신장kidney, 폐lung, 피부skin, 및 간liver 등의 배설기관을 통해 배설시킨다. 대사에서 생성된 열을 얻어 분산시키고 호흡기나 피부를 통해서 체외로 방출하기도 한다〈그림 3-6〉. 또한 체내에 들어온 이물질foreign body이나 세균등에 대처하는 식작용phagocytosis 및 항체antibody 생성기능도 보유하고 있으며 산도를 조절하는 완충 기능까지 지니고 있다.

이와 같은 혈액의 기능을 충실하게 유지하기 위해서는 혈액량이 일정하게 유지되어야 하며, 혈액량 보존 기능 중 일부는 혈액자체가 맡고 있다. 즉 혈액은 혈관 손상 등으로 야기되는 혈액의 손실을 자체적으로 방어하는 혈액응고기능까지 보유하고 있다. 혈액량은 체중의 약 8%로 체중이 60kg인 사람의 혈액량은 약 5l이다. 혈액의 점성은 물에 비하여 약 3~4배가되고 혈장의 점성은 약 2배가된다. 또한 혈액의 pHsms 7.4(7.37~7.43)이며, 비중은 1.050~1.060이다.

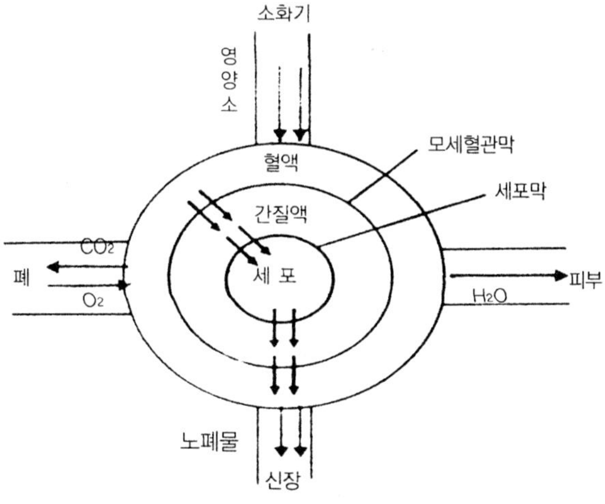


그림 3-6_ 혈액의 운반 기능(최명채, 1996)

## 호흡계

호흡에는 두 가지로 나누어지는데 폐포와 혈관 사이에 가스가 교환되는 과정이 외호흡external respiration이며, 전신의 모세혈관과 각 조직의 세포 사이에서 이루어지는 내호흡internal respiration으로 구분한다.

호흡은 외부의 공기를 대기압과 흉강내압 및 폐포내압 차에 의해 폐포내로 흡입시켜 혈액에 산소를 공급하고 조직에서 운반된 혈액 속의 이산화탄소를 공기 중으로 내보내는 작용이다.

### ● 폐에서의 가스 교환

늑골 내에 위치하고 있는 폐lung는 혈액과 외부환경 사이에 공기를 규칙적으로 교환하는 기관이다. 공기는 코와 입을 통하여 우리 몸에 들어온다. 목구멍은 두 개의 통로로 갈라져 있으며, 그것은 위장으로 음식을 가져다주는 식도와 폐로 공기를 실어다주는 기관이다. 기관은 폐 아래쪽으로 확장돼 있고 두 개의 기관지로 갈라져서 각각의 폐로 이어진다. 각 기관지는 다시 세기관지로 분리되어 폐 내부 전체에 분포되어 있고 분포되어 있는 세기관지 끝에는 약 10억 개의 아주 미세한 폐포alveoli가 부착되어 있다. 이 폐포들은 폐가 스펀지 같은 조직을 이루도록 밀집되어 있고 모세혈관이 이 폐포들을 둘러싸고 있다.

폐에서 공기를 들어 마셨을 때 산소분자는 폐포벽을 통과하여 모세혈관으로 들어간다. 그곳에서 산소분자는 적혈구세포의 헤로글로빈 분자와 결합한다. 이 산소가 풍부한 혈액은 심장으로 돌아가고 심장은 혈액을 품어 올려서 몸의 모든 부분으로 보낸다. 우리 신체의 모든 세포들은 산소를 받아들이고 혈액은 우리 몸의 이산화탄소와 노폐물들을 받아 심장으로 돌아와 폐로 가서 마지막엔 코나 입을 통한 호흡으로 배출된다.

### ● 호흡조절

호흡운동의 빈도와 깊이는 안정된 상태와 운동 고도에 따라 달라진다. 즉 산소의 요구량이 많으면 호흡운동의 빈도와 호흡의 깊이가 증가되어 폐환기량이 증가되고 산소 요구량이 감소하면 폐환기량은 감소하게 된다. 이런 현상은 호흡조절이라 한다.

호흡운동의 빈도와 호흡의 깊이 조절은 신경성조절로 호흡중추 및 원심신경에 의하여 반사적으로 이루어지며 또하나는 화학으로 혈액 내에 있는 Co와 $O_2$의 분압과 $H^+$ 및 체온 등의 변동에 의해서 결정된다.

## 2. 유전적 영향

유전적으로 타고난 신체적 특성과 자질은 트레이닝에 대한 개인의 반응에 커다란 영향을 미친다. 유산소 능력 – 산소를 섭취하고, 운반하며, 또한 이용하는 능력은 그러한 자질등 중의 하나이다. 유산소 능력은 심장의 크기 그리고 근섬유 구성 비율과 같은 유전적 특성에 의해 많은 영향을 받는다. 스피드, 순발력, 파워(power) 역시 유전적 요인에 의해 결정된다. 하지만 유전적인 영향에도 불구하고 체력과 경기력의 이러한 모든 요소들은(유산소 능력, 스피드, 순발력 등) 트레이닝을 통해 상당 수준까지 향상시킬 수 있다.

세계적인 선수가 될 수 있는 유전적 잠재력을 지니고 있는 사람도 그렇게 많지 않지만, 자신들의 신체적 잠재력을 충분히 개발시키는 선수는 극히 소수에 불과하다. 운동선수로서의 성공은 그들의 유전적인 신체적 장점 외에도 성공하고자 하는 결심에 의해서도 영향을 받는다. 코치들의 주요 임무는 선수들이 그들의 잠재력에 보다 가깝게 접근하도록 도와주는 것이다. 이 말은 선수들이 어떤 경기, 포지션, 심지어 스포츠 종목에 적합한지를 코치들이 재평가해야 할 경우도 있음을 의미한다. 또한 선수가 도달하려는 성취의 수준도 고려해야만 한다.

예를 들면, 본인의 신장이 150cm밖에 안되고 부모의 신장이 165cm에 불과한 고등학교 선수가 있다면, 프로농구 선수는 아마도 될 수 없더라도 대학 수준에서 우수한 경기력을 발휘할 가능성은 있을 것이다. 비슷한 예로, 미식축구에 적합한 신체적 특성을 소유하고 있기 때문에 결코 체조 선수로는 성공할 수 없을지라도(챔피언은 될 수 없을지라도) 훌륭한 체조 선수가 될 가능성이 있는 것이다(선수들의 의견이 존중되어야 한다는 점을 강조).

많은 챔피언들이 운동 종목을 바꾼 후에 두각을 나타냈다는 사실 또한 기억해야 할 것이다. 어떤 종목에서는 자신의 성공에 걸림돌이 되던 신체적 특성이 다른 종목에서는 오히려 성과에 도움이 되는 경우를 선수들은 발견할 수 있을 것이다. 선수들의 잠재력이 충분히 발휘될 수 있도록 도와주는 것이 코치 자신의 성공을 평가하는 주요 척도가 되어야 할 것이다.

선수들 간의 신체적 능력 차이 때문에 같은 훈련을 실시하더라도 어떤 선수에게는 운동량이 너무 가볍고 또 어떤 선수에게는 너무 과도할 수 있다. 그러므로 코치는 선수 개개인의 신체적 능력이 다르다는 것을 인식하도록 노력하여야 하며 또한 개인차가 고려될 수 있도록 트레이닝 프로그램을 작성해야 할 것이다. 이러한 체력적 차이와는 관계없이 선수 개개인을 항상 동등하게 대하려고 노력해야 한다(즉 체력이 낮은 선수를 무시한다든가 하는 행위). 훈련의 강도와 양이 개인적으로 처방되지 않은 상태에서 모든 선수가 같은 수준으로 훈련을 소화해 내리라고 기대하는 것은 불합리한 생각이다.

한 가지 명심해야 할 것은 선수의 성공이 얼마나 일시적일 수 있는가 하는 것이다. 이러한 점은 어린 선수들을 지도하는 경우에 특히 강조된다. 다른 말로 하면, 현재 팀에서 가장 뛰어난 선수가 먼 훗날에 가장 성공적인 선수가 아닐 수도 있으며, 고등학교 때의 스타가 대학 진학 후에는 사람들의 기대에 못 미치는 경우를 얼마나 많이 보았는가? 느리게 발전하는 선수가 결국에는 가장 성공적인 선수가 되는 경우를 흔히 볼 수 있다. 이러한 과정을 정원의 꽃을 가꾸는 일에 비유하는 코치의 말을 들은 적이 있다. "꽃씨마다 다른 속도로 성장을 한다. 어떤 것은 빨리 자라서 일찍 시드는 반면 어떤 것은 자라는 데 시간은 길지만 결국에는 아름답게 활짝 피어 주위의 꽃들을 압도한다." 장래의 성공에 대한 선수들의 잠재력을 예측할 때는 많은 주의를 기울여야만 한다. 잠재력이 있는 많은 어린 선수들이 그들이 소유하고 있는 스포츠 능력에 대한 부정확한 평가로 인해 스포츠 참여의 기회가 박탈되는 경우가 많다.

## 3. 성장, 발달 그리고 성숙

어린 선수들은 제각기 다른 속도로 자라고, 발달하며, 성숙한다. 즉, 신체의 크기와 인체 기관의 기능적 능력 증가는 개인마다 다르다. 체격, 근력, 지구력 같은 속성들은 대부분의 스포츠 종목에서 중요한 요인이기 때문에 선수들의 성장과 성숙속도는 트레이닝에 대한 개인의 반응과 스포츠에서의 성공에 직접적으로 영향을 미친다.

예를 들면, 중학교 시절 내 친구 Bob은 키가 너무 작았기 때문에 그가 가장 좋아하던 종목인 농구에서 그다지 두각을 나타내지 못했다. 그러나, 어느 한 여름방학동안 키가 무려 13cm가 자랐다. 그 해 가을 개학이 되자 코치는 그를 새롭게 보았다(키의 변화에 대해서는 말할 것도 없이). Bob은 연습으로는 향상시킬 수 없었던 중대한 결점 하나(신장)를 이제는 해결할 수 있게 되었다. 결국 Bob은 2m까지 키가 자랐으며 고등학교와 대학에서 훌륭한 농구 선수로 크게 활약하였다. 어린 선수들의 초기 실패와 성공의 많은 부분은 그들의 성장, 발달 및 성숙 수준에 좌우된다. 성장과 발달의 기본적인 단계에 대하여 간략하게 살펴보자.

### 아동기 전기Early Childhood

2~5세는 빠른 성장과 발달의 기간이며 특히 신경계에 이러한 변화가 두드러진다. 어린 아이들이 자라면서 자신들의 발달하는 근육을 보다 잘 조정하는 것에서 이러한 변화를 뚜렷이 찾아볼 수 있다. 이 때가 아이들에게 달리기, 점프, 던지기, 받기, 차기, 치기와 같은 기본적인 동작을 소개해야 할 시기이다. 아이들은 움직임의 즐거움을 경험해야 하며 다양한 신체적 동작을 접할 수 있어야 한다. 이러한 동작들은 아동기를 통해서 배우고 또한 사춘기에 이르러 다듬어짐으로써 보다 복잡한 스포츠 동작의 기초가 된다.

대부분의 전문가들은 아동기 전기가 운동 동작 발달의 가장 중요한 시기라고 믿고 있다. 이 기간 동안에 움직임을 경험하지 못하면 나중에 복잡한 동작을 습득하는데 어려움을 겪을 것이다. 어떤 아이들은 5세 이전에 수영이나 달리기와 같은 특정 스포츠 동작을 배울 수도 있지만 이 시기에 아이들을 강요하는 것은 바람직하지 않다. 그보다는 어린이가 아주 다양한 신체 동작을 경험하고 즐길 수 있게끔 많은 기회를 제공하는 것이 더욱 중요하다.

### 아동기 후기Late Childhood

아동기 후기의 성장과 발달은 6세에 시작하여 10세까지 계속된다. 이 기간 동안에는 어린이들에게 새로운 동작을 가르치고 스포츠 활동을 재미있도록 만드는데 중점을 둔다. 대부분의 스포츠 종목에 있어 이러한 연령의 어린이들에게 전문화를 시도하기에는 너무 이르다. 다양한 경험을 갖도록 하는 것이 어린이들이 더욱 안전하게 성장하고 발달하는 데 도움이 될 것이다. 어떤 종목, 특히 체조, 피겨 스케이팅, 수영 등에서 챔피언 나이의 현저한 감소는 코치들로 하여금 조기 전문화의 생각을 갖도록 만들었다. 과도한 운동은 건강에 해로운 뿐만 아니라, 훈련량을 증가시키기만 하면 우수한 선수로 만들 수 있다는 주장을 뒷받침해 주는 증거도 없다. 스포츠에 대한 아이들의 흥미를 유지해 주기 위해서는 재미와 다양성에 초점을 맞추어야 하며 조기 전문화를 피해야만 한다.

이 시기의 초기에 신경섬유가 완전히 절연되며insulated 그 결과 신경 전달 속도가 빨라진다. 또한 더 많은 신경연접neural connections이 이루어져서 움직임의 조절과 협응력이 향상된다. 어린이들이 충분한 시간동안 연습한다면 예전에 배웠던 기본적인 동작뿐만 아니라 새롭고 보다 복잡한 동작들도 지속적으로 향상된다. 이 기간동안 대부분의 인체 기관들이 점진적으로 성장한다. 또한 남자아이와 여자아이들이 체격이나 신체적 능력이 거의 동등하다.

이 기간동안 근력과 근 지구력은 트레이닝을 통해 향상될 수 있지만, 아동 발달을 연구하는 많은 학자들은 부상이나 오버트레이닝overtraining의 위험이 트레이닝을 통해 얻을 수 있는 효과보다 크다고 주장해 왔다. 과거에는 부상의 두려움 때문에 사춘기 이전 연령 선수들의 웨이트 트레이닝 실시에 대해 반대적인 입장이 우세하였다. 하지만 요즈음에는 부하weight의 사용 그 자체보다는 부적절한 지도와 감독의 소홀함이 위험과 더 많은 관련이 있다는 인식이 지배적이다. 만일 어린이들이 올바른 동작과 적절한 부하로 운동하도록 지도 받는다면 웨이트 트레이닝으로 인한 부상의 위험은 팔굽혀펴기나 이와 비슷한 체조 운동calisthenics보다 더 크지 않을 것이다. 하지만 아주 격렬한 체력 훈련을 실시하기에는 너무 이르다. 근력, 지구력, power를 발달시키기에 가장 적절한 시기는 아동기 후기 다음에 진행되는 사춘기와 함께 시작한다.

근력과 근지구력은 기초적인 게임과 스포츠 동작을 반복적으로 연습함으로써 이 기간동안 상당히 증가시킬 수 있다. 사춘기 이전의 근력 발달은 자신의 체중을 부하로 이용하는(예를 들면, 턱걸이, 팔굽혀펴기) 체조 운동calisthenics을 통해 발달시킬 수 있다. 근지구력, power, 스피드는 신체의 움직임이 강조되는 재미있는 놀이나 팀 게임을 통해 가장 잘 발달된다.

동작의 반복적인 연습은 또한 어린이들에게 동작 숙달의 성취감을 키워 주고 자신의 체력적 능력에 대한 자신감을 증가시켜 준다. 근력과 근 지구력의 놀랄 만한 증가는 다음의 주요 성장 단계인 청소년기 동안에 별다른 위험 없이 달성할 수 있다.

### 청소년기

사춘기의 시작은 청소년기의 시작을 알리며 대체적으로 여자의 경우 10~12세, 남자의 경우 12~14세 사이에 시작된다. 소년과 소녀의 생리적인 시계(biological clock : 인간의 성장과 노화의 과정은 인체 내부에 있는 가상적인 시계의 진행에 따라 이루어진다는 의미로 사용되고 있다)는 사춘기의 시작 시기가 각자 다르게 설정되어 있기 때문에 같은 나이의 아이들일지라도 생리적인 성숙 정도가 많게는 5년까지 차이를 보인다.

청소년기는 다른 어떤 성장 단계보다 극적인 성장과 성숙의 기간이다. 증가된 호르몬(남자의 경우 테스타스테론, 여자의 경우 에스트로젼) 농도에 의해 2차적인 남녀의 신체적 특징, 근육 발달, 골격 성장 등에서 극적인 변화가 나타난다.

남녀간의 운동 능력 차이도 또한 뚜렷하게 나타난다. 청소년기의 소년들은 신체의 크기와 근력의 성공이 중요한 요인이 되는 스포츠 종목에서 소녀들에 비해 경기력에서 유리한 입장을 차지한다. 소녀들의 청소년기 성장기간은 남자보다 약 2년 정도 짧다. 이러한 추가적인 2년간의 성장은 남자들이 일반적으로 여자보다 키가 크고 강해진다는 것을 의미한다.

근육과 뼈가 빠르게 성장하는 기간 동안 평형성에 약간의 어려움이 나타날 수 있다. 이것은 근력의 증가가 근육 발달보다 느리고 또 근육의 발달이 골격 발달보다 느리기 때문이다. 운동, 휴식, 그리고 적절한 영양 섭취를 통해 이러한 일시적인 상황 및 피로에 대한 불평을 해소할 수 있을 것이다.

훈련과 경기 중에 월등한 능력을 보이는 청소년기의 선수들은 아마도 조기에 성숙한 선수일 가능성이 높다. 비교적 느리게 성숙하는 선수들의 잠재적 신체능력을 과소평가하지 않도록 주의해야 한다. 느리게 성숙하는 선수들이 일찍 성숙한 선수들을 따라 잡을 뿐만 아니라 능가하는 경우를 흔히 볼 수 있다. 청소년들이 경험하는 이러한 독특한 성장과 성숙의 변화는 지도하는 입장에서 볼 때 그들을 흥미 있는 연령집단으로 만든다.

청소년기의 선수들은 흔히 성인처럼 보이지만 생리적으로나 심리적으로 성숙된 것은 아니다. 예를 들면, 장골의 성장은 뼈의 양쪽 끝 부위 가까운 곳에 위치한 epiphyseal plate라고 불리우는 성장판에서 일어난다.

이러한 성장 부위는 완전히 굳어진 뼈보다 밀도가 낮으므로 인대의 분리ligament detachment 같은 상해를 입기 쉽다. 19~20세가 되면, 어떤 경우에는 그보다 조금 후에, 성장판이 완전히 없어지는데 이러한 과정은 청소년기의 성장과 발달이 종료되는 것을 의미한다.

청소년기 동안의 트레이닝은 그 이후의 연령과는 상대적으로 비교할 수 없을 정도의 근력과 심폐지구력 발달을 가져온다. 지구력 트레이닝은 산소 섭취 능력을 33% 또는 그 이상 증가시킨다. 심장 근육의 부피가 증가하며, 잘 계획된 근력 트레이닝 프로그램은 근육과 power의 이상적인 발달에 요구되는 자극을 적절하게 제공한다. 청소년기에 접어들면서 트레이닝 부하(빈도, 강도, 지속 시간에 의해 결정)는 선수가 성숙함에 따라 점차적으로 증가시켜야 한다. 남자는 성장 촉진 호르몬인 테스타스테론 분비차이 때문에 여자보다 더 큰 근력과 근육을 소유하게 된다. 하지만 이러한 차이에도 불구하고 여자들의 근력 트레이닝은 뚜렷한 트레이닝 효과를 거둘 수 있다. 유연성은 나이의 증가와 함께 빠르게 감소하며 또한 선수들의 장래 운동 능력을 제한시킬 수도 있다. 따라서 선수들에게 유연성을 유지하고 향상시키도록 지도한다.

신체 발달의 잠재성에도 불구하고 너무 많은 양의 트레이닝을 성장과 발달의 변화가 빠른 기간 동안에 실시하면 근육 및 다른 기관의 발달에 필요한 에너지와 영양소를 빼앗는 결과를 초래할 수 있다. 그러므로, 코치와 선수들은 훈련과 휴식이 균형 있게 조절된 프로그램을 계획하고 또한 건강하고 영양이 풍부한 음식을 섭취할 수 있도록 함께 노력해야 한다. 〈표 3-1〉은 아동기, 청소년기, 성년기의 근육능력과 에너지 능력 트레이닝의 일반적인 지침을 설명한 것이다.

나이에 따라 운동 강도가 증가하는 것을 도표에서 발견할 수 있을 것이다. 이는 〈그림 3-7〉에 제시된 연령에 따른 트레이닝과도 일치한다. 이 모형은 우수한 선수가 되기 위해서는 모든 선수들이 반드시 거쳐야 하는 전형적인 발전 단계를 묘사하고 있다. 청소년기에 최고의 경기력을 달성하는 선수들은 예외적이다. 근대 올림픽이 개최된 이래 올림픽 챔피언들의 평균 연령은 계속해서 20대 중반을 유지하고 있음을 연구결과가 보여주고 있다.

표 3-1_ 연령에 따른 트레이닝 지침

| 성장단계 | 근육능력 | | 에너지능력 | |
|---|---|---|---|---|
| | 방법 | 시간 | 방법 | 시간 |
| 아동기<br>6~10 | 체중을 부하로 이용한 일반적인 운동(턱걸이, 팔굽혀펴기 등). 유연성을 유지한다. | 15분<br>3일/주 | 규칙이 간단한 팀게임.<br>놀이와 자연스러운 표현을 강조 정규적인 훈련은 피한다. | *일주일에<br>4시간 이하 |
| 청소년<br>전기<br>11~14 | 웨이트 트레이닝 기구를 이용하면서 적절한 부하로 반복횟수를 증가(10회 이상)시켜 근지구력을 향상.<br>유연성 유지에 힘쓴다. | 30분<br>3일/주 | 팀게임을 이용하여 계속적인 체력 향상.<br>유산소성 능력 향상이 트레이닝의 주된 목적.<br>긴거리/가벼운 페이스의 인터벌 트레이닝 도입. | 4-6시간/주 |
| 청소년<br>후기<br>15~19 | 높은강도의 트레이닝도입(반복횟수 10회 이하)과 free weight(바벨이나 덤벨)를 사용해서 근력의 증가와 power의 발달을 도모한다. | 45분씩<br>3일/주 | 트레이닝 강도 증가.<br>단거리 및 장거리 인터벌의 혼합.<br>무산소 역치 수준에서<br>정기적으로 훈련을 실시 | 6-8시간/주 |
| 성년기 | 자신 전문 종목의 필요성에 따라 근육 능력 훈련의 양과 강도가 결정된다. | 1시간씩<br>6일/주 | 최상의 경기력을 발휘할 수 있도록 에너지 능력을 시즌 단위에 의거해서 훈련 계획을 작성하며 이러한 계획을 특정 종목의 종합적인 연간 스케줄에 반영시킨다. | 8시간이상/주 |

*어린이가 장/단거리 트레이닝이 포함되는 정규적인 프로그램(예를들면 수영 같은)에 참가하지 않는 이상 보통 1-2시간 정도.

트레이닝의 목적과 목표는 어린이들이 성장하고 발달함에 따라 변화되어야만 한다. 어떤 종목(예를 들면, 수영과 체조)의 선수들은 성인이 되기 전에 최고의 경기력을 달성하고는 신체가 완전히 성숙하기도 전에 흥미를 잃어버리는 것처럼 보인다. 어떤 종목의 경우 이러한 현상은 부분적으로는 재정적인 후원에 의한 것일 수도 있다(재정적인 뒷받침이 없는 경우 운동을 계속할 수 없게 된다). 다만 일반적으로 최고의 기량은 완전히 성숙되고, 잘 훈련된 상태의 유지와 충분한 휴식을 취한 선수들에 의해 달성될 수 있을 것이다.

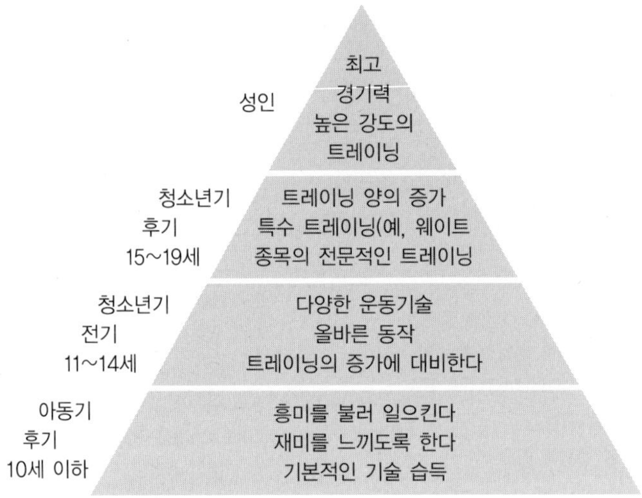


그림 3-7_ 연령에 따른 트레이닝 모형

## 4. 트레이닝에 대한 남녀의 반응

모든 연령층의 남성과 여성은 근육 능력 트레이닝과 에너지 능력 트레이닝으로부터 많은 효과를 거둘 수 있다. 사춘기 이전 어린이들의 경우 스포츠 참가에 있어 성별에 따라 어린이들을 구분할 필요는 없다. 어릴 때는 남녀간의 신체적 차이보다는 같은 성별에서의 개인차가 오히려 눈에 띄는 경우가 흔하다. 이러한 연령층을 지도하는 코치들은 개별적인 발달에 주의를 기울이고 남녀 모두에게 팀 참여의 기회를 동등하게 제공하도록 노력하여야 한다.

청소년기동안, 비록 성의 차이가 스포츠 참여의 양상에 영향을 미친다고 하더라도 남녀 모두 강도 높은 체력 단련 트레이닝에 참여하지 못할 이유가 없다. 연구 결과는 활발한 신체 활동이 월경, 임신, 출산 등에 해로운 영향을 미친다는 어떠한 주장도 뒷받침하지 않는다. 단지 육체적 충돌이 잦은 스포츠 종목의 경우에 있어서는 흔히 여성이 체중이나 근력 면에서 불리하므로 여성의 참여에 각별한 주의가 기울여져야 한다. 많은 스포츠 종목에 있어 신체적 속성보다는 기술, 경험, 그리고 그 밖의 다른 요인들이 경기력에 훨씬 많은 영향을 미친다고 할 수 있다.

## 5. 식이와 영양

만일 선수들이 적절하게 음식을 섭취하지 않아 성장과 발달에 필요한 단백질, 비타민, 무기질 등이 부족하다면 그들은 강도 높은 트레이닝을 수행할 수 없을 것이다. 음식과 영양 섭취의 중요성은 내 친구인 Don의 경험에서 잘 나타나 있다. 석사학위를 마친 후 그는 시내에 위치한 고등학교 농구 코치직을 맡게 되었다. Don은 그때까지 코치의 경험이 없었다. 실은 그는 대학에서도 농구를 한 적이 없다. 그러한 경험 부족에도 불구하고 그는 팀 수비를 가르침으로써 선수들을 활력있게 변신시킬 것이라고 장담하였다. 우리는 미심쩍게 생각했었지만 그는 해냈다. 하지만 어떻게 그러한 일이 가능했을까? 새로운 직장에 도착한 후 얼마되지 않아 그는 재질있는 선수들이 힘을 쓰지 못하는 것을 알아차렸다. 활력이 없었다.

그는 아침을 먹는 선수가 몇 명 안되며 그들의 전형적인 점심은 청량 음료수와 초콜릿을 바른 빵인 것을 발견했다. Don은 영양 섭취 프로그램을 시작했고, 비타민을 제공하였으며, 그리고 자신의 팀을 경쟁이 치열한 시내 고교 리그league의 준우승 위치에 올려놓았다. 그 다음해 그의 팀은 리그league에서 우승하였으며 그는 그 해의 코치로 선정되었다.

따라서 선수들을 지도할 때, 어떤 선수들이 강도 높은 트레이닝을 따라가지 못하는 이유는 체중 조절, 즉 체력 단련의 필수적인 요소때문이라고 할 수 있다.

## 6. 휴식과 수면

내가 강단에 처음 섰을 때, 일부 학생들이 나의 오전 첫째 시간 수업에 몸을 제대로 가누지 못하면서 들어오던 것을 기억한다. 처음에는 이러한 현상이 나의 수업이 따분하고 지루하기 때문이라고 개인적으로 받아들였다. 하지만 그러한 나의 생각은 바뀌게 되었다. 어떤 학생들의 경우 밤늦게까지 일을 하기 때문에 충분한 수면을 취하지 못하며, 또 다른 학생들은 야행성 체질로 아침에는 제대로 몸을 가누지 못하는 학생임을 발견하였다.(고백하건대, 나의 수업을 지루하게 생각하는 학생들도 몇 명 있었다.)

성장기의 선수들은 많은 휴식이 필요하며 어떤 선수는 다른 사람보다 더 많이 필요할 수 있다. 트레이닝에 의한 많은 변화들은 수면 중에 나타난다. 그러므로 잠을 자지 못하면 트레이닝의 효과를 상실할 수도 있음을 선수들에게 설명해 주어야 한다. 각기 다른 연령 그룹의 수면에 대한 권고 지침은 〈표 3-2〉와 같다.

표 3-2_ 어린 선수들의 휴식과 수면에 관한 지침

| 단 계 | 수면시간 |
|---|---|
| 아동기(6~10세) | 10 |
| 소년기(11~14세) | 9~10 |
| 청년기(15~19세) | 8~9 |
| 성 인 | 7~8 |

필요하면 낮잠도 허용한다.

선수들을 면밀히 관찰한다. 만약 그들이 지나치게 피로해 보인다면 시간을 내어 휴식을 취하도록 권유하고, 충분한 휴식과 수면을 취하고 있는지 확인한다. 부업을 가지고 있는가? 오랜 시간동안 공부를 하는가? 형제나 자매 때문에 잠자는 것이 방해받는가? 그들의 피곤에 대한 이유를 찾아내어 문제 해결에 노력한다. 만약 당신이 선수들의 건강 및 개인의 발달에 주의를 기울인다면 승리는 저절로 찾아올 것이다.

## 7. 체력 수준

선수들이 단체로 훈련할 때, 어떤 선수들은 다른 선수들보다 더 빨리 피로해진다는 것을 발견할 수 있을 것이다. 선수들의 체력 수준은 타고난 신체 특성과 이제까지의 스포츠 경험 정도에 따라 좌우된다. 실시하는 연습이 어떤 선수에게는 아주 쉽고 다른 선수에게는 아주 어렵다는 것을 발견하더라도 별로 놀랄 것이 못된다. 유능한 코치라면 이러한 차이를 재빨리 인식해서 개인차가 고려될 수 있도록 훈련을 조절하여야 한다. 개인차를 고려할 수 있는 방법 중의 하나는 선수들의 회복기 심박수를 측정하는 것이다(5장에 설명되어 있음).

회복기 심박수를 알면 선수들이 다음 번 인터벌을 실시할 준비가 되어 있는지를 판단할 수 있다. 또는 체력 수준에 의거하여 선수들을 분류해서 높은 수준의 선수들에게는 보다 강도 높은 훈련을 처방한다. 선수들의 체력이 증가하면 트레이닝 프로그램의 모든 요소들을 재조정하여 체력이 계속적으로 향상되도록 만든다. 보다 잘 단련된 선수들에 대해서는 운동 강도, 지속 시간, 빈도가 증가되어야만 한다. 잘 단련된 선수들을 그렇지 못한 선수들과 함께 훈련시켜 그들의 향상을 중단시킨다거나 또는 단련되지 못한 선수를 능력 이상으로 혹사시키는 일이 없도록 주의한다.

선수들을 한 명씩 개별적으로 다룸으로써 모든 선수들이 자신들의 잠재력에 도달할 수 있는 기회를 갖게 될 것이다.

## 8. 환경적 요인

몇 년 전 한 대학에서 미식축구 선수가 연습도중에 쓰러진 후 사망했다. 그 선수는 무더운 그 날 오후 연습을 잘 하지 못했었다. 코치는 그의 부진함을 게으름 탓으로 돌려서 운동장을 몇 바퀴 돌도록 지시했다. 몇 분후 그 선수는 쓰러졌으며 일사병이 사망 원인으로 밝혀졌다.

각 개인들은 더위, 추위, 고도altitude 등과 같은 환경적인 스트레스에 각기 다르게 반응한다. 아주 강인한 선수들일지라도 온도나 습도가 상승하면 경기력이 떨어지는 경우가 있다. 만약 자신의 팀이 더운 날씨에 경기를 해야 할 경우에는 선수들이 충분한 양의 음료수, 특히 물을 마시도록 지도한다. 땀의 분비에 의해 상실되는 인체 수분은 혈액과 세포의 수분이며 손실되는 양이 많아지면 지구력이 감소된다. 체온의 증가에 의해 초래될 수 있는 질병의 증상을 잘 알고 있어야만 하며 훈련 중인 선수들을 주의 깊게 관찰하여야만 한다.

## 9. 질병 또는 상해

만일 선수들이 기력이 없어 보이거나 피곤해 한다면 당신은 어떻게 할 것인가? 이러한 느낌들은 흔히 감기 또는 몸살의 초기 단계임을 알려주는 것이다. 지구력 종목 선수들이 겪는 가장 큰 위험을 바이러스 및 박테리아 감염, 알레르기, 천식 등을 포함한 호흡기 계통의 문제들이다. 감기 기운이 있는 선수가 너무 심하게 훈련을 하면 오히려 증세가 악화될 수 있다. 필요한 휴식을 취하지 않을 경우 자신들의 신체를 혹사시키게 됨으로써 지난 몇주 동안의 힘드는 훈련을 망치는 결과를 빚게 된다. 알레르기는 선수들을 피로하게 만들며, 그 결과 연습이나 경기를 더욱 힘들게 만든다. 천식이나 알레르기 증상으로부터 고통을 받는 선수가 있는가? 또한 그러한 증상에 대해 의약품을 복용하고 있는가를 알고 있어야만 한다. 이러한 의약품은 졸음을 오게 하며 또 기력을 감소시킨다. 특히 어린 선수들을 지도할 경우 또 다른 위험은 팀 내에서 자신들의 포지션을 빼앗길 것을 염려하여 과도한 훈련으로 인해 초래되는 부상을 overuse injuries 숨기는 경향이 있을 것이다. 이러한 부상들은 결국에는 악화되어 선수들을 몇 주씩 쉬게 만든다.

Bill Koch는 노르웨이 오슬로에서 개최되는 1982년 세계크로스컨트리스키대회에 대비하여 훈련을 하였다. 그는 2월의 경기 바로 직전에 자신의 컨디션이 최상이 되도록 트레이닝을 계획하였다. 대회 첫 번째 시합인 30km의 결과는 그의 훈련 계획이 적절하였음을 보여주었다. 그는 우승자보다 단지 몇 초 뒤졌으며 동메달을 획득했다. 며칠 후 그는 그만 병을 앓게 되어 출전을 못하게 되었다. 하지만 그것으로 그 해의 시즌이 끝난 것은 아니었다. 이전에 실시했던 계획적인 훈련과 얼마동안의 휴식은 그에게 근력과 회복력을 제공하였다. Bill은 완전히 회복되었으며 그 해 시즌의 마지막 몇 경기에 참가하여 크로스컨트리스키시합의 가장 명예로운 월드컵 대회에서 미국인으로는 첫 번째 우승자가 되었다.

단련되어 있고 충분한 휴식을 취한 선수들만이 Bill Koch처럼 빨리 회복될 수 있다. 만일 선수들이 그들의 몸을 혹사시키도록 코치들이 방관한다면 사소한 감기나 부상이 커다란 문제로 발전될 수 있다. 아프고 부상당한 선수들을 이해하고 인내심을 가지고 대한다면 그들의 회복을 촉진시키고 또 성공적으로 경기에 복귀시킬 수 있을 것이다.

[요 약]

1. 같은 트레이닝을 실시하더라도 각 개인은 다르게 반응하기 때문에 코치들은 선수 각자에게 적합하게끔 훈련량을 조절할 준비가 되어 있어야 한다.

2. 트레이닝의 실시에 따른 선수들의 반응에 영향을 미칠 수 있는 많은 요소들은 선천적인 것들이다. 이러한 유전적인 요소들은 선수들이 발휘할 수 있는 최상의 경기력을 한정짓지만 자신의 잠재력에 도달하는 선수는 거의 없다. 선수들이 자신의 잠재력에 도달하도록 돕는 것은 코치의 가장 중요한 임무 중의 하나이다.

3. 선수들은 각기 다른 속도로 성장하고 발달한다. 이러한 차이가 그들의 트레이닝에 대한 반응과 스포츠 활동의 성공에 영향을 미친다

4. 2세에서 5세까지의 어린이들은 움직임을 즐거움을 경험하여야 하며 다양한 신체 동작을 접할 수 있어야만 한다.

5. 동작의 습득과 즐거움에 대한 강조는 6세에서 10세까지의 아동기 후기에도 지속되어야 한다. 이러한 어린 나이에서의 종목 전문화는 어린이의 건강을 위협하고 스포츠에 대한 흥미를 잃게 만든다. 계속적인 신체활동과 체조가 포함되는 단체 놀이는 근육과 에너지 능력의 발달을 촉진시키는 이상적인 방법이다

6. 청소년기는 근육과 에너지 능력 발달을 위한 트레이닝 실시에 가장 효과적인 시기이다 그러나 지나친 트레이닝은 삼가해야 한다.

7. 청소년기 이전에는, 성별에 따라 남녀의 신체활동 참여를 구분하는 것은 신체적인 차이에 근거한 정당성이 결여된 것이다.

8. 사춘기동안 일어나는 남녀 간의 성장 차이로 인해 스포츠 종목의 성격에 따라 남녀의 구분이 필요할 수도 있다. 하지만 강도 높은 신체활동의 참여로부터 효과를 얻을 수 없음을 제시하는 증거는 없다.(남녀 관계없이)

9. 음식을 적절하게 섭취하지 못하는 선수는 체력 단련의 스트레스를 잘 견뎌낼 수 없을 것이다.

10. 충분한 휴식과 수면이 부족한 선수는 이러한 기간 동안 트레이닝 효과를 거둘 수 없을 것이다.

11. 이전의 스포츠 경험 정도와 타고난 신체적 특성이 선수가 도달할 수 있는 체력 수준을 결정지을 것이다. 코치는 트레이닝의 강도, 기간, 빈도 등을 조절함으로써 체력의 차이를 고려하도록 노력해야 한다.

12. 더위, 추위, 고도 등의 영향이 선수들이 육체적 건강을 위협할 수 있으며, 또한 그들의 경기력을 제한시킬 수 있다.

13. 질병 혹은 부상을 입은 선수들이 휴식을 취하도록 격려하고, 트레이닝을 다시 시작하기 전에 완전히 회복될 수 있도록 충분한 시간을 허용하여야 한다.

제4장

# 운동처방의 **원리**

## 1. 운동처방의 정의

운동처방이란 「개인의 바람직한 체력 획득을 목표로 하여, 그 사람의 체력현상에 맞게 적절한 운동의 질과 양을 결정하는 것」을 말한다. 즉 운동의 질과 양 그리고 실천 방법을 가미해서 배합하는 행위를 의미한다. 환언하면 어떤 목적을 위해서 운동을 하려고 할 때, 그 목적을 수행하는데 가장 적합하도록 운동의 내용을 결정하는 것이다.

운동처방은 그 목적에 따라 다음과 같이 분류될 수 있다. 즉, 일반인의 건강을 확보하고 유지, 향상을 위한 운동처방, 그리고 병적 상태에 있거나 회복운동rehabilitation을 실시하는 사람을 대상으로 하는 운동처방 등이 있다.

## 2. 운동처방의 기본조건

운동처방에는 유효성과 안전성이라는 2가지 기본 조건이 필요하다.

이 이상 강한 운동이면 위험성이 있다고 생각되는 운동강도 또는 운동량의 한계를 안전한계라고 하고, 이 이하의 운동에서는 효과가 충분치 못하다고 하는 한계를 유효한계라고 한다. 양 한계는 운동을 하는 사람의 체력, 연령, 운동경험, 건강상태 등에 따라 다르다.

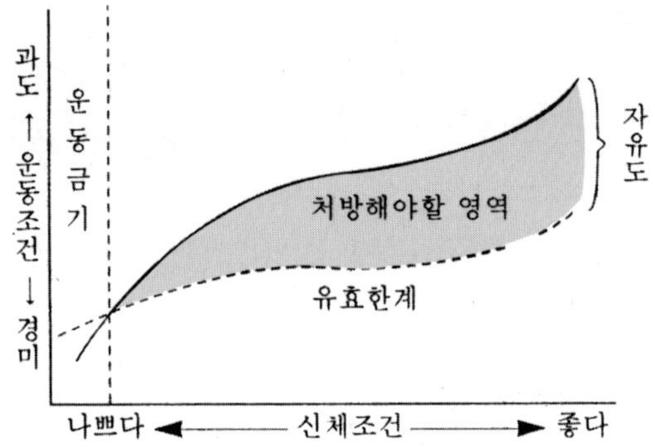


그림 4-1_ 운동처방의 영역

## 3. 처방의 가이드라인Guide line

운동처방은 통계적으로 유도된 원칙에서 성립하고 있다. 시행착오를 반복하면서 세부조정은 각자 실시하는 것이 좋다.

## 4. 운동처방의 내용

① 운동종목

② 운동강도

③ 운동시간

④ 운동빈도

⑤ 진행도Rate of Progression

이들 항목의 내용을 개개인의 신체조건과 그 밖의 조건과 관련시켜 안전성, 유효성 및 즐거움을 만족시키도록 결정하는 것이 운동처방의 진행progress이다.

## 5. 운동처방의 과정

① 의학검사Medical check
② 운동부하 검사
③ 체력검사
④ 운동처방의 작성
⑤ 운동처방의 교부
⑥ 병후의 조섭Aftercare
⑦ 재검사

이들 항목의 진행과정은 〈그림 4-2〉에 나타낸 바와 같다.

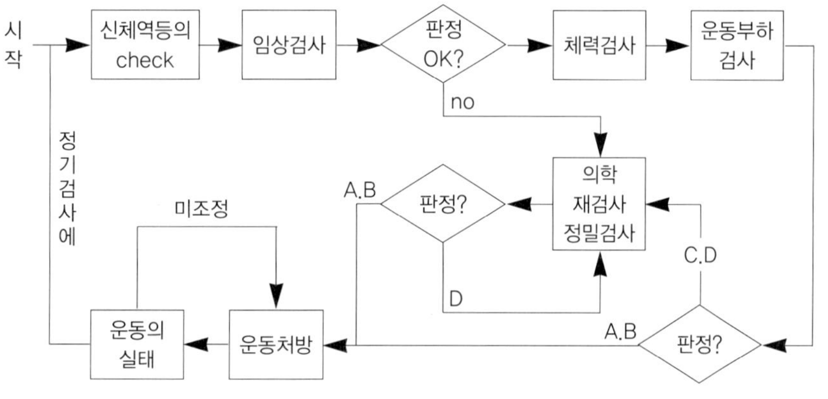


그림 4-2

## 6. 검사

### 의학검사

신체의 이상이나 질병의 유 · 무를 검사한다. 운동부하 검사와 체력검사의 가부판정, 사고방지 및 안전한 운동처방 작성을 위한 정보를 얻는데 있다.

의학검사시 체크해야할 중요한 항복은 〈표 4-1〉과 같다.

표 4-1_ 의학 검사 내용

*(1) 병력(病歷), 운동력(運動歷), 현재의 건강상태
*(2) 형태
  신장, 체중, 피지후(체지방)
*(3) 안정시심전도(표준 12유도)
*(4) 안정시 혈압
(5) 폐기능
  폐활량, 1초량(1초율)
(6) 혈액검사
  적혈구, 백혈구, 혈색소농도
  총 콜레스테롤
  HDL 콜레스테롤
  총 콜레스테롤/HDL 콜레스테롤
  triglycerol 혈당
  GOT
  GPT
  LDH(유산탈수소 효소)
  뇨산(尿酸)
*(7) 뇨검사
  단백
  당
*(8) 운동부하검사
  심전도
  혈압
  심박수

## 운동 허용 테스트

건강에 관해 많은 지식을 가진 사람들 즉, 의사, 운동생리학자들은 하나의 운동프로그램을 시작하기 전에 운동을 해도 되느냐에 관해 테스트하는 것이 중요하다고 말한다. 나이, 최근의 건강상태, 유전, 그로 현재의 활동상태 등의 문제성을 고려해 보아도 그 중요성을 알 수 있다.

특히 계단을 오를 때 가슴이 답답하고 숨이 차다거나, 하루의 일과 후 심한 피로

를 느낀다거나, 운동을 하는 동안 가슴의 통증을 느낀 경험이 있다면 신체적인 조건은 아주 나쁜 상태이다. 그러므로 최근 몇 년 동안 비활동적인 생활을 해왔다면 어떠한 운동프로그램을 시작하든 사전에 꼭 신체검사를 받아 보아야 한다.

아래의 〈표 4-2〉를 이용하여 자신이 운동을 시작할 수 있을 것인지 쉽게 평가할 수 있다. 예를 들어 45세의 경우 나이의 줄에서 3이란 숫자를 찾고 세로 줄에서 자기에게 해당하는 난의 숫자를 찾은 후 전체 숫자를 합산한다. 이 점수가 자신의 전체건강의 근사치라고 설명할 수 있다. 이 점수가 높은 사람은 운동을 하면 위험하고 그리고 의사를 만날 필요가 있다.

표 4-2_ 건강상태 목록표

| 나이 | 10~20세<br>0 | 21~30세<br>0 | 31~40세<br>1 | 41~50세<br>3 | 51세 이상<br>5 |
|---|---|---|---|---|---|
| 유전 | 가족 중에<br>심장병 기록이<br>없음<br>0 | 50세 이후에<br>심장병을 가졌던<br>친척이 1명이<br>있음<br>1 | 50세 이후에<br>심장병을<br>가졌던 친척이<br>2명이 있음<br>2 | 50세 이전에<br>심장병을<br>가졌던 친척이<br>1명이 있음<br>4 | 50세 이전에<br>심장병을<br>가졌던 친척이<br>2명이 있음<br>5 |
| 비만 | 남성 : 13%이하<br>여성 : 20%이하<br>0 | 남성 : 14~16%<br>여성 : 21~23%<br>1 | 남성 : 17~20%<br>여성 : 24~26%<br>2 | 남성 : 21~24%<br>여성 : 27~29%<br>3 | 남성 : 25%이상<br>여성 : 30%이상<br>4 |
| 흡연 | 비 흡연가<br>0 | 여송연 또는<br>파이프<br>1 | 1일 담배<br>10개피 이하<br>3 | 1일 담배<br>20개피 이하<br>5 | 1일 담배<br>20개피 이상<br>7 |
| 혈압 | 심장수축<br>120이하<br>0 | 130~120<br>1 | 140~130<br>2 | 150~140<br>3 | 150이상<br>5 |
| 운동 | 1주일 3회<br>규칙적 조깅,<br>자전거타기,<br>수영30분<br>0 | 힘든 신체활동<br>각종 스포츠활동<br>1 | 가벼운<br>신체활동<br>3 | 좌업 생활, 가벼운<br>레크리에이션<br>활동<br>4 | 좌업 생활<br>약간씩 걸음<br>5 |
| 성별 | 40세 이하 여성<br>0 | 40세 이하 남성<br>1 | 40세 이하 여성<br>2 | 40세 이상 남성<br>3 | 50세 이상~<br>5 |

만약 자신의 점수가

| | |
|---|---|
| 0~6점이면 | 운동프로그램에 참가할 수 있다. 현재 신체적 상태로 보아 몇 가지 테스트를 해서 원한다면 운동 프로그램에 참가해도 좋다. |
| 7~15점이면 | 운동프로그램에 참가해도 괜찮을 것이다. 그러나 몇 가지 테스트를 하기 전에 전문의사의 진단이 필요하다. |
| 16~25점이면 | 전문의사의 진단이 필요하다. 초기운동 프로그램은 걷기운동 처방과 더불어 실시해야 한다. |
| 26점 이상이면 | 전문의사를 꼭 만날 필요가 있다. 운동허용 테스트를 반드시 받아야 한다. 만약 운동 허용 테스트를 실행할 수 없다면 뒤에서 설명하고 있는 걷기운동 프로그램부터 시작해야 한다. |

### 운동부하검사

안정시 잠재하고 있는 이상과 질병을 발견하고 평가한다. 특히 순환기계의 이상 발생 유·무를 검사한다. 또한 운동능력의 한계를 평가하며, 처방해야 할 운동강도의 상한(안전한계)의 결정에 도움을 준다.

● 사용기계

① 운동부하장치(트레이드밀, 자전거 에르고미터)

② 심전도계

③ 혈압계

④ 구급약품

⑤ 산소 섭취량 측정장치

⑥ 메트로놈

● 운동부하법

① 고정부하법

② 간헐적 다단계 부하법

③ 점증적 다단계 부하법

④ 복합 부하법이 있다.

● 최대, 최대부하법 및 집단Group의 부하 검사

최대부하법 −1(호기분석), −2(호기분석하지 않음)와, 최대하 부하법 −1(호기분석), −2(호기분석하지 않음), −3(3단계법)이 있으며, 집단의 부하검사로서는 아스트랜드Astrand법 과 12분 달리기 검사법을 들 수 있다.

### 체력검사

운동부하검사에서 주로 측정하는 전신지구력 이외의 체력요소를 측정한다. 종합평가로서 체력 측면도profile와 체력연령을 산출한다.

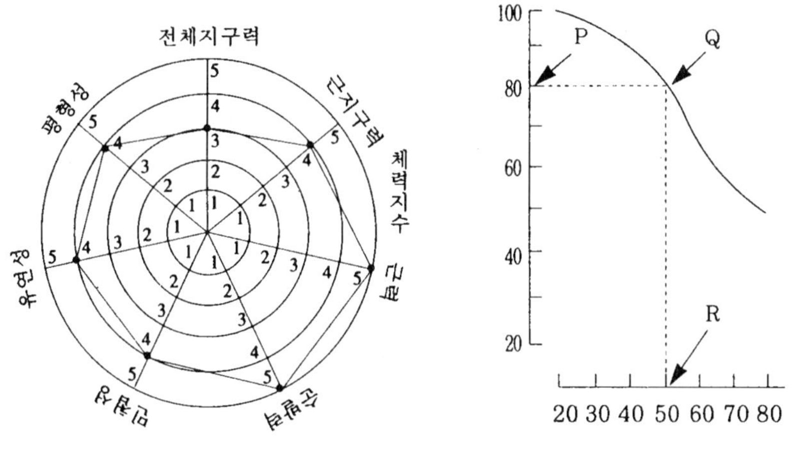


그림 4-3_ 체력 측면도 및 체력연령 산출

제5장

# 적당한 운동의 선택

## 1. 어떤 운동이 좋은가?

### 운동의 종류

ATP-PC 시스템과 젖산Lactic acid시스템으로부터 발생하는 에너지로 행해지는 운동을 무산소 운동이라 하고, 유산소계Aerobic system로부터 발생하는 에너지로 수행되는 운동을 유산소 운동이라 한다.

### 유산소 운동이 되기 위한 조건

① 전신의 대관절을 활발히 움직여서 행하는 운동

② 5분이상 계속 되는 운동

③ 기진맥진 상태에 빠질 정도로 강한 운동이 아닐 것

### 유산소 운동이 건강에 좋은 이유

① 심장, 혈관에 무리가 없는 자극을 준다.

② 심장의 예비력을 높인다.

③ 지구력을 증가한다.

④ 젖산이 축적되지 않는다.

⑤ 장시간 지속할 수 있다.

⑥ 소비 Kcal를 많게 할 수 있다.

⑦ 안전성이 높다.

⑧ 지방의 소비가 많다.

⑨ 운동부족병의 예방이나 치료에 효과가 있다.

### 대표적인 스포츠의 장점과 문제점

조깅, 수영 및 구기의 장점과 문제점을 검토해 보면 〈표 5-1〉과 같다.

표 5-1_ 대표적인 스포츠의 장점과 문제점

| | 장 점 | 문 제 점 |
|---|---|---|
| 조깅 | 1. 누구나, 언제라도, 어디서든지 가능하다.<br>2. my pace를 유지하기 쉽다.<br>3. 특별한 시설이나 기구가 필요치않다.<br>4. 심장 등에 대한 부담을 통제하기 쉽다. | 1. 다리에 대한 부담이 크고, 무릎이나 발목을 다치기 쉽다.<br>2. 드문일이나 급성심상사나 열사병을 일으킨다.<br>3. 상반신의 단련이 안된다.<br>4. 재미나, 즐거움을 느낄 수 없다. |
| 수영 | 1. 신체 일부에 큰 힘이 가해지지 않는다.<br>2. 상반신의 단련이 된다.<br>3. 심장에 무리가 없는 자극을 준다.<br>4. 비만, 요통, 서식, 임산부 등에게도 좋은 운동이다.<br>5. 피부와 유연성의 단련도 된다. | 1. 하반신의 단련이 잘 안된다.<br>2. 시설이나 계절에 따라서 운동기회가 제한된다.<br>3. 귀병을 일으키기 쉽다.<br>4. 가벼운 기분으로 실시하기는 어렵다. |
| 구기 | 1. 게임성이 있어서 즐겁다.<br>2. 기술적 진보를 즐길수 있다.<br>3. 종목이 많아서 취향에 따라 선택할 여지가 있다.<br>4. 유연성, 민첩성, 평형성의 단련이 된다. | 1. 자신의 페이스를 지키기 어렵다.<br>2. 신체의 국소에 무리한 힘이 가해져서 부상을 입기 쉽다.<br>3. 상대, 팀동료, 기구등을 필요로 한다. |

### 이상적인 운동은 어떤 것인가?

전항에서 검토한, 조깅, 수영 및 구기에서 보는 바와 같이, 장점과 문제점을 동시에 가지고 있기 때문에 어느 한 종목이 이상적이라고 보기 어렵다.

이상적인 운동은 복합운동이라고 할 수 있으며, 따라서 조깅과 수영을 결합시키는 것이 좋겠다. 따라서 1주간에 3일씩 수영과 조깅(달리기)를 하는 것이 이상적이라고 하겠다.

## 2. 운동강도

운동강도의 결정은 운동처방에서 가장 중요한 사항중의 하나가 된다.

### 운동강도 및 운동량의 표시법

● kgm/분(kpm/분)

kgm은 1kg의 중량을 1m 들어 올리는 작업량이다. kp는 힘의 단위이며 지구상에서는 질량 1kg의 물체에 작용하는 중력의 크기를 나타내기 때문에 kg와 kp는 같은 것으로 생각해도 좋다.

자전거 에르고미터의 경우 브레이크의 강도를 aKP로 하고, 페달 1회전으로 bm전진하는 자전거를 매분 c회전의 비율로 운동을 할 때의 운동 강도는 a-b-c Kpm/분이 된다. 이 운동을 d분 지속한 경우에 운동량은 a-b-c-d Kpm이 된다. 모나크Monark사의 자전거는 b가 6m이다.

● 와트Watt

자전거 에르고미터의 종류에 따라서는 운동 강도를 와트Watt로 표시하는 것도 있다. 1Watt는 6.12Kpm/분에 상당한다.

● 칼로리(Kcal/분)

체내에서 단위시간에 소비된 에너지를 Kcal로 나타낸 것이다. 1Kcal는 427/kgm/분과 70watt에 상당한다.

● 산소섭취량

1분간에 소비한 산소량(산소섭취량 $Vo_2$)을 가지고 운동 강도를 나타내는 방법이다. ml/분으로 나타내는 절대치 표시법과 ml/1kg 체중으로 나타내는 상대치 표시법이 있다. 1L의 산소 소비는 약 5Kcal의 에너지 소비에 해당하므로, $Vo_2$를 측정하면 1분간의 에너지 소비량을 계산할 수 있다.

또한 운동에 의해서 소비되는 산소가 그 사람의 최대 산소섭취량($Vo_2max$)의 몇 %

에 해당하는가를 나타내는 방법도 있다.

$$즉\ \%\ VO_2max = \frac{운동\ 중\ VO_2}{VO_2max} \times 100$$

● **심박수**Heart Rate, HR

일반적으로 환경조건, 심리적 자극, 질병등의 영향이 없는 한, 심박수와 운동강도 사이에는 직선적 관계가 있다. 그러나 그 증가 형태는 유산소 능력의 크기에 따라서 다르다. 운동 강도와 심박수와의 관계에 있어서 개인차는 운동능력 테스트에 의해서 알 수 있다. 이와 같은 개인차는 운동 강도를 상대치(최대운동능력의 %)로 나타내면 없어진다.

트레이닝 중에 운동 강도를 조절할 때 이용하는 목표 심박수를 결정하는 데는 다음과 같은 3가지 방법이 있다.

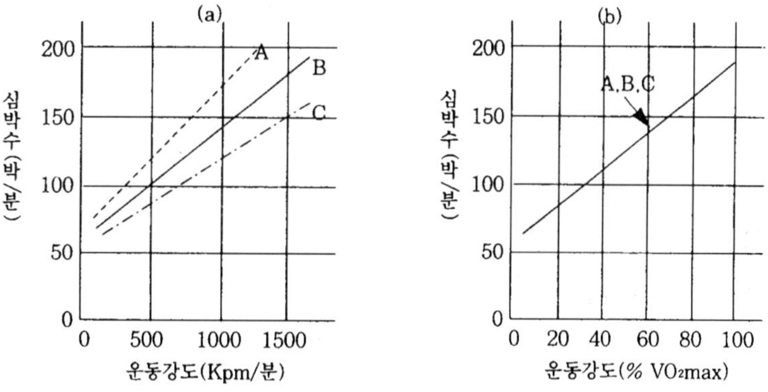


그림 5-1_ 운동강도와 심박수와의 관계

제 1의 방법은 〈그림 5-1〉의 그림과 같이 운동시 심박 수와 운동 강도($VO_2$또는 Mets)의 관계를 점으로 연결plot하여 직선을 그린다. 이와 같은 직선관계로부터 운동능력의 어떤 %에 해당하는(통상 60~70%)심박 수를 결정한다.

목표 심박수를 용이하게 하기 위하여 심박 수와 운동 강도 사이의 관계식을 만들

수 있다. 즉, 안정시 심박수를 a, HRmax를 b, 안정시 운동강도를 0으로 하고, 최대운동($VO_2max$)을 100으로 하면 운동강도(x)에 대한 심박수(y)는 다음과 같이 나타낼 수 있다.

$$y = \frac{b - a}{100} X + a$$

가령, HRmax가 195이고 HRrest가 65이었다면

$y = \frac{195 - 65}{100} X + a = 1.3X + 65$ 가 되어, 운동강도에 대한 HR을 쉽게 계산할 수 있다.

또한 위의 식을 X에 대해서, 정리하면, $X = (y - a) \times \frac{100}{b - a}$ 가 되어, 심박수를 알면 그때의 운동강도(% $VO_2max$)를 알 수 있다.

목표 심박수를 결정하는 두 번째 방법은 심박수 예비(Heart Rate Reserve, HRR)를 이용하는 방법이다. 운동시 최대심박수와 안정시 심박수의 차이값을 Mets 표시로 하고 이를 운동능력을 기초로 한 %로 곱하여, % HRR을 구할 수 있다.

이렇게 함으로써 이미 알고 있는 운동능력 수준으로부터 미지의 상대적 운동강도를 설명할 수 있다. 기준 운동 강도는 HRR의 60%로 설정되고, 운동강도에 비례하여 %HRR가 커지게 되어 있다. 운동능력이 3~20Mets의 범위에 있는 사람의 평균 트레이닝 강도는 다음과 같이 계산할 수 있다.

표 5-2

| 운동능력(Mets) | HRR(%) |
|---|---|
| 3 | 60 + 3 = 63% |
| 5 | 60 + 5 = 65% |
| *10 | 60 + 10 = 70% |
| 15 | 60 + 15 = 75% |
| 20 | 60 + 20 = 80% |

여기서 구한 % HRR에 안정시 심박수를 더하면 목표 심박수가 된다.

최대심박수가 200박/분이고, 운동능력이 10Mets, 안정시 심박수가 80인 사람의 경우를 예로 들면 그 관계는 〈그림 5-2〉와 같다.

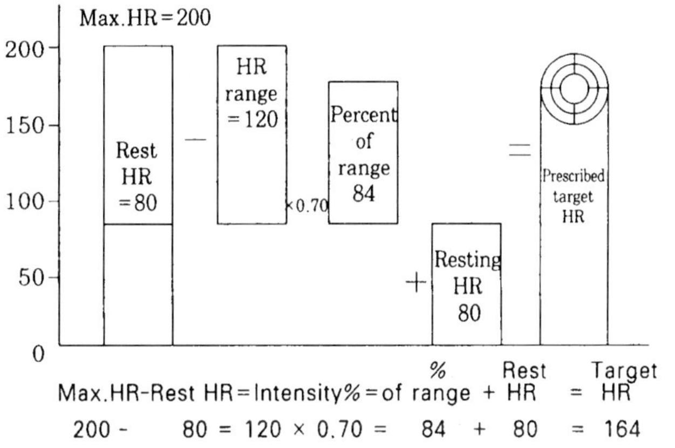


그림 5-2_ %HRR을 이용하여 목표심박수를 산출하는 방법

목표 심박수를 구하는 세 번째 방법은 HRmax로부터 특정한 %치를 계산하는 것이다. 가령, HRmax가 200박/분이라고 하면, 목표 심박 수는 200 × 70% = (200 × 0.7) = 140박/분이 된다. 이와 같이 특정 %치를 이용하여 목표 심박 수를 계산하면, 앞에서의 두 방법은 같은 수치를 얻을수 있으나, 제 3의 방법에서 얻어진 수치는 약 15%정도가 적어진다. 따라서, 제 3의 방법으로 목표심박수를 계산한 경우에는 얻어진 심박 수에 15%를 더하여 조정을 하는 것이 필요하다.

심박수는 심전도 모니터, 심전도 측원기telemeter, 촉진 등에 의해서 계측할 수가 있으나, 심전도 측원기telemeter나 촉진은 검사실외에서 측정시 적당하며, 특히 촉진은 대집단을 대상으로 측정을 실시할 때 이용된다. 운동이 끝난 직후에 심박수를 10초간(또는 15초간) 계측하여, 그것을 6배(또는 4배로)하는 방법은 운동 중 심박수의 측정에 이용된다.

표 5-3_ 운동 강도와 예측 심박 수

| 연령 \ 운동강도 | 50% | 60% | 70% |
|---|---|---|---|
| 20 | 130 | 144 | 158 |
| 30 | 125 | 138 | 151 |
| 40 | 120 | 132 | 144 |
| 50 | 115 | 126 | 137 |
| 60 | 110 | 120 | 130 |
| 70 | 105 | 114 | 123 |

표 5-4_ 각종 운동 강도의 $VO_2$와 RMR

| 운동강도 | 50% | | 60% | | 70% | |
|---|---|---|---|---|---|---|
| $VO_2max$ | $VO_2$ | RMR | $VO_2$ | RMR | $VO_2$ | RMR |
| 20 | 10.0 | 1.8 | 12.0 | 2.4 | 14.0 | 3.0 |
| 25 | 12.5 | 2.6 | 15.0 | 3.3 | 17.5 | 4.1 |
| 30 | 15.0 | 3.3 | 18.0 | 4.2 | 21.0 | 5.2 |
| 35 | 17.5 | 4.1 | 21.0 | 5.2 | 24.5 | 6.2 |
| 40 | 20.0 | 4.8 | 24.0 | 6.1 | 28.0 | 7.3 |
| 45 | 22.5 | 5.6 | 27.0 | 7.0 | 31.5 | 8.3 |
| 50 | 25.0 | 6.4 | 30.0 | 7.9 | 35.0 | 9.4 |
| 55 | 27.5 | 7.1 | 33.0 | 8.8 | 38.5 | 10.5 |
| 60 | 30.0 | 7.9 | 36.0 | 9.7 | 42.0 | 11.5 |

● RMR 및 Mets

운동에 의해서 소비된 에너지가 기초대사의 몇 배에 해당되는가를 나타내는 것이 RMR(Relative Metabolic Rate)이다.

$$\text{즉, RMR} = \frac{\text{운동시 } VO_2 - \text{안정시 } VO_2}{\text{기초대사량}}$$

기초 대사량은 안정시 $VO_2$의 0.38배에 상당한다. 따라서 RMR은 다음과 같이 나타낼 수 있다.

즉, $RMR = \frac{\text{운동시 } VO_2 - \text{안정시 } VO_2}{0.38 \times \text{안정시 } VO_2}$

Mets는 운동시의 총 소비 에너지가 안정시 소비에너지의 몇 배에 해당하는가를 나타낸다.

즉, $METs = \frac{\text{운동시 } VO_2}{\text{안정시 } VO_2}$

RMR과 Mets의 사이에는 다음과 같이 환산된다.

$Mets = 0.38 \times RMR + 1$

$RMR = 1.20 \times (METs - 1)$

● **자각적 운동강도**Rating of Perceived Exertion

이는 자각적 판단에 기준을 둔 강도이며, 운동시의 자각적 부담도를 20까지의 정수로 표시한 것이다. 홀수마다 언어설명이 붙어있다. 단계적 운동에 대해서 RPE반응은 $Vo_2$, HR, 환기량, 혈중 젖산농도와 같은 호흡순환계, 대사율의 변량과 높은 상관이 있다. Borg의 Scale을 이용하면, 12~13등급은 HR로 표시한 운동 강도로서는 약 60% HR max에 상당하고, 16등급은 약 90% HRmax에 상당한다. 대개의 경우 "약간 힘들다" 또는 "힘들다"라고 하는 12~16등급의 운동 강도가 운동처방에 적용된다.

RPE가 이용되기 위해서는 전신운동으로 정상운동(steady-state exercise)이어야 한다는 것이 전제가 되며, HR의 1/10수치에 해당된다.

● **운동량의 산출법**

운동량은 일반적으로 운동 강도와 운동시간을 곱하여 나타낸다. 단위는 Kcal로 나타내며, 다음과 같은 계산으로 계략치를 구할 수 있다.

운동량(Kcal) = RMR × A × W × T

표 5-5_ 자각적 운동강도(RMR)판정표

| | |
|---|---|
| 6. | |
| 7. very very light | 매우 가볍다. |
| 8. | |
| 9. very light | 상당히 가볍다. |
| 10. | |
| 11. light | 가볍다. |
| 12. | |
| 13. fairly hard | 약간 힘들다. |
| 14. | |
| 15. hard | 힘들다. |
| 16. | |
| 17. very hard | 상당히 힘들다. |
| 18. | |
| 19. very very hard | 매우힘들다. |
| 20. | |

표 5-6_ 성년연령정계수性年齡補正係數

| 연령 | 남자 | 여자 |
|---|---|---|
| 18 | 1.06 | 0.98 |
| 19 | 1.04 | 0.96 |
| 20 ~ 29 | 1.00 | 0.96 |
| 30 ~ 39 | 0.96 | 0.90 |
| 40 ~ 49 | 0.94 | 0.88 |
| 50 ~ 59 | 0.94 | 0.86 |
| 60 ~ 69 | 0.92 | 0.88 |
| 70 ~ | 0.90 | 0.88 |

여기서, A : 성, 연령 보정계수, W : 체중(kg), T : 운동시간(분)이다.

## 안정성으로부터 본 적정 운동 강도

(안전한계와 유효한계 사이의 운동 강도를 의미한다.)

실험적으로 안전한계를 결정하는 것은 곤란하다. 따라서, 이론적 근거에 기초를 두고 일반공식을 유도하여 이를 이용하게 된다. 대표적인 방법이 에너로빅 스레숄더 Anaerobic Threshold(AT)를 이용하는 것이다.

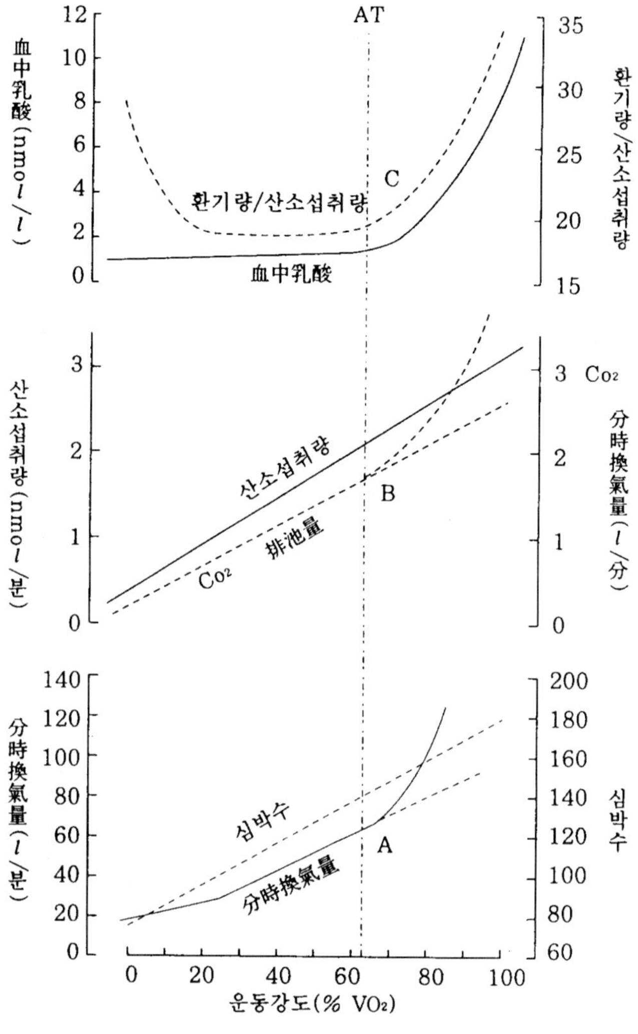


그림 5-3_ 운동강도와 여러 가지 생리적 Parameter와의 관계

대부분의 경우 AT는 60~70% $VO_2max$에 해당된다. 안전한계는 일반적으로 70% $VO_2max$로 하고, 고령자는 60% $VO_2max$, 젊은이의 경우는 80% $VO_2max$로 하는 것이 좋다.

### 효과 면에서 본 적정 운동 강도

유산소 능력을 향상시키기 위해서는 어느 정도의 운동 강도가 필요한가에 대한 연구가 많은 연구자들에 의해 연구되어 왔다. 이것은 운동을 하려고 하는 대상, 운동종류, 운동시간, 운동 빈도에 따라 다르다.

일반인의 경우 50% $VO_2max$ 이상이면 효과가 있는 것으로 인정되고 있다. 운동부족인 사람은 50% $VO_2max$ 이하에서도 효과가 있으며, 조깅이나 장기간 트레이닝을 하는 사람은 50~60% $VO_2max$에서도 유산소 능력은 변화가 없는 경우도 있다. 또한 운동목적에 따라서도 달라진다. 비만해소를 목적으로 할 경우에는 운동강도를 낮추고 운동시간을 늘려 소비 Kcal를 크게 하는 것이 효과적이다.

### 간편한 적정강도의 결정 방법

많은 사람들을 대상으로 그 구성원의 한 사람 한 사람에 대해서 어느 정도의 운동강도가 적당한가를 단 시간 내에 간단히 알고자 할 경우를 생각해보자.

검사는 2인이 필요하다. 한 사람은 타임 키퍼Time Keeper를 맡고, 다른 한 사람은 페이스 메이커pace maker역할을 한다.

① 학교 운동장 같은 곳에 〈그림 5-4〉와 같은 동심원을 그린다. 각 f원주는 〈표 5-7〉과 같다.

② 전체를 20~30명씩 그룹으로 나누어 우선 제 1그룹은 페이스 메이커pace maker를 선두로 하여 한가운데 검정 원주상에 1m정도 간격으로 일렬로 세운다.

③ 타임키퍼Time Keeper의 "시작"이라는 신호와 함께 페이스 메이커pace maker는 검정 원주상을 시계방향으로 30초에 한 바퀴 도는 속도로 달린다. 페이스 메이커pacemaker는 미리 연습을 하여 위와 같은 속도로 달릴 수 있게 해준다. 달리는 도중에 괴로워지면 내측 원으로 이동하고, 그래도 견디기 어려우면 기권한다.

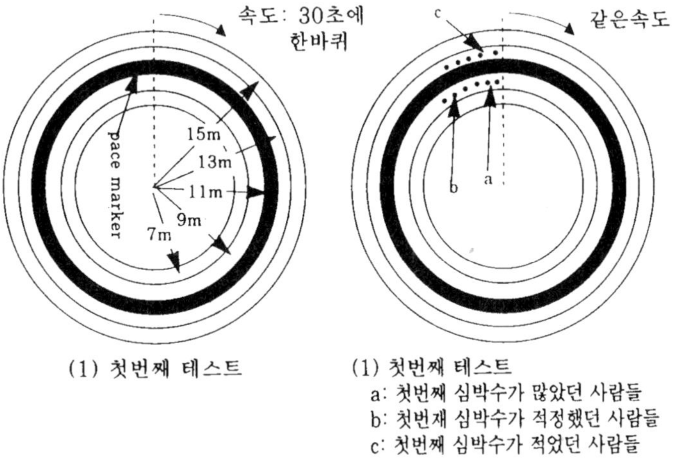


그림 5-4

표 5-7_ 1분에 2바퀴의 속도로 달릴때의 운동강도

| 반경(m) | 주위(m) | 속도(m/min) | RMR |
|---|---|---|---|
| 15 | 94.2 | 188 | 8 |
| 13 | 81.6 | 163 | 7 |
| 11 | 69.1 | 138 | 6 |
| 9 | 56.5 | 113 | 5 |
| 7 | 43.9 | 88 | 4 |

④ 5분간 달렸을 때 "멈춰"라는 신호로 일제히 멈추고, 즉시 맥박수를 10초간 측정하여 1분간 수치로 환산한다. 여기에 10을 더하면 운동 중의 맥박수가 된다.

⑤ 측정 맥박수를 〈표 9-8〉에 비교하여 적은 사람은 한 칸 바깥 원으로 옮겨 가고 "적정"한 사람은 페이스 메이커pace maker와 함께 그 자리에 남는다.

표 5-8_ 판정기준

| 구 분 | 적 다 | 적당하다 | 많 다 |
|---|---|---|---|
| 20세대 | 120 이하 | 121 ~ 159 | 160 이상 |
| 30세대 | 116 이하 | 117 ~ 155 | 156 이상 |
| 40세대 | 112 이하 | 113 ~ 151 | 152 이상 |
| 50세대 | 108 이하 | 109 ~ 147 | 148 이상 |
| 60세 이상 | 104 이하 | 105 ~ 143 | 144 이상 |

⑥ 또다시 5분간 달리기를 하여 앞에서와 같은 과정을 실시한다.

⑦ 또다시 세 번째 5분간 달리기를 실시하여 같은 절차를 밟는다.

⑧ 위와 같이 5분간 달리기를 3회 실시하면 대개 5개의 체력그룹으로 분류할 수 있다.

⑨ 최후에 달린 운동이 거의 50~60% $Vo_2max$에 상당하는 운동 강도가 된다고 보아도 좋다. 그와 같은 운동 강도의 RMR에 해당하는 운동종목을 선정하여 운동에 참여할 수 있다.

## 3. 운동시간

### 5분 이하는 부족

운동을 하여 호흡, 순환계가 정상상태에 도달하는 데는 가벼운 운동시에는 3분, 강한 운동시에는 5분 이상이 걸린다. 정상상태 이후에도 10분 이상은 운동을 계속하는 것이 필요하다. 따라서 강한 운동의 경우에도 5 + 10 = 15분의 운동을 하는 것이 좋으며 여기에 준비 정리운동을 합치면 20분 이상이 되어야 한다.

### 운동강도와 필요한 시간과의 관계

〈그림 5-5〉는 HR가 100이 되는 운동(예 : 보행)과 같은 자극을 심장에 부여하는 운동시간을 나타낸 것이다.

### 운동시간의 결정법

50, 60, 70% $VO_2max$에 상당하는 운동을 할 경우 필요한 운동시간은 〈표 5-9〉와 같다.

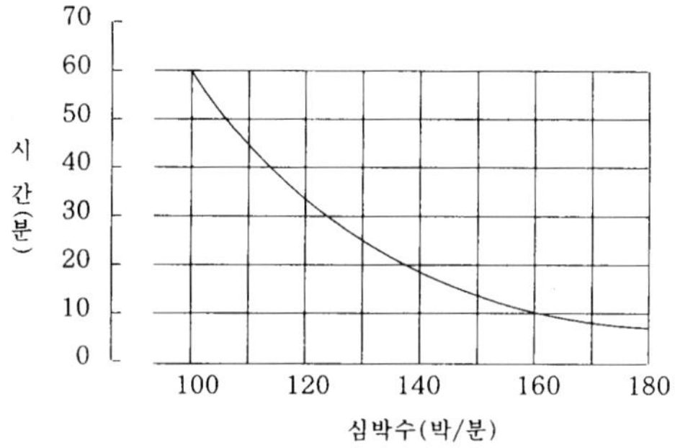


그림 5-5

표 5-9_ 운동강도별 필요 운동시간

| % $VO_2max$ | 심박수 연령 20 ~ | 30 ~ | 40 ~ | 50 ~ | 60 ~ | 70 ~ | 1일 운동시간 (분) |
|---|---|---|---|---|---|---|---|
| 50%(가벼운 운동) | 130 | 125 | 120 | 115 | 110 | 105 | 30 ~ 45 |
| 60%(약간 강한 운동) | 144 | 138 | 132 | 126 | 120 | 114 | 20 ~ 30 |
| 70%(강한 운동) | 158 | 151 | 144 | 137 | 130 | 123 | 15 ~ 20 |

(운동강도: % $VO_2max$ 및 심박수)

### 운동에 좋은 시간대

스포츠맨의 경우에는 경주에서는 물론이고 연습시에도 전력을 발휘하거나 전력에 가까운 체력을 발휘할 필요가 있기 때문에, 심신의 컨디션을 최고로 정비한 후에 경기나 연습에 임하는 것이 좋다. 그렇기 때문에 하루 중에 운동할 시간대를 고려하는 것이 필요하다. 그러나 일반인들이 건강을 위해서 조깅, 수영, 테니스와 같은 운동을 몇 십분 간 할 경우에는 운동의 시간대에 그다지 제한을 받을 필요는 없다고 본다. 즉, 식후에는 강한 운동의 경우에는 약 2시간, 중등도中等度의 운동에서는 약 1시간, 그리고 가벼운 운동시에도 30분간 쉬고 운동을 시작하는 것이 좋다. 운동을 할 시간에는 다음과 같은 3가지 중에서 편리한 시간을 택할 수 있다고 본다.

① 5~7시

② 9~12시

③ 14~19시

④ 21~23시

## 4. 운동빈도

### 주 1회로는 피로만 야기

주 1회 운동으로는 효과의 축적은 없고, 피로 및 근육통이 발생하며 사고 발생이 많다. 주 1회의 운동으로 효과를 나타내기 위해서는 생활 형태의 변화를 시켜야 한다. 즉, 하루에 4~5Km를 걷는다든지 계단 오르내리기 등을 실시한다.

### 3-6회/주를 목표로

2회/주의 경우에도 효과는 불충분하며, 3회/주에서 효과축적이 일어나므로 적어도 3회 이상이 필요하다. 4~5회/주로 회수를 늘리면 효과도 커진다.

매일 운동을 하는 것은 운동이 생활 형태화 되어 매일 운동을 하기 위해서는 다음날에 전혀 피로가 남지 않는 것이 전제가 된다. 주중週中에 휴식을 하는 회수는 1회의 운동내용, 체력, 연령, 생활형태 등을 고려하여 결정한다.

가벼운 운동을 실시할 때는 3~6회/주를 목표로 하여, 매일 실시해도 좋으며, 중등도 운동을 30~40분 할 때는 적어도 주 1회 휴식을 하고 70%$VO_2max$에서 1시간 동안 격일제로 운동하는 것이 좋다.

## 5. 컨디셔닝Conditioning

처방내용은 목표이며, 곧바로 처방내용 대로 운동을 실시하는 것이 아니라, 운동을 실시하기 위하여 신체의 조건을 정비해 가는 것을 컨디셔닝 프로그램이라하며, 한 예를 〈표 5-10〉에 나타내었다.

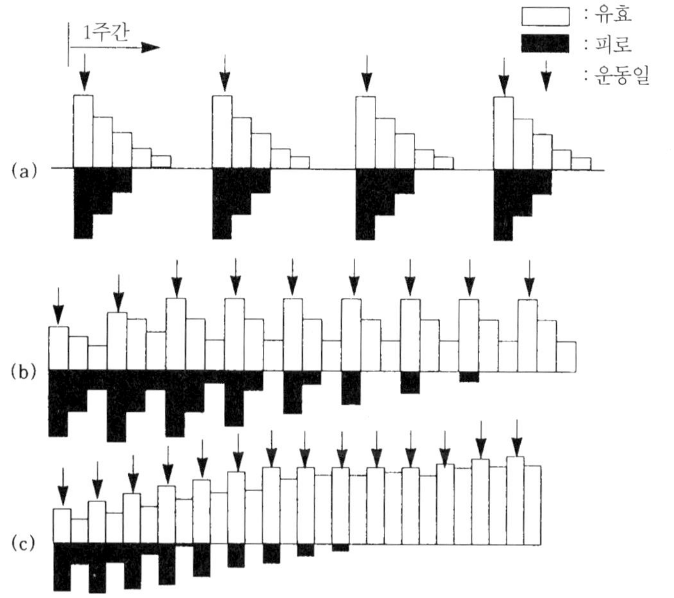


그림 5-6

표 5-10_ 컨디셔닝 계획의 기준

| 단계 | 운동내용 | | 연령 | 20 ~ 39 | | | 40 ~ 59 | | | 60 ~ | | |
|---|---|---|---|---|---|---|---|---|---|---|---|---|
| | | | 단련도 | A | B | C | A | B | C | A | B | C |
| 1 | 보행 | 10 | 분간 | | | | | | | | | ○ |
| 2 | 보행 | 20 | 분간 | | | | ○ | | | | ○ | ○ |
| 3 | 보행 | 40 | 분간 | ○ | | | ○ | ○ | | ○ | ○ | ○ |
| 4 | 보행 | 60 | 분간 | ○ | ○ | | ○ | ○ | ○ | ○ | ○ | ○ |
| 5 | 步/走 | 10 | 분간 | ○ | ○ | ○ | ○ | ○ | ○ | ○ | ○ | ○ |
| 6 | 步/走 | 20 | 분간 | ○ | ○ | ○ | ○ | ○ | ○ | | | |
| 7 | 步/走 | 30 | 분간 | ○ | ○ | ○ | | | | | | |

### 일반인의 처방

① 운동종목 : 유산소 운동이 좋으며 단일운동보다 복합운동(수영과 조깅, 조깅과 에어로빅댄스, 수영과 테니스, 유연체조와 보행, 체력요소 열세항목 보강운동 + 유산소 운동 등)

② 운동강도 : 60~90% HRmax(50~80% $VO_2max$)

③ 운동시간 : 15~60분/day

④ 운동빈도 : 3~6회/주

### 비만자의 경우

운동종목으로는 수영과 사이클이 좋고 스케이팅도 할 수 있다. 운동 강도는 낮추고 운동시간을 길게 하여 소비에너지를 많게 하는 것에 중점을 두어야 한다.

① Kcal소비에 중점을 두어야 한다.

② 정형외과적 질환의 위험성을 줄이기 위해서 자전거나 그 밖의 체중이 지지 되어 지는 운동이 바람직하다.

③ 운동 강도는 50% $VO_2max$로 하고 지속시간은 체중을 기준으로 1주에 약 1,750Kcal를 소비하도록 조정한다.

④ 식사요법과 운동을 병용 할 경우에는 체중감소가 주에 1Kg을 넘지 않도록 한다.

⑤ 무리가 없는 운동 지속시간을 정하고 1주간에 전 Kcal 소비를 나누어 할 수 있도록 운동 빈도를 계획한다.

⑥ 주 3회의 빈도일 경우에는 각 트레이닝에 의해서 600kcal를 소비하도록 하고 5회의 빈도일 경우에는 350kcal를 소비토록 한다.

⑦ 체력이 증가하여 체중이 감소함에 따라 기대하는 에너지 소비를 유지하도록 운동처방을 변경해야 한다.

### 고령자의 경우

고령자의 심신에는 젊은 사람과 다른 특징이 있다. 따라서 이와 같은 사람들의 운동처방을 실시할 때에는 그 특징을 잘 알고, 그에 적합하도록 배려해야 한다.

### ● 고령자의 신체적 특징

① 체력과 예비력이 낮다.

② 질병이 많다.

③ 조직이 취약하다.

④ 기능적 유연성이 낮다.

⑤ 개인차가 크다.

⑥ Trainingablility가 낮다.

⑦ 혈압이 상승하기 쉽다.

⑧ 최대 심박 수가 적다.

### ● 고령자에 대한 운동처방의 다짐

① 의학검사를 엄격하게 한다.

② 안전성에 특별한 배려를 한다.

③ 반드시 개인의 검사 데이터에 의해서 개별적으로 처방한다.

④ 컨디셔닝을 장기간 실시한다.

⑤ 자신의 능력에 맞는 마이 페이스my pace의 운동을 빨리 익히도록 하고, 그것을 잘 지키도록 한다.

⑥ 혈압상승이 작은 운동종목을 선택한다.

⑦ 민첩성을 필요로 하는 운동을 강요해서는 안된다.

⑧ 신체적 자극보다는 마음속으로 즐기고 스트레스를 해소하는 정신면을 강조한다.

⑨ 한냉과 고온을 피한다.

### ● 적당한 운동종목

운동종목으로는 보행, 게이트볼, 유연체조, 스트레칭, 요가, 골프, 수영 등을 들 수 있다. 이상과 같은 운동을 다음날까지 피로가 남지 않을 정도로 정기적으로(될 수 있으면 5~6회) 실시하면 좋다.

제6장

# 웨이트 트레이닝 방법

## 1. 근력 트레이닝의 기본원리

### 점진적 과부하의 원리The principle of progressive resistance

근력을 가장 효과적으로 발달시키기 위해서 근이나 근군에 과부하Overload를 주어야 하는데, 과부하란 일정수준 이상의 운동부하를 가하는 것을 의미한다. 인체는 지속적이고 적절한 저항부하에 대하여 생리적으로 적응하게 되며 이로 인해 근력이 향상되는 것이다. 처음 트레이닝 할 때 과부하가 근력을 획득함으로써 저부하가 되기 때문에 주기적으로 새로운 부하를 제공해 주어야 한다. 〈그림 4-1〉이 보여주는 것과 같이 저부하로서 아무리 장시간 트레이닝 하더라도 효과가 없는데 비하여 과부하는 시간이 경과함에 따라 대단히 높은 수준의 적응을 유발, 성립시키기 위해서는 강한 부하를 부과하지 않으면 안 된다.

예를 들어, 처음에 30Kg 무게의 바벨로서 벤치프레스를 8회 반복하여 할 수 있었다면 트레이닝이 진전됨에 따라 근력이 형성되어 피로없이 12회 반복 3세트 할 수 있다. 이때 동일한 중량으로 계속 운동하면 저부하가 되기 때문에 다시 8회 정도 겨우 할 수 있는 무게로 조정하여 반복회수를 점차 증가시켜 나가야 한다. 이러한 일련의 과정을 점진적으로 과부하 원리 혹은 점진적으로 저항부하의 원리The principle of progressive resistance라 하며 웨이트 트레이닝뿐만 아니라, 모든 훈련에 적용되는 기본 원리이다.

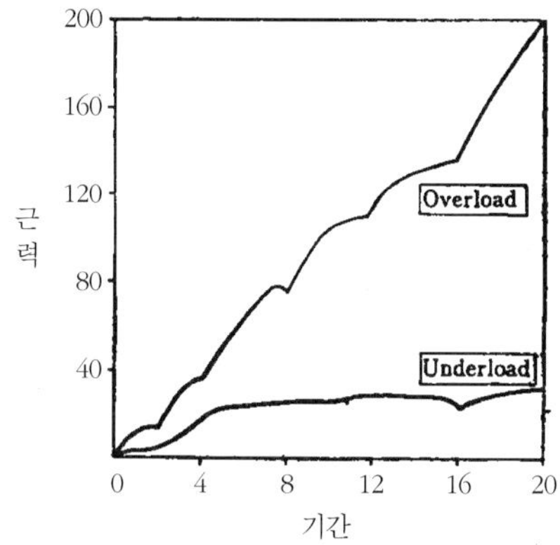


그림 6-1_ 과부하 원리

## 운동의 배열과 휴식의 원리

저항부하운동은 적절히 배열해야하는데 대근군을 소근군보다 먼저 실시해야 한다. 이러한 순서를 두는 이유는 소근은 대근보다 쉽게 피로해 지는 경향이 있기 때문이다. 그러므로 대근에 적합한 부하를 보장하기 위해서 소근이 피로하기 전에 먼저 대근부터 행해야 한다. 따라서 대퇴부위와 엉덩이 근육은 소근인 팔부위보다 먼저 운동하는 것이 좋다.

또한 훈련계획에서 동일근군을 포함한 두 가지 연속적인운동을 하지 않도록 계획해야 한다. 이것은 각종 중량을 들고 난후에 적절한 회복시간을 주기 때문이다. 일례로 벤치프레스와 오버헤드 스탠딩 프레스Over head Standing press는 비슷한 근군에 속하기 때문에 연속적으로 배열하여 수행해서는 안 된다. 그 대신 다른 근군운동 즉 벤치프레스한 후에 싯업을 넣고 다음에 스탠딩 프레스를 하는 것과 같이 배열을 하는 것이 바람직하다. 상체굽혀 앞으로 일어서기Stiff-legged dead lift는 배근과 대퇴근을 위한 것이고 힐 라이즈Heel raise는 발목부위의 강화를 위한 운동이다. 따라서 배열의 원리에 입각한 트레이닝순서를 보면 〈그림 6-2〉와 같다.

① 대퇴와 엉덩이 부위
② 가슴 및 대흉근 부위
③ 등과 허벅지 부위
④ 하퇴와 발목 부위
⑤ 어깨와 상완이두근 부위
⑥ 복부근 부위

또한 휴식의 원리는 운동의 각 횟수 사이에 회복을 위한 휴식을 제공해 주어야 한다는 것인데 극렬한 운동시 근육에 대해 계속 부하를 적용시킨다는 것은 매우 어려운 일이다. 그것은 이 운동 직전 과정에서 충분한 휴식이 없었기 때문에 근육이 그대로 피로한 상태에 놓였기 때문이다.

근육이 어떤때는 운동전의 양보다 큰 에너지 혹은 단백질 함유의 요구가 있을 때 격렬한 운동에 대한 반응을 일으키는데 꽤 시간이 걸릴 수 있다고 한다. 논리적으로 생각한다면 최대한운동효과가 오는 것은 근육이 최대부하를 허용할 최고의 준비상태에서만 가능하다. 그것은 전훈련으로부터 완전히 회복되었을 때를 말한다. 현실적인 견해를 말한다면 지나친 피로를 방지하고 최대 운동효과를 얻기 위해서 주당 3~4회 운동이 가장 효과적이다. 이렇게 할 때 최대 운동적응이 얻어지는 반면 최소 근육피로가 생긴다.

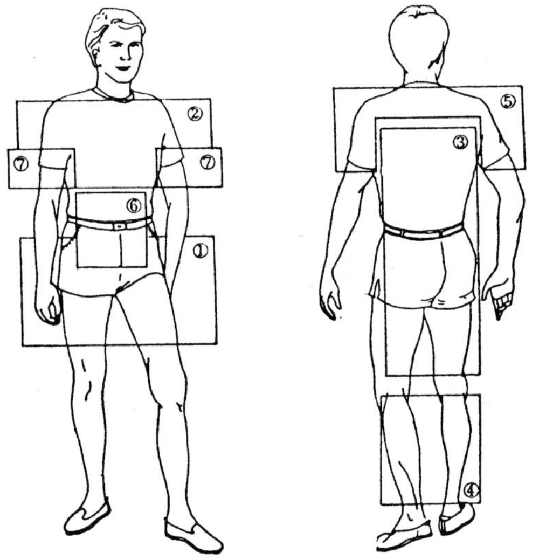


그림 6-2_ 주요 근군의 운동순서

### 특수성의 원리

복잡한 기술운동을 위한 근력 육성시 운동방법은 실제동작과 유사하게 혹은 가장 가깝게 계획을 세워야 한다. 다시 말해서 연습동작과 시합동작을 같게 해야 되며 운동의 형태가 가장 비슷하게 동작하게끔 운동 중에 직접 적용시키는 것이 가장 효과적이다. 복잡하며 기술적인 동작(야구볼 던지기, 축구의 킥, 배구의 스파이크(Spike))의 정확성은 실제로 신경계통과 깊은 관계를 가지고 있기 때문에 특정 기술운동을 강화시키기 위해 중량을 사용 할 경우 그 동작은 실제적인 운동장면과 유사한 동작을 수행해야 마땅하다. 야구에서 생각한다면 야구공이나 방망이에 무게를 부쳐서 연습하는 것이고 축구에서는 축구화에 무게를 붙이거나 철신Iron Shoes을 이용하여 킥킹 연습을 하는 것을 의미한다.

## 2. 근수축의 종류

근력이란 저항에 대항하여 최대로 낼 수 있는 힘이라 정의되며 이는 인간 수행에서나 스포츠 활동에 있어서 가장 중요한 요소이다. 이와 같은 근력을 강화시키기 위해서 우선 근수축의 형태를 알아 볼 필요가 있다. 근수축의 종류는 일반적으로 4가지로 분류하는데 그것은 등장성 수축Isotonic Contraction, 등척성 수축Isometric Contraction, 신전성 수축Eccentric Contraction, 등력성 수축Isokinetic Contraction이다. 수축의 종류별 특성을 요약하면 다음과 같다.

### 등장성 수축Isotonic Contraction

근수축 가운데 가장 잘 알려진 형태이며 동적Dynamic 수축이라고 한다. 이는 등장성이 학문상으로 동일한 혹은 일정한Iso 장력Tonic을 의미하기 때문이다. 그러나 근수축 역학에서 발생한 장력은 관절 주위에서 동작의 전 범위를 넘어서 짧아질 때 변한다. 더 정확히는 동적수축은 근장력이 동작의 전 범위를 어느 정도 넘어 변화하면서 일정한 저항을 들어올릴 때 근육이 짧아지는 수축의 하나이다. 이를 향심성 수축 혹은 단축성 수축이라고도 한다.

### 등척성 수축Isometric Contraction

등척성은 학문으로는 동일한 혹은 일정한Iso 길이Metric를 뜻하며 장력을 발생하면서도 근의 외부길이의 변화없이 즉 동작이 이루어지지 않는 정적인Static상태의 수축을 말한다. 근육이 짧아지지 않는 것은 근이 수축하는데 대한 외부 저항이 근에서 발생할수 있는 내적인 최대 장력보다 크기 때문이다. 반면 등장성 수축은 근육이 짧아지는데 근에 발생된 힘이 외력보다 높기 때문에 동작이 이뤄지게 되며 이는 정적인 수축과 상반된 수축형태라 할 수 있다.

### 신전성 수축Eccentric Contraction

이 형태의 수축은 근이 수축하는 동안에 근의 길이가 신전되는 것이다. 즉 실제 장력을 발생하면서 근의 길이는 길어지는 것을 말한다. 이는 〈그림 6-3〉과 같이 바벨을 들고 가슴으로 당긴 후에 바벨의 중량에 의해 서서히 내릴 때 전완근은 장력을 발생하면서 신전된다. 또한 팔굽을 굽힐 때 나타나는 현상이다. 상대방에게 자신의 손목을 잡아당기면서 전완을 펴도록 힘쓰게 해보라. 동시에 자신의 팔꿈치를 굽힐려고 노력하면서 잡아당겨라. 전완이 서서히 펴질 때는 팔꿈치를 굽힐려고 노력하면서 잡아당겨라. 전완이 서서히 펴질 때는 팔꿈치 굴곡근이 수축하는 동안 늘어 날 것이다. 이러한 현상을 신전성 수축 혹은 원심성 수축이라 한다. 이는 언덕이나 계단을 내려갈 때 중력에 저항하는데 사용된다.

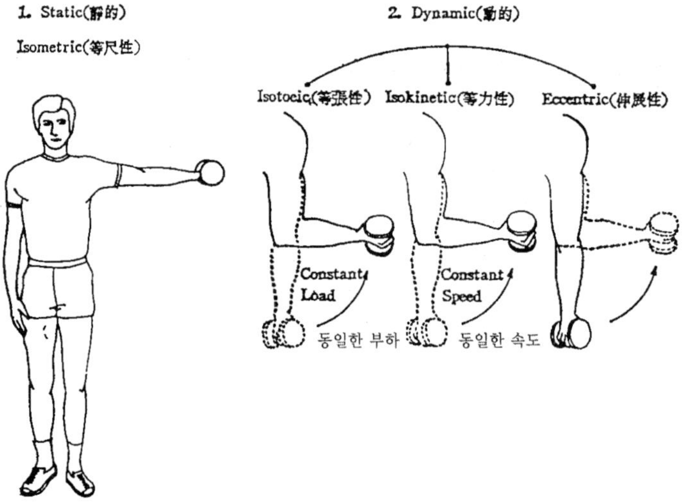


그림 6-3_ 근수축의 유형

### 등속성 수축Isokinetic Contraction

등속성isokinetic운동은 미리 정해놓은 속도를 이용하여 관절이 가동범위에서 움직이는 동안 모든 각도에서 일정한 저항에 의해 힘이 발생되는 운동이다. 따라서 관절의 전 가동 범위를 통하여 일정한 속도로 근육의 수축을 발생시키므로 등척성과 등장성 근수축 운동의 단점을 보완하고 장점만을 이용하려는 시도에서 고안된 장비가 사이벡스cybex이다. 또한 동일한 속도의 근수축을 훈련시킬 수 있다는 점에서 훈련의 특이성이 있어 다양한 훈련 목적에 따라 활용할 수 있다는 장점을 갖고 있으며, 미리 조절된 다양한 속도에 의해 운동할 수 있기 때문에 근육과 관절의 손상 및 장애 시에 재활치료로 널리 이용되어지고 있다. 등속성 운동이 등장성 트레이닝보다 경기력을 개선하는데 효과적이라고 이미 많은 연구들에 의해 제시되고 있으며, 코치와 트레이너들은 이 형태의 등속성 운동이 근력 트레이닝에 효과적인 방법이라는 점에서 주목받고 있다.

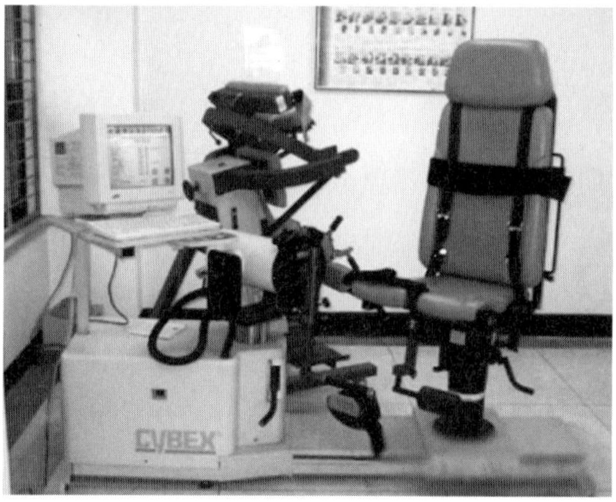


그림 6-4_ 미니짐Mini-gym기구

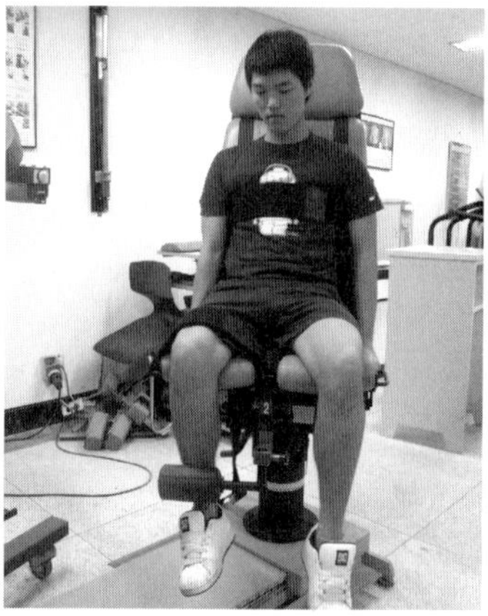

그림 6-5_ Nautilus 기구

## 3. 근력육성의 실제

### 트레이닝 방법

근력과 근지구력을 육성하기 위한 트레이닝방법은 다양하다. 그러나 근육에 대한 저항방법에 의해 근력 트레이닝은 다음 두 가지로 대별된다.

① 외부저항력을 이용하는 방법

- 중량물이나 고정물
- 탄성체
- 외부환경의 저항

② 신체의 체중부하를 이용하는 방법

이와 같이 여러 가지 방법들이 있으나 근력과 근지구력을 향상시킬 수 있는 대표적인 트레이닝법은 웨이트 트레이닝이다. 근육은 비대와 중대 혹은 지속능력을 높이기 위해 바벨, 덤벨과 같은 무거운 하중을 들거나 엑스벤드와 같이 스프링의 수축력을 이용하든지 자신의 체중 및 개정된 물체를 활용하여 근육을 수축 활동시켜 근력과 근지구력을 획득하는 방법을 말한다. 여기에는 동적 근력 트레이닝 등력성 근력 트레이닝으로 대별한다.

### 등장성 근력 트레이닝

등장성 프로그램이란 저항부하에 대항하여 행해지는 운동을 말하는데 바벨이나 덤벨을 들거나 미니짐Mini-gym, 노틸러스Nautilus 등 웨이트 스택Weight Stack을 이용하기도 한다. 이 프로그램은 1950년에 Delorme와 Watkins에 의해 최초를 만들어 졌으며 그 목적은 주로 병후회복 혹은 재활을 위한 것이었다. 그들의 중요한 개념인 최대반복횟수repetition maximum는 오늘날에도 널리 이용되고 있다. RM이라 피로하기 전에 주어진 부하를 최대한 반복 할 수 있는 것을 말한다.

예를 들어 일정한 무게를 피로하기 전에 8번 밖에 반복 할 수 없다면 그 부하는 8RM이 되는 것이다. 그러나 똑같은 무게일지라도 다른 사람에게는 10RM이 될 수도 있고 동일인이라도 여러 환경에 따라 변화되기도 한다. 훈련해야 할 각 근군에 이들은 최초로 체계적인 프로그램을 〈표 6-1〉과 같이 만들었다.

표 6-1_ 처방해야 할 운동영역

| Set 數 | 反復回數 | 負荷 |
|---|---|---|
| Set 1 | 10 Repetition | 1/2 10 RM |
| Set 2 | 10 Repetition | 3/4 10 RM |
| Set 3 | 10 Repetition | 10 RM 10ad |

이 프로그램은 3세트를 수행해야 하며 1세트는 휴식 없이 계속해서 반복할 수 있는 회수를 의미한다. 위의 프로그램을 제 1세트와 제 2세트는 최대부하가 아니고 제 3세트만이 10RM부하의 최대임을 알 수가 있다. 예를 들어 10RM의 무게가 60Kg이라면 제 1세트는 30Kg의 중량으로 10번 반복하고 제 2세트는 40Kg으로, 그리고 제 3세트는 60Kg을 10번 반복하는 것이다. 따라서 1세트와 2세트는 워밍업Warming Up적인 성격을 띠고 있으며 재활을 위한 프로그램에 가까운 것임을 알 수 있다. 그러나 3세트는 과부하 원리를 충족시켜 주는 부하로 구성되어 있고 새로운 적응을 유발하기 위해서 15번 반복할 힘이 형성되어 있을 때 점짐적 과부하 원리에 입각한 중량을 올려서 최대 반복 횟수가 10번이 되도록 조정하는 것이 바람직하다.

### ● 세트와 반복 횟수

근력을 강화시키기 위해서 몇 번의 반복횟수로서 몇 세트를 행하는 것이 가장 좋은가에 대한 연구는 끊임없이 계속되고 학자 간에 다소 논란이 되고 있다. 그러나 근력을 육성하기 위한 운동부하로서는 고부하 저횟수에 일치하고 있으며 그 범위를 1RM에서 10RM으로 두고 9~10RM과 5~6RM 그리고 2~3RM 간의 반복횟수에 따른 효과 차는 없는 것으로 보고하고 있다.

그리고 초보자에게는 10RM보다 더 낮은 부하를 주더라도 근력이 최대로 향상되기 때문에 처음부터 간한 부하를 처방하는 것은 바람직하다. 적절한 세트와 반복Repetitions을 선정 하는데 가장 효과적으로 근력을 증가시킬 수 있는 최적의 세트 및 반복횟수에 관심을 가지고 연구를 한 결과 〈그림 6-6〉과 같이 나타나는데, 주당 3일, 8~12주 동안 여러 가지 반복횟수와 세트를 사용하여 나타난 결과를 보면 6RM의 부하로써 3세트 실시한 것이 최고의 근력을 획득했음을 보여주고 있다. 마쓰이는 근력

육성의 좀더 구체적인 부하 방법으로서 최대근력의 80%(5~6RM)는 근육질을 증가시키고 60%이하의 강도로서 근력운동을 할 경우 근력보다 근지구력에서 효과가 나타나고 있음을  보고하고 있다.

따라서 역도 선수를 비롯한 체급경기의 선수들의 공통점인 근력을 강화하고 싶지만 근비대에 따르는 체중증가가 염려될 때 근집중력을 증대시키기 위한 처방으로 최대부하 최소반복횟수법을 채택하여 올 세트로 실행함으로서 근의 집중능력을 최대화 시킬 수 있다.

지금까지 학자들의 연구를 토대로 결론을 내리면 반복횟수와 세트의 범위는 1회에서 10회 반복횟수의 부하로, 1세트에서 6세트, 혹은 그 이상까지 범위를 잡고 있는 것이 사실이다. 일반적으로 6RM 부하로 3세트가 가장 효과적임에 대다수가 동의하기 때문에 이와같이 처방하는 것이 가장 적합하다 하겠다. 근비대 보다 근집중력이 필요할 경우 1~3RM의 강도로 3세트, 근력과 근비대를 위해서는 6~10RM 으로 3세트, 그리고 근지구력을 위해서는 15회~30RM 강도로 3세트로 처방하는 것이 바람직하다. 그러나 근력과 근지구력을 동시에 발달시키는 것이 경제적인 방법이므로 10RM을 전후한 강도를 배합하여 트레이닝하는 것이 일반인들에게는 이상적이라 할 수 있다. 만약 운동에서 클라인Clean, 프레스Press, 컬Curl의 10RM을 알고자 할 때 자신의 1/3 체중의 4.5Kg을 더한 무게가 10RM에 근사치로 추측된다, 만약에 초보자가 근력트레이닝을 할 경우 스탠딩 프레스, 벤치프레스, 컬, 스쿼터Squat에서 10RM의 40%정도 부하가 적절하다. 이들은 얼마나 무거운 중량을 전체 가동범위에서 정확하게 일정한 회수로 들고 있는가는 시행착오에 기반을 둔다.

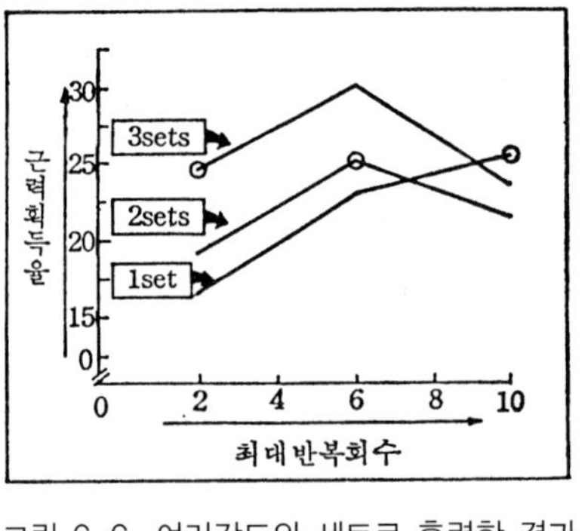


그림 6-6_ 여러강도와 세트로 훈련한 결과

## ● 빈도와 기간

오늘날 웨이트 트레이닝 지도자들은 1주일에 3일정도 운동하는 것이 만성피로의 사능성 없이 근력을 얻을 수 있는 가장 적합한 빈도로 뜻을 모으고 있다. 왜냐하면 매일 힘든 저항부로 인한 부적합한 회복시간이 만성피로를 초래하게 하여 트레이닝에 해를 끼치므로 적절한 회복시간이 절대 필요하다. 그러므로 하루건너 하루정도의 빈도를 구성하는 것이 바람직하다 하겠다. 또한 훈련기간은 최소 6주에서 12주로 계획하는 것이 효과적이며, 각 개인의 특성과 발달시키고자 하는 근군이나 운동의 특수성 등을 고려하여 가감하는 것이 타당하다.

표 6-2_ 기본적 등장성 트레이닝 프로그램

1. 빈도 : 주당 3일
2. 기간 : 6주 이상
3. 부하 강도와 셋트수 : 처음 2주 2Set 10RM, sit up 2Set 25회
   마지막주 3Set 6RM, sit up 1Set 최대 많은 회수
4. 휴식시간 : 5~10분

Program A*

| 월 | 수 | 금 |
|---|---|---|
| Squats<br>Bench press<br>Stiff-legged dead lift<br>Heel (toe) raises<br>Standing press<br>Bent-knee sit-ups<br>Arm curls<br>Wrist curl or rollor<br>Reverse wrist curl | 월요일과 동일 | 월요일과 동일 |

*Modified from Hooks(1974)

Program B

| 월 | 수 | 금 |
|---|---|---|
| Bench press<br>Power clean<br>Arm curls<br>Pulldown-lat machine<br>Squat<br>Pullover<br>Bent-knee sir-up<br>Heel (toe) raise<br>Wrist curl or rollor<br>Reverse wrist curl | Incline press<br>Parallel bar dip<br>Upright row<br>Arm curls<br>Shoulder shrug<br>Squat<br>Back hyperextension<br>Wrist curl or roller<br>Reverse wrist curl | 월요일과 동일 |

1 Modified from O'Shea(1969)

## ● 기본적인 등장성 근력 트레이닝의 처방

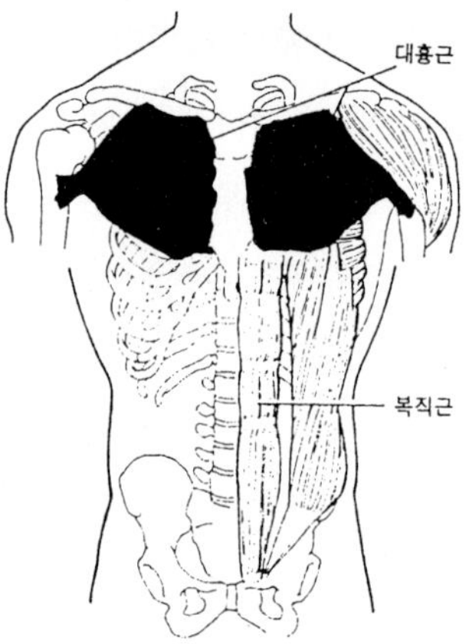


**운동동작**

가슴(Chest) – (대흉근)
시점–흉골(Strnum)
착생점(Insertion) – 팔의 윗부분
근섬유 방향–수평
동작 – 팔의 내전으로 팔을 몸 중심선으로 당긴다.

① 가슴부위를 위한 운동

• 벤치프레스Bench press

의자에 바로 누운 다음 손바닥을 발이 있는 쪽을 향하게 하고 가슴위에 팔을 펴고 어깨보다 약간 넓게 벌려서 잡는다. 팔을 굽히면서 바벨을 천천히 내려 가슴에 닿도록 한다. 그리고 다시 처음 위치로 밀어 올린다. 그 효과는 상완삼두근, 대흉근, 삼각근을 강화시켜 준다.

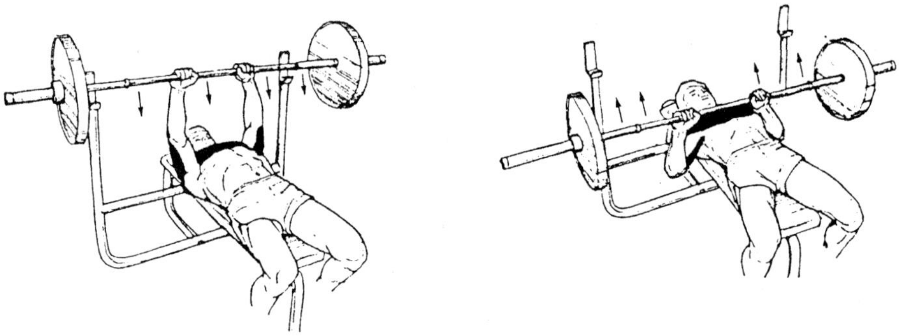

그림 6-7_ 벤치프레스

• 인클라인 프레스Incline press

뻗은 팔의 자세를 유지하는데 별로 힘이 들지 않아야 한다(부하의 무게중심이 안정된 자세 위에 위치하도록 한다). 바(Bar)둘레는 엄지손가락으로 감싸서 잡으며 잡는 손의 위치는 바양 끝에서 같은 길이에 있도록 한다(대체로 어깨넓이로 잡는다). 등을 벤치위레 납작하게 대며 발은 바닥에 둔다. 힘을 쓸 때 아치 형태로 만들거나 몸을 뒤틀지 않도록 한다.

가슴윗부분, 삼각근 앞부분, 상완삼두근을 발달시켜준다.

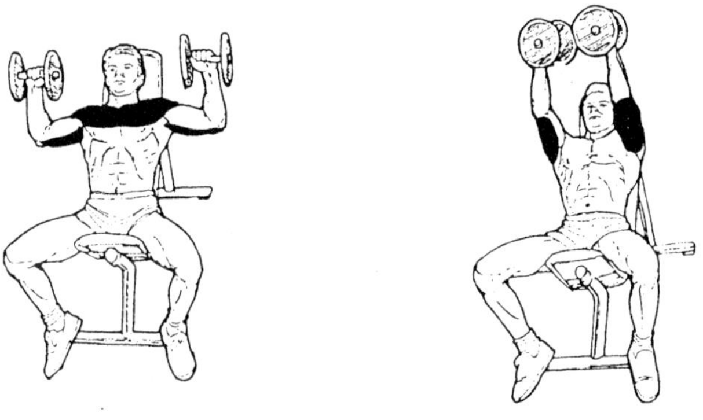

그림 6-8_ 인클라인그레스

• 디클라인 프레스Decline Press

벤치프레스의 경우와 같다. 가슴의 아래 부분과 삼두근을 발달시켜 준다.

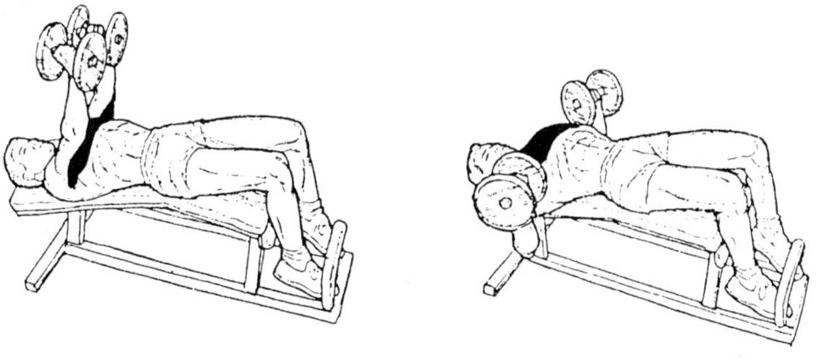

그림 6-9_ 디클라인프레스

• 플라이Fly

팔을 벌리면서(반원을 그리면서)내리고 또한 올린다. 팔을 굽히지 않고 편 상태를 유지하면서 동작을 실시하면 부상을 초래할 수 있다. 플라이를 인클라인이나 디클라인 위에서 할 수 있다. 팔을 시작 자세로 되돌리면서 숨을 내쉰다. 가슴의 중간부분을 발달시킨다.

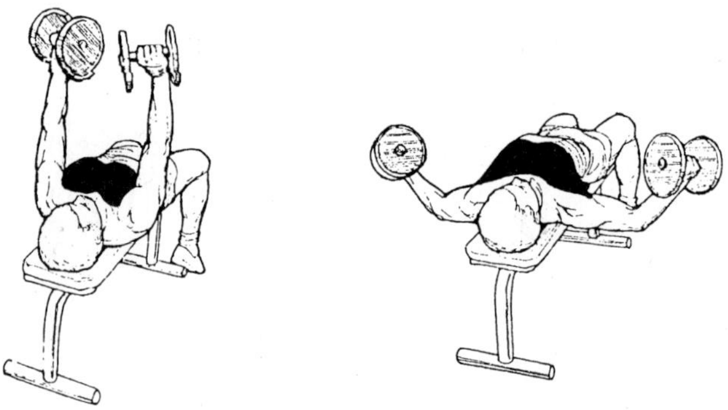

그림 6-10_ 플라이

• 풀 오버Pull Over

머리 뒤쪽으로 가능한 한 멀리 스트레치 하도록 노력한다. 팔을 굽혀도 좋으며 가슴을 스트레치 시키는데 중점을 둔다. 팔의 동작은 반원을 그리도록 만든다. 시작과 끝의 동작에서 팔은 가슴 위에서 뻗은 상태이다. 시작자세로 부하를 되돌리면서 숨을 내쉰다.

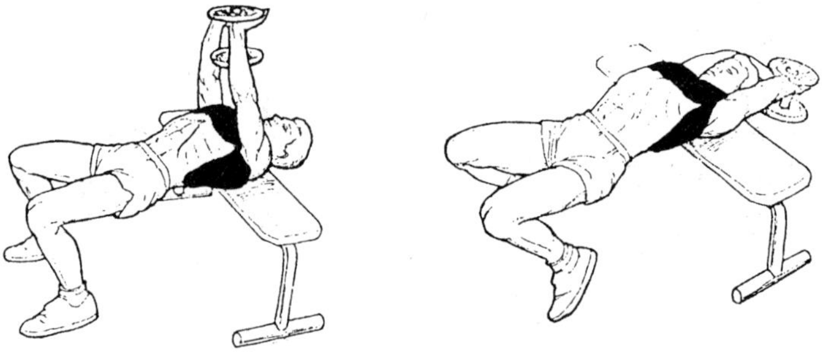

그림 6-11_ 풀오버

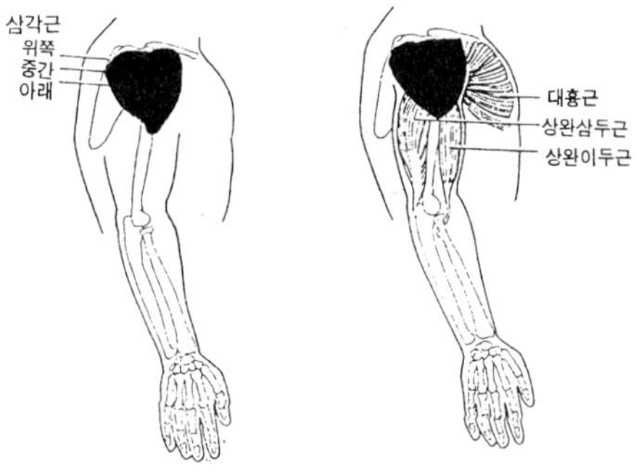


어깨(Shoulder) – (삼각근 : 위, 아래)
시점 : 어깨위쪽
착생점 – 팔의 윗부분
근섬유 방향 – 수직
동작 – 팔의 외전으로 팔을 위로 옆으로 움직인다.

그림 6-12

② 어깨부위를 위한 운동동작

• 밀리테리 프레스Military press

허리가 아픈 사람은 이 운동 동작을 실시하지 말 것. 허리를 곧게 편 상태를 유지시키도록 노력한다. 어깨넓이로 바를 잡고서 운동하며 팔을 완전히 펴 준다. 부하를 위로 올리면서 숨을 내쉰다. 중간 삼각근부위, 승모근, 상완삼두근을 발달시킨다.

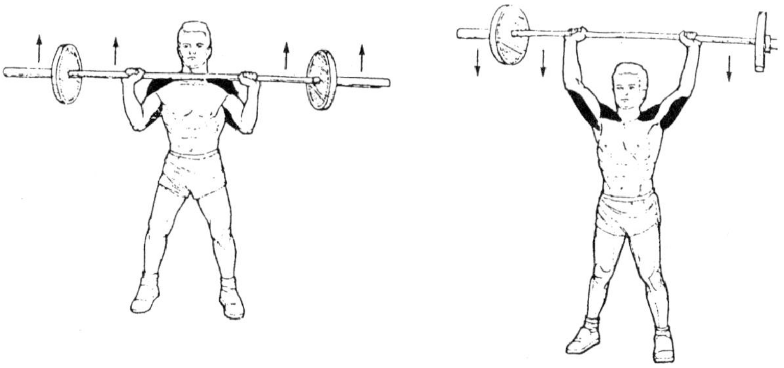

그림 6-13_ 밀리테리프레스

• 비하인드 어 헤드 프레스Behind the Head press

밀리테리 프레스Military press의 주의 점과 같다. 승모근에 좀 더 많은 스트레치가 가해진다. 어깨넓이보다 약간 넓게 바를 잡는다. 중간 삼각근부위, 승모근, 상완삼두근을 발달시킨다.

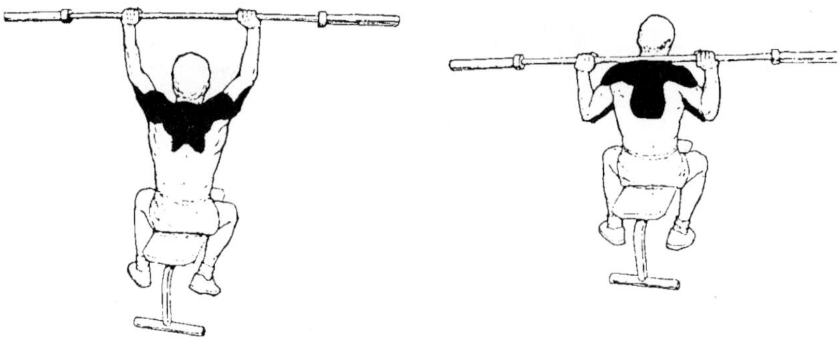

그림 6-14_ 비하이드 더 헤드 프레스

• 업 라이트 로잉Upright Rowing

팔 관전을 바 보다 항상 높게 위치하도록 하며 바를 좁게 잡는다. 바를 턱 밑으로 당긴다. 당기면서 숨을 들이쉰다. 중간 삼각근부위, 승모근, 상완이두근을 발달시킨다.

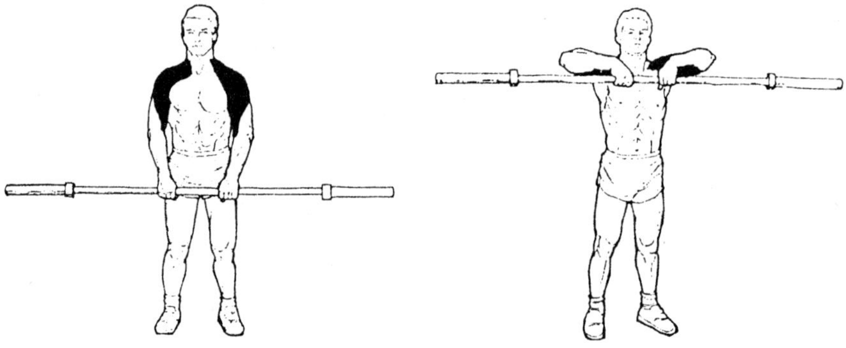

그림 6-15_ 업 라이트 로잉

• 레터럴 덤벨 레이즈Lateral Dumbbell Raise

팔을 옆으로 어깨높이까지 올린다. 무게를 들어 올릴 때 팔을 약간 굽혀도 좋다. 덤벨을 시작 자세로 내리면서 숨을 내쉰다. 준간 삼각근부위, 승모근을 발달시킨다.

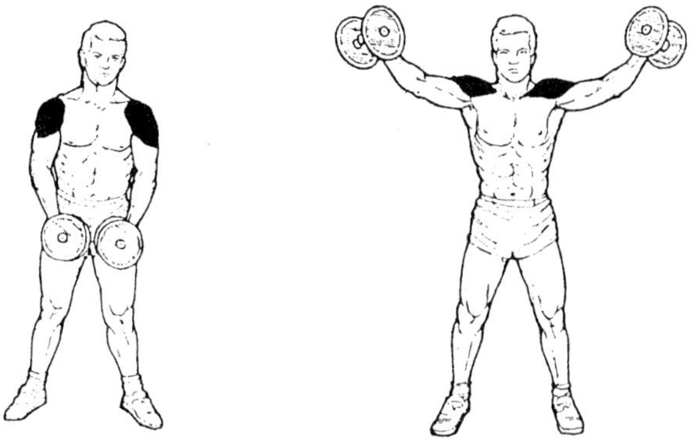

그림 6-16_ 레터럴 덤벨 레이즈

• 벤트 오버 덤벨 레이즈Bent-Over Dumbbell Raise

무릎을 굽혀서 허리에 가해지는 스트레스를 최소화 시킨다. 허리는 일직선의 상태를 유지시킨다. 허리의 자세가 굽거나 아치모양이 되지 않도록 한다. 부하를 옆으로 들어 올릴 때 팔을 약간 구부려도 좋다. 머리를 바로 들고 눈은 아래가 아닌 정면을 향한다. 부하를 시작 자세로 내리면서 숨을 내쉰다. 삼각근 뒤 부분과 승모근을 발달시킨다.

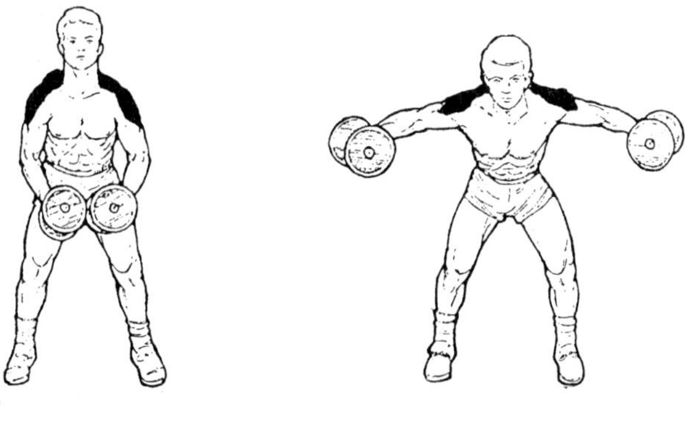

그림 6-17_ 벤트 오버 덤벨 레이즈

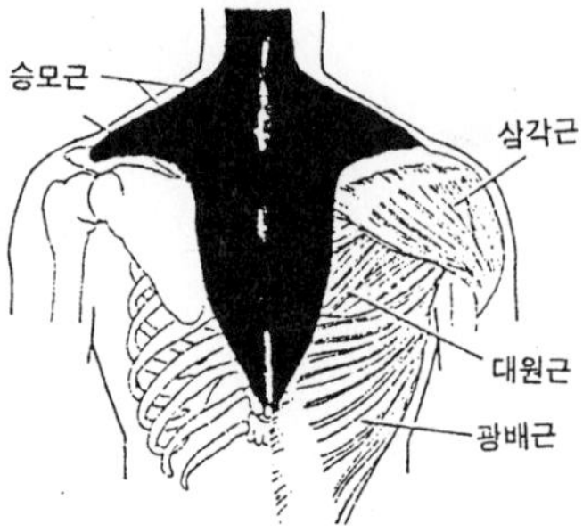


등의 윗부분 - 승모근(Trapezius)
시점 - 두개골의 아래부분과 척추의 윗부분
착생점 - 쇄골과 견갑골
근섬유 방향 - 수직
동작 - 팔의 외전으로 팔을 위로 옆으로 움직인다.

그림 6-18

③ 등의 윗부분를 위한 동작

• 소울더 스러그Shoulder Shrugs

바, 덤벨, 또는 벤치프레스의 기구로 운동할 수 있다. 팔이 아닌 어깨로 동작을 실시한다. 팔을 굽히지 말 것. 어깨를 앞쪽이나 뒤쪽으로 굴려준다. 승모근Trapezius을 발달시킨다.

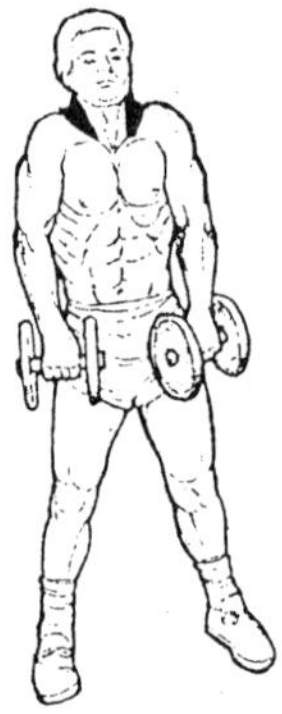

그림 6-19_ 소울더 스러그

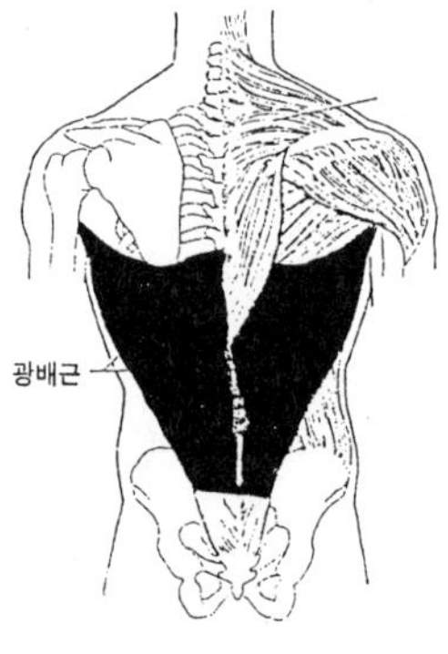


그림 6-20

등의 중간부분 - 광배근
시점 - 척추의 중간과 아래부분
착생점(Insertion) - 팔위쪽
근섬유 방향 - 대각선
동작 - 팔의 내전으로 팔을 몸쪽으로 당기는 모든 동작에 관여한다.

④ 등의 중간부분을 위한 운동 동작

• 레트Lat를 위한 운동동작

손을 넓게 잡으며 바를 목의 뒤쪽까지만 잡아 당긴다. 바를 시작 자세로 되돌이면서 숨을 내쉰다. 바를 잡은 손의 위치를 바꾸거나(좁게 잡는다) 바를 몸 앞으로 당기는 동작으로 변화를 줄 수 있다. 광배근, 승모근, 상완이두근을 발달시킨다.

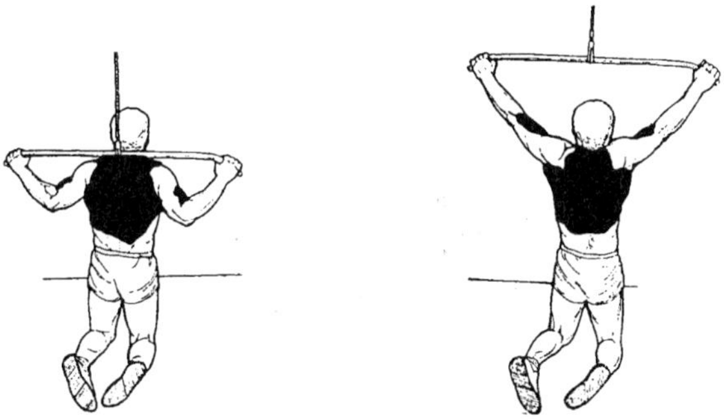

그림 6-21_ 레트를 위한 운동동작

• 풀 업Pull-Ups

한번의 동작을 마칠 때마다 팔을 완전히 펴준다. 시작 자세로 되돌아오면서 숨을 내쉰다. 더 큰 부하를 가하고 싶을 때에는 덤벨을 다리사이에 위치시켜 동작을 실시한다. 좁게 잡거나 손바닥의 위치를 변경시키거나(손바닥이 몸을 향한다) 또는 몸을 바 앞으로 올리거나 하여 변화를 줄 수도 있다. 광배근, 승모근, 상완이두근을 발달시킨다.

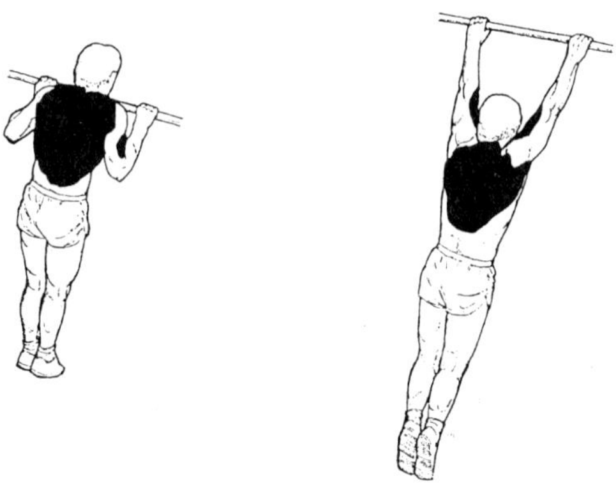

그림 6-22_ 풀업

• 시티드 로잉Seated Rowing

무릎을 약간 굽혀도 좋다. 다리의 힘을 이용해서 당겨서는 안된다. 등이 아니라 팔 운동으로 동작을 실시한다. 팔을 발가락 쪽으로 가능한 많이 스트레치 하도록 노력한다. 바를 시작자세로 되돌리면서 숨을 내 쉰다. 바를 복부쪽으로(가슴이 아닌) 당긴다. 광배근, 승모근, 상완이두근을 발달시킨다.

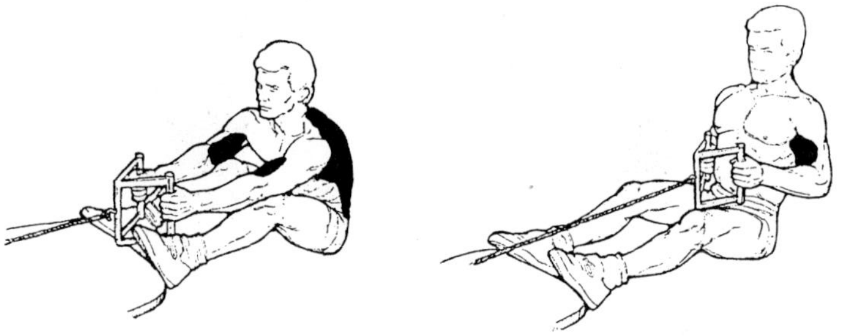

그림 6-23_ 시티드 로잉

• 원 암 덤벨 풀-인One Arm Dumbbell Pull-in

몸옆 가까이에서 팔을 운동시킨다. 덤벨을 가슴까지 들어 올렸다 드는 동작을 시작하기 전 팔을 가능한 많이 스트레치 되어 있도록 한다. 동작 중에 반대편의 상체가 틀어지지 않도록 한다. 덤벨을 시작자세로 내리면서 숨을 내쉰다. 광배근, 승모근, 상완이두근을 발달시킨다.

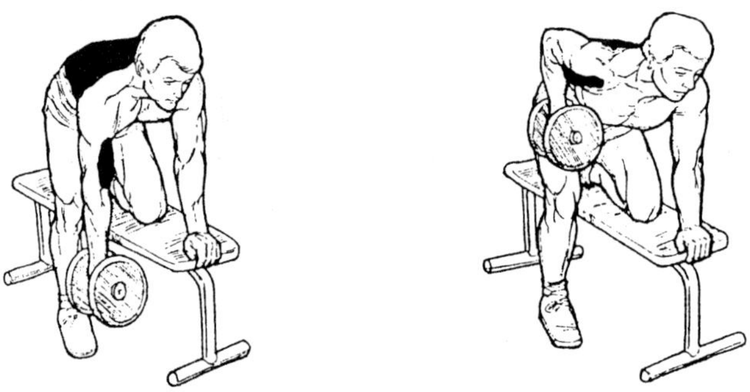

그림 6-24_ 원 암 덤벨 풀-인

• 벤드 오버 로잉Bend Over Rowing

손바닥으로 몸쪽으로 향하게 하여 양손을 어깨넓이보다 약간 넓게 벌려서 잡고 몸은 고관절에서 앞으로 굽혀 직각이 되도록 한다. 무릎을 약간 굽히고 등을 편 다음 바벨을 서서히 가슴으로 끌어올린다. 그리고 바벨을 본래 위치로 내려서 팔을 펴지게 한다. 이때 바벨을 지면에서 약간 떨어지게 한다. 그 효과는 대흉근, 광배근, 승모근, 삼각근, 상완이두근을 강화시켜 준다.

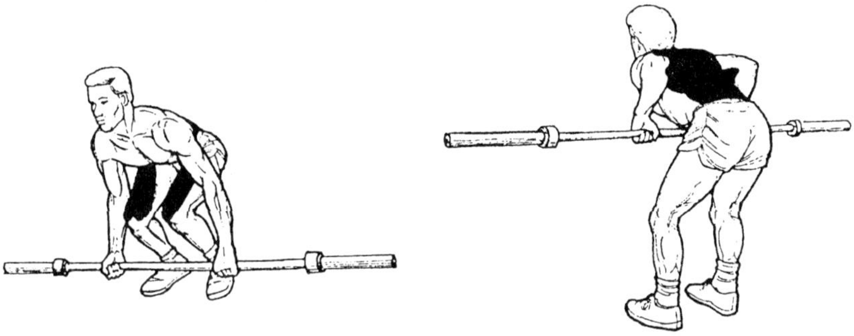

그림 4-25_ 벤드 오버 로잉

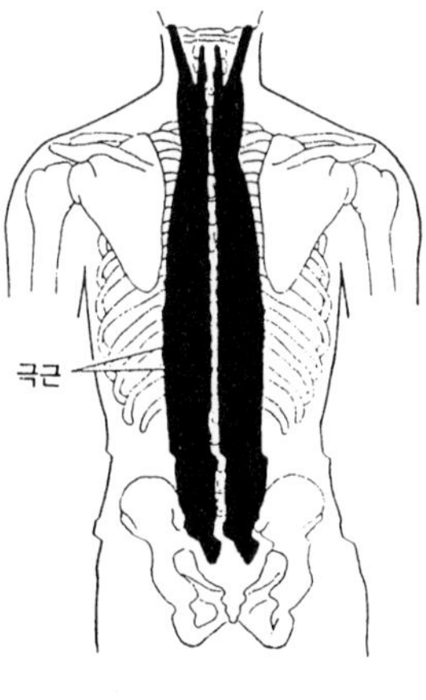


그림 4-26

허리부위(극근)
시점 – 척추의 아랫부분
찻생점 – 척추의 여러 부위와 늑골의 아랫부분
근섬유 방향 – 수직
동작 – 몸통을 편다(신전)

⑤ 허리부위의 근육을 위한 운동동작

• 백 익스텐션Back Extention

바닥과 평행될 때까지 천천히 상체를 들어 올린다. 허리를 과도하게 아치 형태를 만들지 않도록 주의한다. 이 동작은 허리의 근육과 척추에 많은 스트레치를 준다. 만일 허리가 뻣뻣해지거나 아픔을 느끼면 동작을 중단한다. 극근erector spinae을 발달시킨다.

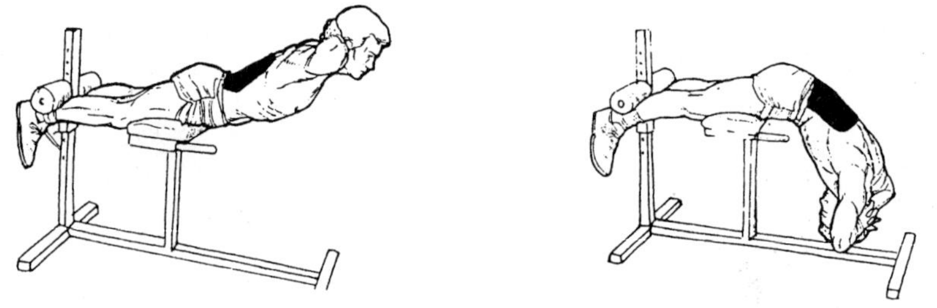

그림 4-27_ 백 익스텐션

• 데드 리프트Dead Lift

한쪽 손바닥은 자신을 향하고 다른쪽은 앞을 향하도록 해서 바를 잡는다. 다리의 근력으로 동작을 일으키며 다리를 펴면서 허리를 편다. 허리를 편다음 어깨를 뒤로 젖힌다. 무게를 시작자세로 내리면서 숨을 내쉰다. 극근erector spinae, 대퇴사두근, 둔근을 발달시킨다.

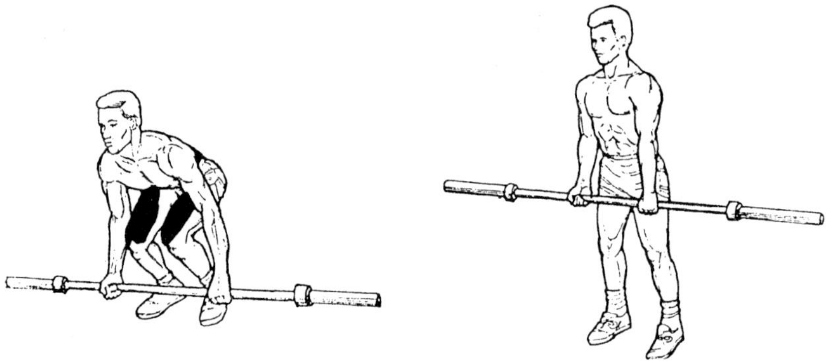

그림 4-28_ 데드 리프트

• 굿 모밍Good Momings

양발은 어깨넓이 또는 그 보다 넓게 벌린다. 허리는 일직선이 되도록 한다. 다리를 편 자세에서 상체를 앞으로 숙인 다음(어느 정도 당김을 느낄 때 가지만) 다시 일으켜 세운다. 상체를 서서히 굽힌 다음 서서히 들어 올린다. 시작자세로 돌아오면서 숨을 내쉰다. 그 근을 발달시킨다.

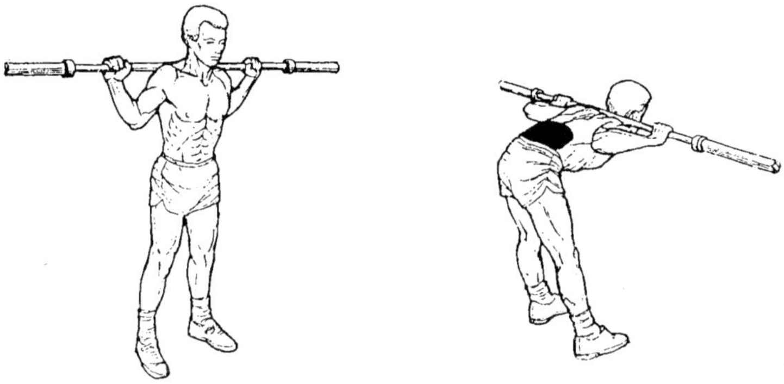

그림 6-29_ 굳 모밍

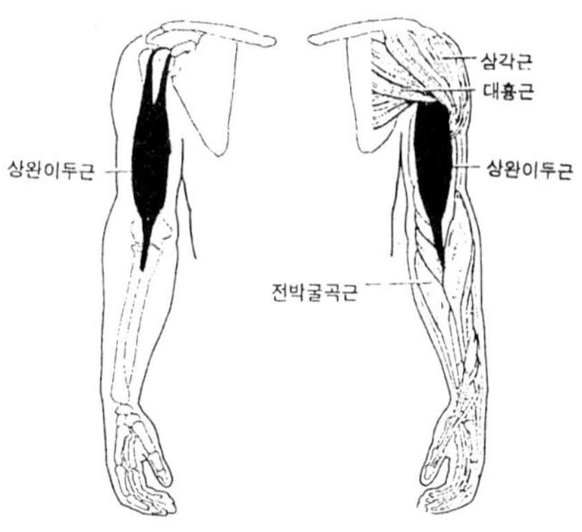


그림 6-30

팔의 앞부분 – 상완이두근(Biceop)
시점 – 어깨
착생점 – 팔뚝
근섬유 방향 – 수직
동작 – 팔을 굽힌다.

⑥ 이두근 발달을 위한 운동동작

• 바이셉 컬Bicep Curl

무게를 흔들지 않는다. 서서히 들고 또한 내린다. 몸을 뒤로 젖히면서 무게를 들지 않는다. 무게를 내리면서 숨을 내쉰다. 여러 가지 다른 변형 자세로 운동할 수 있다. 프리쳐 벤치preacher bench, 프리바free bar, 덤벨dumbbel을 이용한 운동

이두근은 여러 가지 다른 운동동작에 관여하지만 그러한 동작들에서 주요한 역할을 수행하지 않는다. 단지 컬curl운동으로써만 이두근을 분리시켜 운동시킬수 있다.

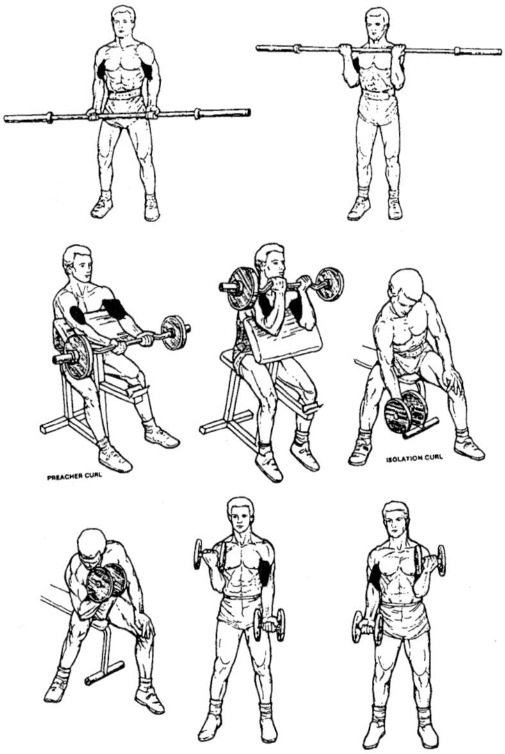


그림 6-31_ 바이셉 컬

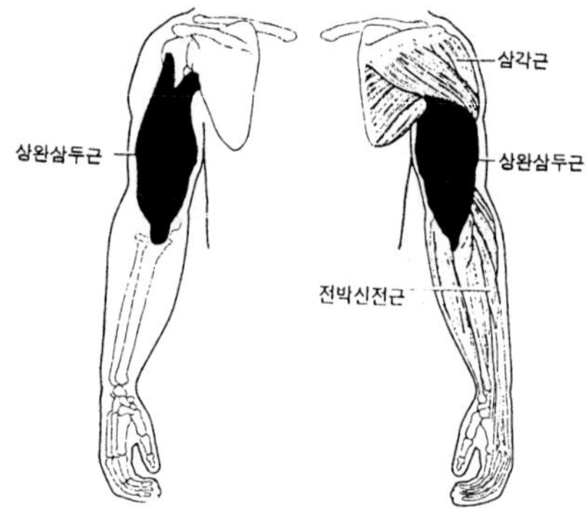


그림 6-32

팔의 뒷부분 – 상완삼두근(Tricep)
시점 – 흉골(Sternum)
착생점 – 팔뚝
근섬유 방향 – 수직
동작 – 팔을 편다(신전)

⑦ 삼두근 발달을 위한 운동

• 딥스Dips

팔의 관절은 손과 일직선을 위치하도록 할 것. 몸을 충분히 내릴 수 없을 경우에는(근력이 부족해서) 약간만 내려도 좋다. 너무 쉬울 경우에는 무게를 다리사이에 고정시켜서 부하를 증가시킨다. 몸을 위로 올리면서 숨을 내쉰다. 상완삼두근, 대흉근을 발달시킨다.

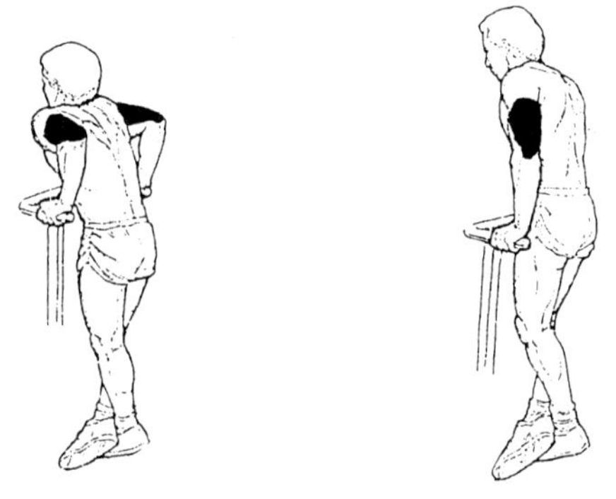

그림 4-33_ 딥스

• 클로즈 그립 벤치프레스Close-Grip Bench Press

어깨넓이 보다 좁게 잡는다. 무게를 밀어 올리면서 숨을 내쉰다. 상완삼두근, 대흉근, 삼각근 앞부분을 발달시킨다.

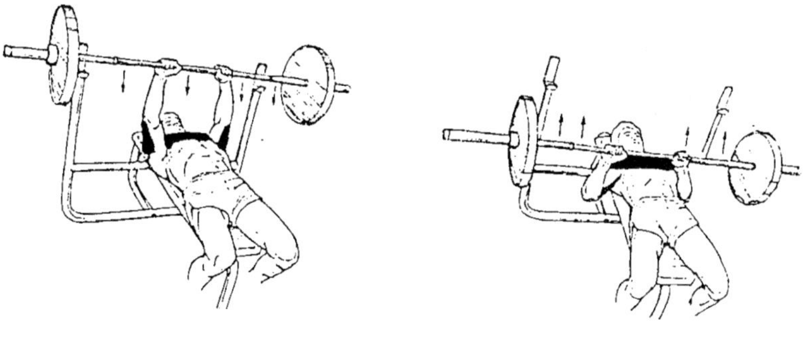

그림 6-34_ 클로즈 그립 벤치프레스

• 트리셉 익스텐션Trice Extention

팔을 몸 옆 가까이에 두고서 운동한다. 손이 가슴보다 높이 올라가지 않도록 한다. 팔을 완전히 편다. 팔을 펴면서 숨을 내쉰다. 덤벨이나 프리바free bar를 이용해서 실시할 수도 있으며 또한 몸의 자세도 변화시킬 수 있다.(누워서, 무릎을 굽혀서, 일어서서) 삼두근은 여러 가지 다른 운동동작들에 관여하지만 그러한 동작들에서 주요한 역할은 수행하지 않는다. 위에 소개된 신전extension 동작과 그 변형동작들로만 삼두근 근육을 분리시켜 운동시킬 수 있다.

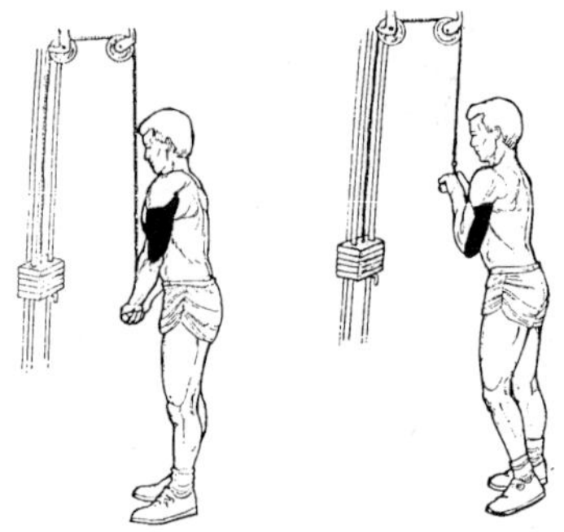

그림 6-35_ 트리셉 익스텐설

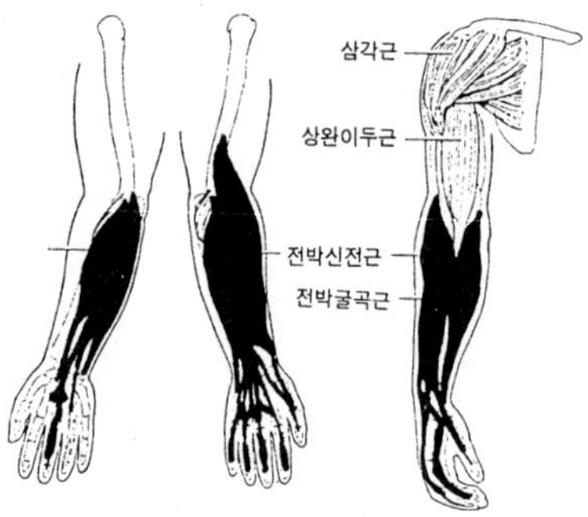



그림 6-36

⑧ 손목 단련을 위한 운동동작

• 리스트 컬Wrist Curl

손바닥이 위로향하도록 바벨을 잡고 의자에 앉아서 대퇴부에 팔을 얹고 무릎보다 약간 앞으로 손목을 낸다. 손목을 중심으로 하여 바벨을 안으로 끌어 올리고 내린다. 그 효과는 전완근제을 강화시켜준다.

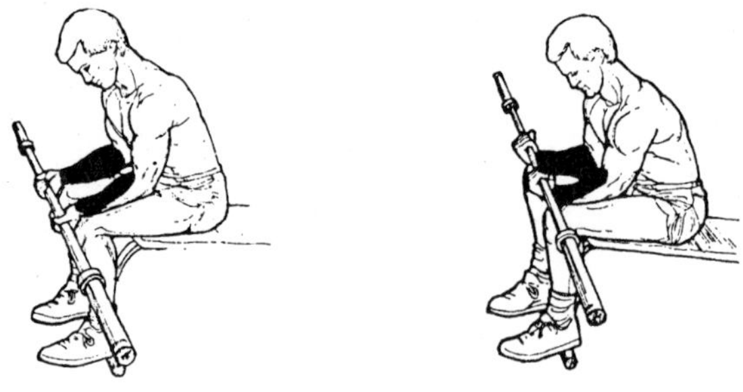

그림 6-37_ 리스트 컬

• 리스트 익스텐서Wrist Extensor

손목을 위, 아래로 가능한 많이 굽힌다. 이 운동은 바 또는 덤벨을 이용해서 실시할 수 있다. 우리스트 이스텐설wrist extensor근육을 발달시킨다.

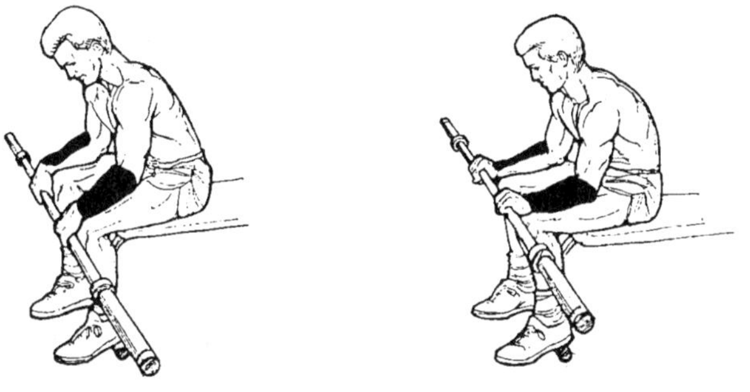

그림 6-38_ 리스트 익스텐서

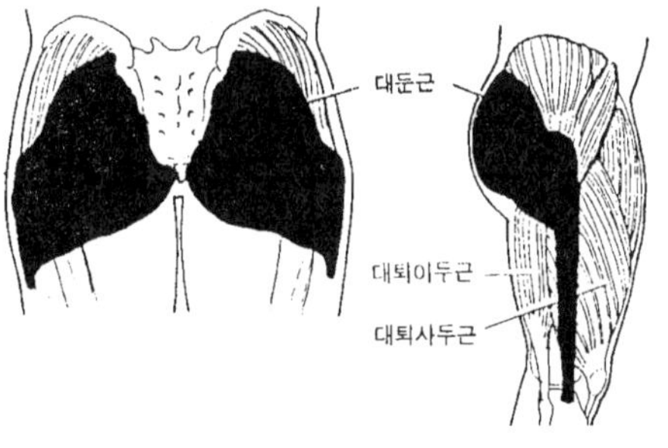


둔부 - 대둔근
시점 - 척추와 골반
착생점 - 허벅지
근섬유 방향 - 대각선
동작 - 둔부의 신전(허벅지를 뒤로 당긴다.)

그림 6-39

⑨ 둔부발달을 위한 운동동작들

• 런지Lunges

발을 앞으로 멀리 디딜수록 더 큰 스트레스가 둔부gluteals에 가해진다. 허벅지가 바닥과 평행을 이를 때까지 무릎을 굽힌다. 시작자세로 돌아온 다음 반대편 발을 앞으로 디딘다. 머리를 바로 들고 어깨는 뒤로 젖히며 허리는 곧게 세운 상태를 유지한다. 시작자세로 되돌아가면서 숨을 내쉰다. 대퇴사두근, 둔근을 발달시킨다.

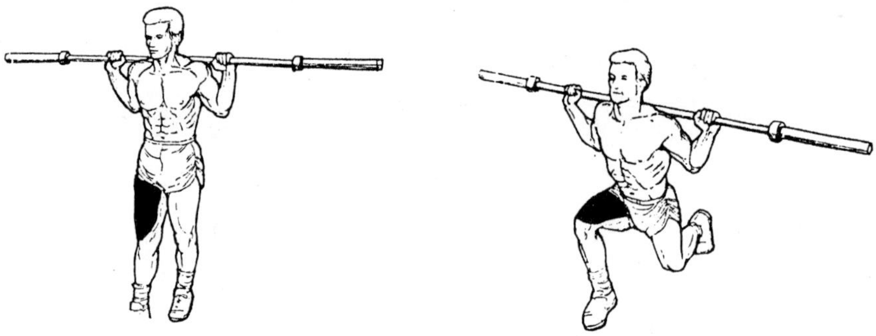

그림 6-40_ 런지

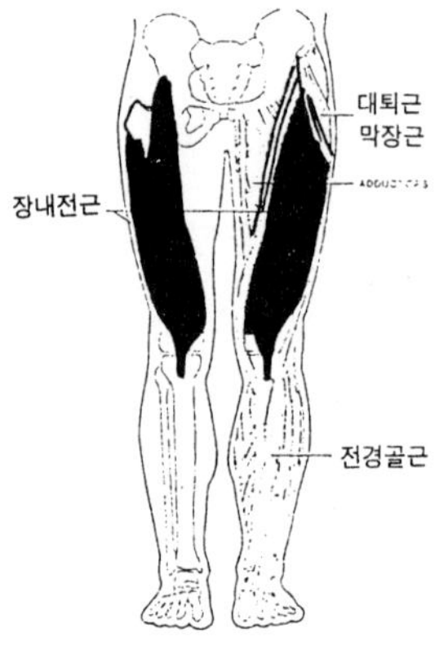


그림 6-41

허벅지 앞부분 – 대퇴사두근
시점 – 골반과 허벅지의 상단부분
착생점 – 무릎관절의 아랫부분
근섬유 방향 – 수직

⑩ 대퇴사두근 발달을 위한 운동동작들

• 스쿼트Squat

안정을 위해 양발을 넓게 벌린다. 어깨를 뒤로 젖히며 머리는 바로 들고 허리는 일직선을 유지한다. 절대로 허리를 굽히지 않는다. 몸을 바로 세우면서 숨을 내쉰다. 풀 스쿼트(full spuat, 허벅지가 바닥과 평행될 때까지 자세를 낮춘다)를 할 수 없을 때에는(근력의 부족으로) 하프 스쿼트(half-squat, 무릎을 조금만 굽히는 것)을 실시해도 좋다. 허벅지가 바닥과의 평행보다 더 낮아지는 디프 스쿼트deep squat를 실시하면 둔근gluteals을 발달시킨다. (하지만 무릎관절의 부상 위험이 따른다) 대퇴사두근, 둔근을 발달시킨다.

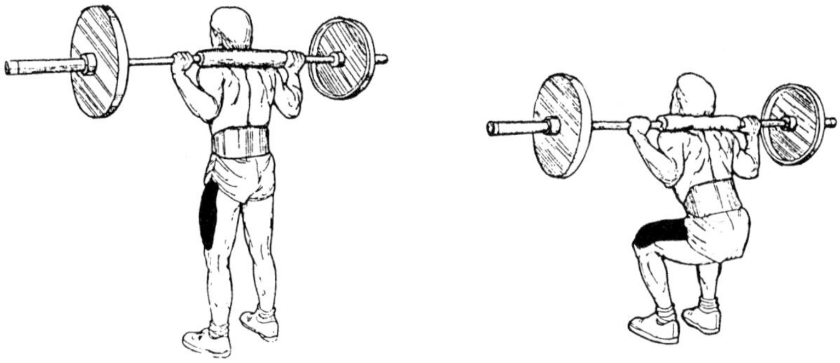

그림 6-42_ 스쿼트

• 니 익스텐션knee Extension

다리를 완전히 펼 필요는 없다. 그러한 동작은 무릎관절에 많은 스트레스를 가할 수 있다. 다리를 서서히 들어 올리며 또한 내린다. 다리를 펴면서 숨을 내쉰다. 대퇴사두근을 발달시킨다.

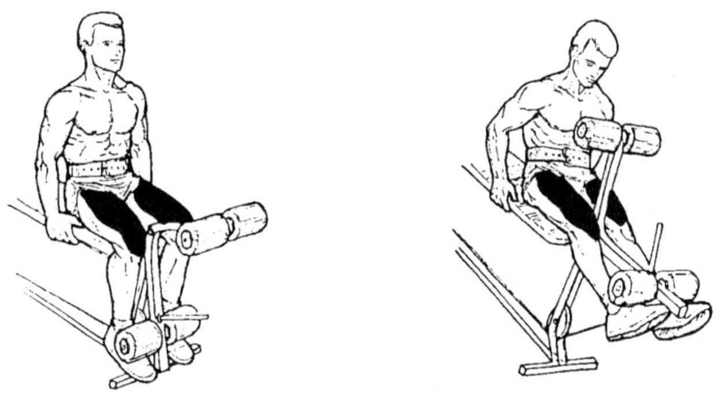

그림 6-43_ 니 익스텐션

• 레그 프레스Leg Press

손바닥이 아래로 향하도록 바벨을 잡고 Wrist Curl과 똑같이 실행한다. 그 효과는 전완제근을 강화시켜 준다. 인클라인 레그 프레스 머쉰Incline Leg Press Machine이나 레그 프레스 머쉰Leg press Machine을 이용하여 행하는 운동인데 기구 아래 등 받침대에 뒤로 누운 다음 양발로써 중량을 밀어 올린다. 그리고 처음 위치로 되돌아온다. 그 효과는 대퇴신근을 강화시켜준다.

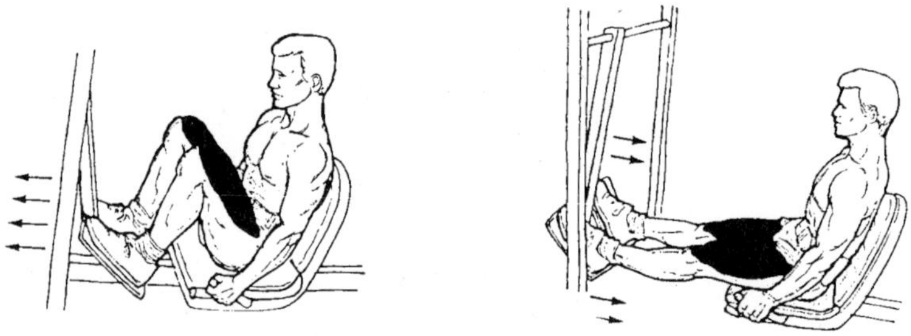

그림 6-44_ 레그프레스

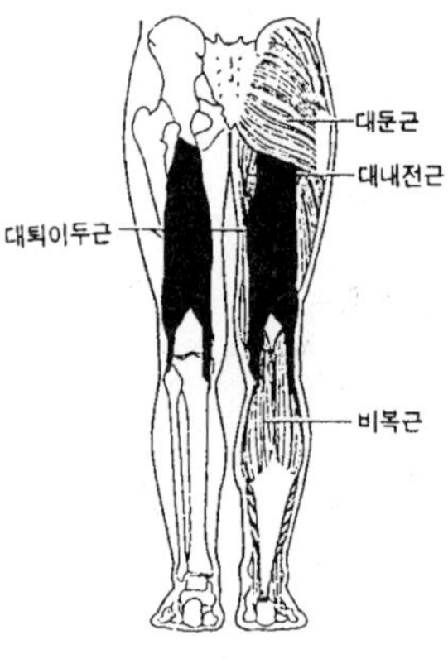


그림 6-45

허벅지의 뒷부분 - 대퇴이두근
시점 - 골반과 허벅지 윗부분
착생점 - 무릎관절 아래의 다리부분
근섬유 방향 - 수직
동작 - 무릎을 굽힌다.

• 레그 컬Leg Curl

레그컬과 익스텐션머쉰을 이용하여 행한다. 먼저 벤치위에 엎드려 발목을 뒤쪽을 바에 대고 엉덩이 쪽으로 당긴 다음 원 위치로 되돌아 간다. 이를 반복한다. 그 효과는 대퇴이두근을 강화시켜 준다.

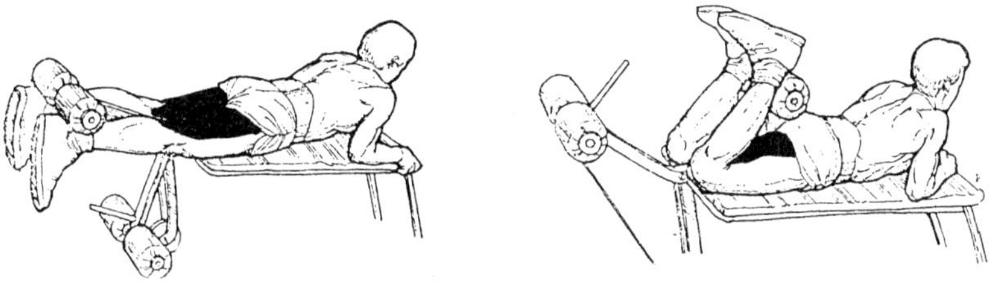

그림 6-46_ 레그 컬

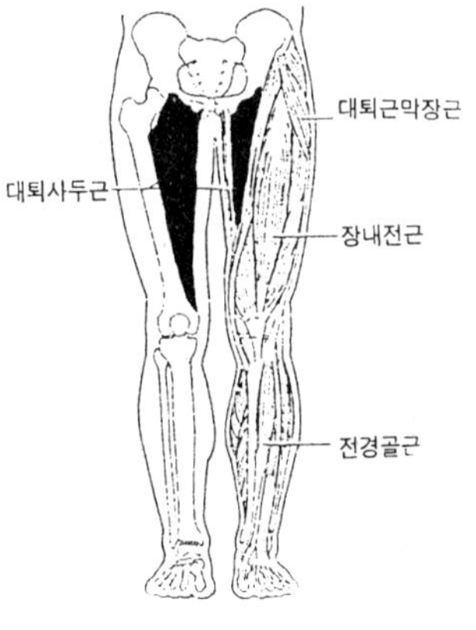


그림 4-47

허벅지의 안쪽부위 - 장내전근
시점 - 골반
착생점 - 다리 안쪽의 경골
근섬유 방향 - 수직
동작 - 허벅지의 내전

⑪ 허벅지 안쪽부위Addutors 달을 위한 운동동작들

• 크로스-오버 레그 풀Cross-Over Leg Pull

무릎이 펴진 상태를 유지한다. 발가락에 힘을 줄 필요는 없다. 상체를 고정시킨체(상체를 옆으로 기울이지 않고서) 허벅지의 근육만으로 운동한다. 허벅지 안쪽부위 adductors를 발달시킨다.

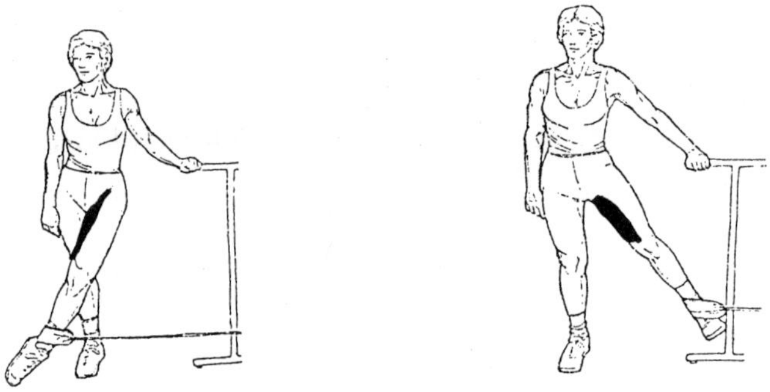

그림 6-48_ 크로스-오버 레그 풀

• 사이드-라잉 레그 시저Side-Lying Leg Scissors

등을 바닥에 대서 눕는 것이 아니라 옆으로 눕는다. 바깥쪽의 다리를 높이 들수록 더 많은 스트레스가 허벅지 안쪽부위adductors에 가해진다. 아래쪽 다리를 스무스smooth하게 위로 들어 올린다. 허벅지 안쪽부위 근육을 발달시킨다.

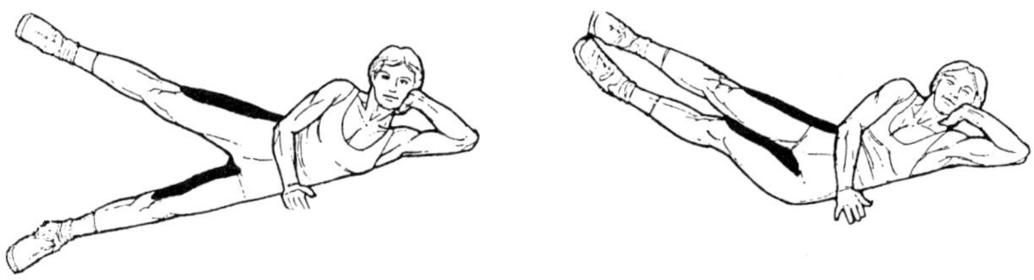

그림 6-49_ 사이드-라잉 레그시저

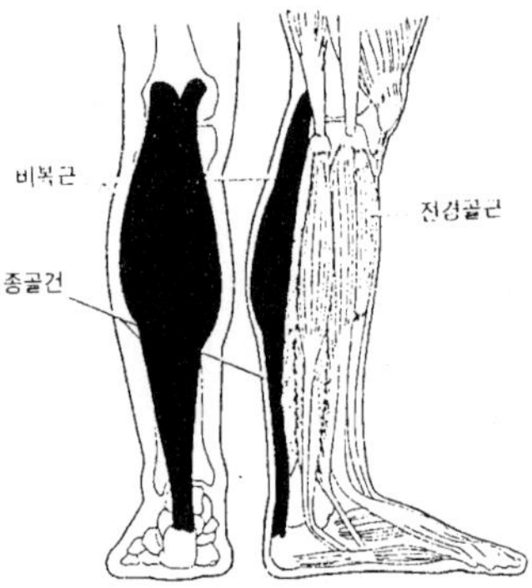


그림 6-50

장딴지(Calf) - 비복근
시점 - 무릎관절 윗쪽
착생점 - 발꿈치의 뒷부분
근섬유 방향 - 수직
동작 - 발을 밑으로 당긴다.

⑫ 장딴지 발달을 위한 운동동작들

• 카프 레이즈Calf Raise

바벨을 어깨위에 메고 2~3인치 높이의 나무 위에 바의 앞부분만을 밟고 선다. 그리고 발꿈치를 들어 올려 발끝만으로 높이 선다. 그 다음 뒷꿈치가 땅에 닿을 때까지 내린다. 그 효과는 아킬레스건과 대퇴삼두근을 강화시켜 준다.

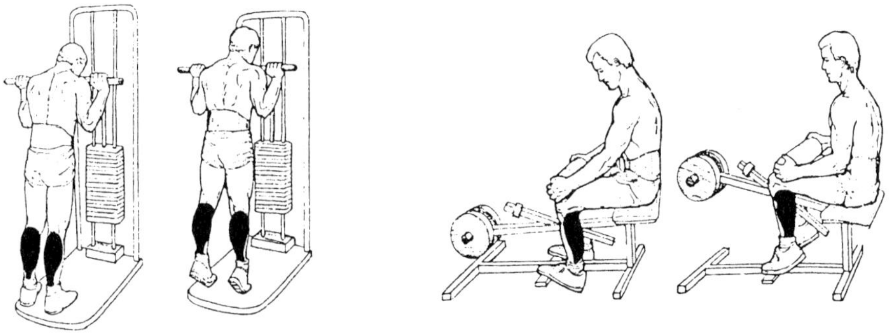

그림 6-51_ 카프 레이즈

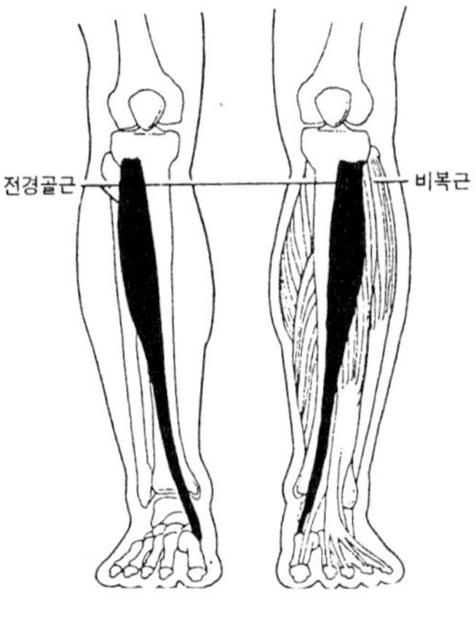


그림 6-52

정강이 – 전경골근(Trbial Anterior)
시점 – 무릎아래의 다리부분
착생점 – 발가락 부근의 발등
근섬유 방향 – 수직
동작 – 발을 위로 들어 올린다.

⑬ 전경골근Tibialis Anterior

정강이의 근육발달에 좋은 운동이다. 강한 근육이 아니므로 무거운 부하를 사용할 필요가 없을 것이다. 발목의 동작을 가능한 크게 한다. 파트너로 하여금 발가락을 잡거나 수건으로 발가락을 감싸게 하거나 또는 자신의 다른 발로 운동하는 발의 발가락을 눌러 부하를 가하는 방법도 있다. 전경골근Tibialis Anterior을 발달시킨다.

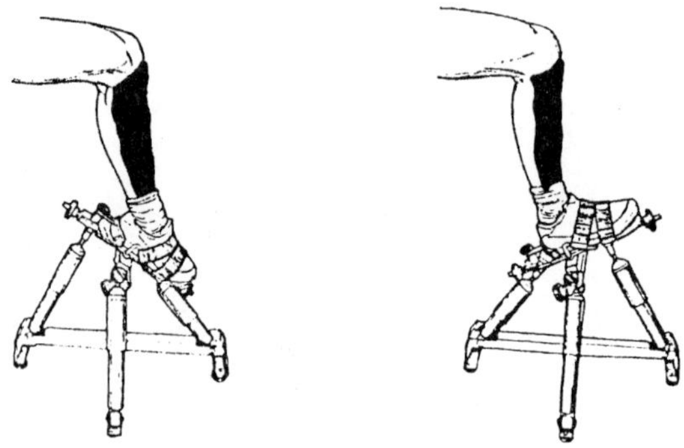

그림 6-53_ 전경골근 트레이닝

## 등척성 근력 트레이닝

움직이지 않는 고정된 저항부하에 대항하여 행하는 근수축 운동은 서독의 해틴저Hettinger와 뮬러Muller에 의해 1953년 시작되었다. 주당 5일 빈도를 하루한번 최대근력의 2/3 부하로서 6초 동안 정적인 장력을 발휘함으로서 1주일 평균 5%의 근력이 증강되는 것으로 보고하여 웨이트 트레이닝에 대변혁을 일으켰다. 이로 인해 등척성 운동의 수축시간과 회수, 장력의 강도 그리고 근력 발달에 관한 사실들이 미국과 유럽의 많은 연구에 자극을 주었다. 흥미로운 것은 새로운 연구결과 주당 5%의 근력이 증가한다는 최초 내용을 지지하는데 실패하고 말았다. 그러나 정적 수축을 주당 5일간 하루한번씩 최대 근력의 2/3 강도로서 6초 동안 발휘했을 때 근력이 증가됨을 확고하게 했다.

### ●수축 강도와 회수

근력을 얻기위해 등척성 운동의 강도와 회수에 대한 효과를 다루는 몇 몇 연구가 있다. 많은 연구자는 헤틴저Hettinger나 뮬러Muller에 의해 밝혀진 2/3 부하보다 더 높은 강도로 1번 내지 더 많은 수축을 행함으로서 보다 더 큰 근력을 향상시킬 수 있는 방법을 결정하기 위해 특별히 추구했다. 한 연구는 남녀 고등학생들을 최대 근력의 25%, 50%, 75%, 그리고 100%강도로서 하루 한 번씩 등척성 운동을 실행한 결과 최대 근력의 25%로 훈련한 집단을 제외하고 그들의 근력이 증가되어 있음을 보고하고 있다. 뮬러Muller가 연구한 바에 의하면 주당 5일동안 최대수축으로 5초간 5~10번 행하는 것이 가장 효과적으로 나타났었다. 등척성 운동에 있어서 가장 중요시 해야 할 것은 특별한 장비 없이 몇 %의 강도인가를 정확하게 판단하는 것이 불가능하기 때문에 최대근력으로 발휘하는 것이 바람직하다.

### ● 빈도와 기간

일반적으로 초기의 등척성 프로그램은 주당 5일간의 트레이닝을 하는 빈도로 구성되었다.

본질적으로 근력과 근지구력을 얻기 위한 빈도는 주당 3일간의 트레이닝기간으로 구성해야 하며 보다 큰 근력을 얻기 위해서는 그 이상 기간이 필요하다.

### ● 관절각의 특수성

등척성운동의 근력 발달은 운동이 행해진 관절각도에 따라서 커지는 경향이 있다. 그림 6-54는 이러한 특수성을 입증하는 연구결과이다. 관절각의 170°에서 등척성 운동을 최대수축으로 6초 동안 3번의 반복횟수를 구성하여 실행한 결과 170°각도에서 당기는 운동이 다른 관절각보다 더 크게 증가됨을 나타내 주고 있다. 이는 관절의 전범위에 걸쳐 운동을 한 각도에서 행해야 함을 강조하는 정보를 제공하고 있다. 이것은 등척성 프로그램의 결함을 감안하여 보완하는 조치이다. 따라서 이러한 특수성을 고려하여 한 동작의 범위 내에서 3~4가지 각도로 선정하여 훈련하는 것이 등척성 운동의 특수성을 고려한 처방이라 볼 수 있다.

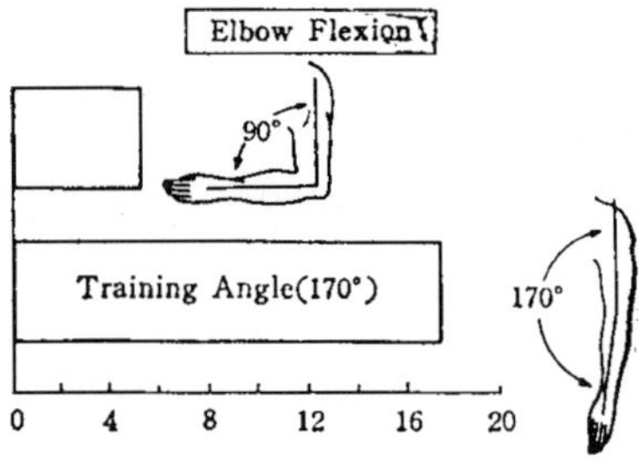


그림 6-54_ 등척성 트레이닝시 관절각의 특수성

● 파워렉 기구이용

정적 근력 트레이닝대를 이용하여 등척성 근수축에 의한 기능적 등척성 운동은 무게와 함께 하는 것이다. 정확하게는 등장성운동과 등척성운동을 혼합한 트레이닝방법이다. 폭발적인 등장성 동작을 수행하고 그 다음에 몇 초 동안 정적인 동작 상태를 유지하는 운동인데 그 효과로서 두 가지 형태의 근력 모두를 얻을 수 있는 장점이었다. 이것은 파워렉으로 불리는 장비로 행해야 한다. 〈그림 6-55〉에 보여주고 있는 것처럼 바벨을 받쳐 줄 수 있는 각각 다른 높이의 렉이라는 기구가 필요하다. 2인치 간격의 높이로 조절할 수 있는 고정 된 핀은 휴식시 핀을 조정 할 수 있다. 이 운동은 윗 고정물을 향하여 바벨을 빠르게 들어 3~7초 동안 그 상태를 유지함으로서 이뤄진다.

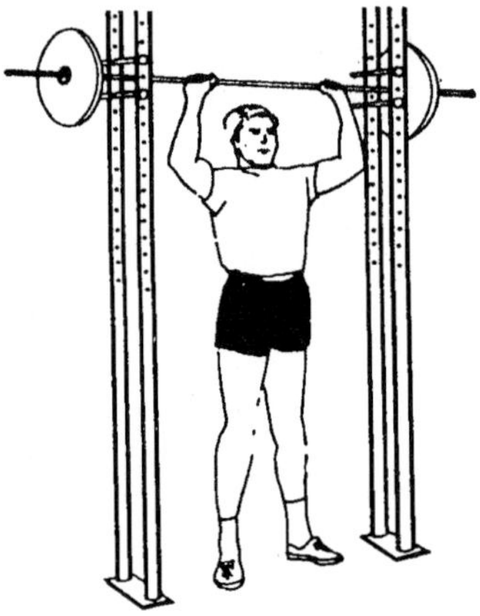

그림 6-55_ 등척성 파워렉

● 경기력 향상을 위한 등척성운동

많은 스포츠들은 정적 근력과 근지구력을 필요로 한다. 예를 들어 레슬링이나 씨름에서 정적 근력과 근지구력은 상대선수와 대항하여 자세를 유지하거나 저항할 때 필요로 한다. 그리고 체조에서도 몸의 확고한 균형과 자세 유지를 위해 정적 근력과 근지구력이 필요하다. 스포츠를 위한 기본적인 등척성 프로그램은 〈표 6-3〉에 나타나 있다. 그 운동은 정규적인 운동이나 파워랙과 함께 실행하도록 계획되어 있다.

운동의 각도가 단지 한 각에서만 이용하도록 작성 되어 있는 점을 유의해야 한다. 그러나 정적 근력 운동의 특수성은 훈련한 각도에서만 근력이 형성되기 때문에 전동작 범위를 단련시키려면 한 조절각도에서 3~4부분으로 나누어서 훈련하는 것이 바람직하다. 팔을 강화시킬 목적으로 팔굽굴곡Elbow Flexion운동을 한다면 90°를 중심으로 보다 낮은 각도에서와 넓은 각도에서 운동하는 것이 바람직하다. 따라서 최대근력 수축으로 5~7초 동안 발휘하여 5~10번 반복하는 것이 가장 효과적이다. 예를 들어 동적인 운동과 정적인 운동을 동시에 육성시키려면 등장성운동은 월 · 목에 실행하고 등척성운동은 화 · 금 그리고 토 · 일은 휴식으로 구성하는 것이 이상적이다.

표 6-3_ 기본적인 등척성 트레이닝 프로그램

| | |
|---|---|
| Type(형태) | Regular Isometrics or Functional Isometrics |
| Frequency(빈도) | 3-5 Days Per Week(주당 3-5일) |
| Duration(기간) | 4 Weeks or More(4주 내지 그 이상) |
| Number or repetitions(회수) | 5~10(5~10회) |
| Intensity(강도) | Maximum(최대) |
| Duration of contraction(수축시간) | 5~7 Seconds(5~7초) |

| 운동종목 | 운동시간 |
|---|---|
| Bench press | 90° - Elbow joint |
| Dead lift | 130° - Knee joint |
| Heel (toe) raises | 135° - Foot-angle |
| Standing press | 90° - Elbow joint |
| Bent-knee sit-ups | 90° - Knee joint |
| Arm curls | 90° - Elbow joint |
| Upright rowing | 135° - Elbow joint |

● 등척성 근력 트레이닝 실제

등척성 근력 트레이닝의 방법은 저항운동으로서 근의 등척성 수축을 시키는 것이면 어떠한 방법이라도 가능하다. 구체적인 예를 들어 다음과 같다.

① 고정된 바를 이용하는 방법

• 서서 밀어 올리기

〈그림 6-56〉과같이 바를 어깨넓이, 눈높이, 머리위 정도로 각각 조절하여 밀어 올린다. 그 효과는 승모근, 전거근을 강화시켜 준다.

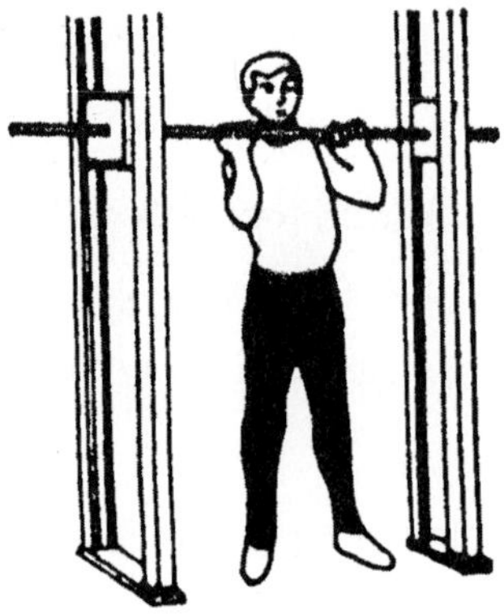

그림 6-56_ 서서 밀어올리기

• 상체 앞으로 굽혀 일어서기

〈그림 6-57〉과 같이 상체를 앞으로 굽히고 양 팔을 편 상태에서 바를 잡고 위를 당긴다. 그 효과는 광배근, 삼각근, 승모근, 상완굴근을 강화시켜 준다.

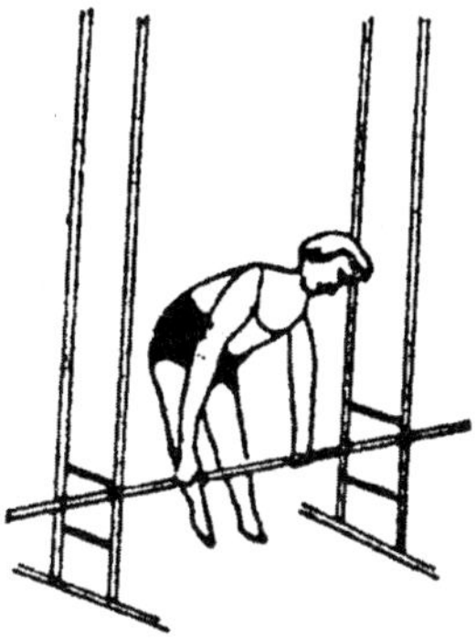

그림 6-57_ 상체앞으로 굽혀 일어서기

• 팔 굽혀 당기기

〈그림 6-58〉과 같이 상체를 앞으로 굽히고 팔 굽을 굽힌 상태에서 바를 잡고 위로 당긴다. 그 효과는 광배근, 승모근, 상완굴근을 강화시켜 준다.

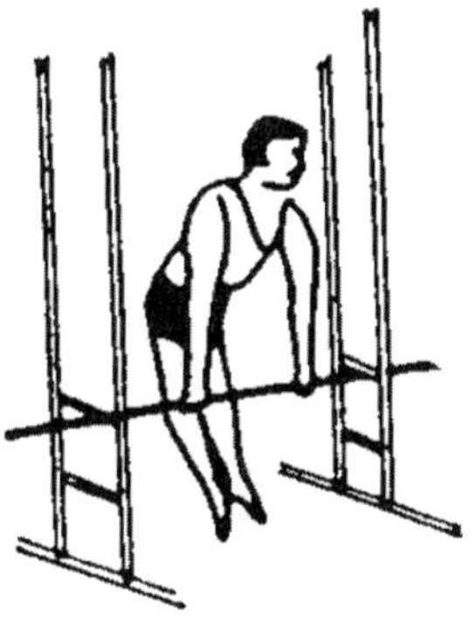

그림 6-58_ 팔굽혀 당기기

• 서서 앞으로 당기기

〈그림 6-59〉와 같이 바를 팔꿈치, 가슴정도의 각도에 각각 고정시켜 놓고 팔부분을 굽히면서 가슴 쪽으로 당기려고 한다.

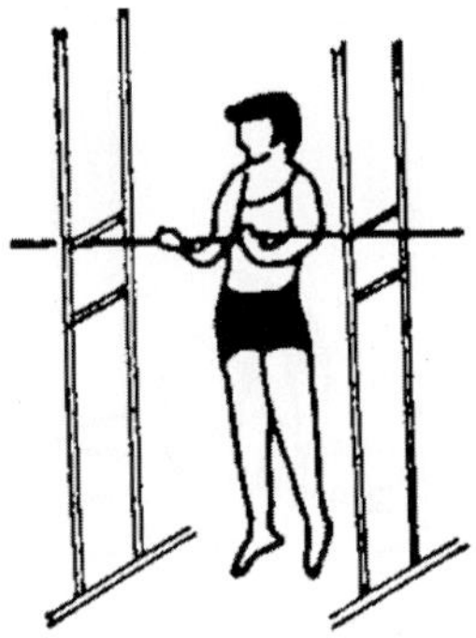

그림 6-59_ 서서 앞으로 당기기

• 무릎굽혀 일어서기

여러 가지 높이로 바를 조절하여 〈그림 6-60〉와 같이 웅크린 자세로 바를 어깨에 메고 일어서려 노력한다. 그 효과는 대퇴사두근, 대퇴신근을 강화시켜 준다.

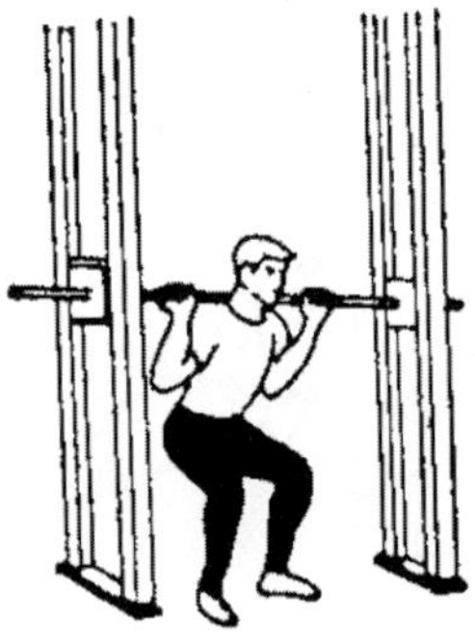

그림 6-60_ 무릎 굽혀 일어서기

• 벤치 프레스

〈그림 6-61〉과 같이 벤치 위에 뒤로 누운 자세로 조절한 바를 밑으로부터 두손으로 밀어 올린다. 그 효과는 상완삼두근, 삼각근, 전거근을 강화시켜 준다.

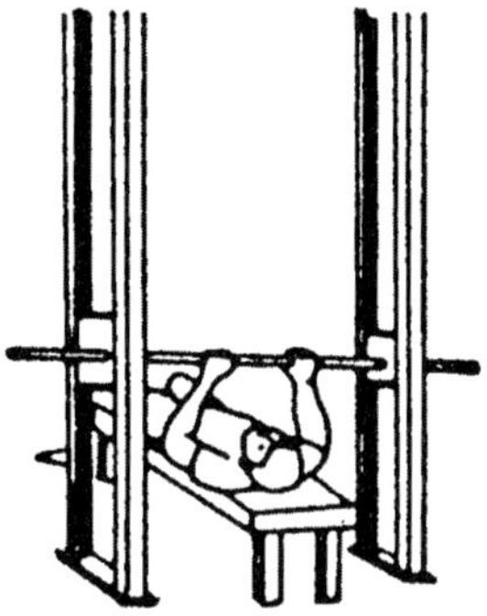

그림 6-61_ 벤치 프레스

② 맨손으로 행하는 운동

• 뒤로 누워 상체 일으키기

발목을 고정 시킨채 상체를 뒤로 넘어뜨린 자세를 유지한다. 그 효과는 복지근을 강화시켜 준다.

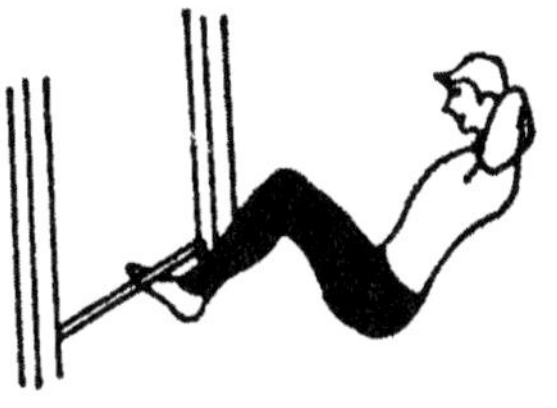

그림 6-62_ 뒤로 누워 상체 일으키기

• 엎드려 상체 올리기

고정시켜 상체를 위쪽으로 들어 올린 채 자세를 유지한다. 그 효과는 고정배근과 대둔근을 강화시켜 준다.

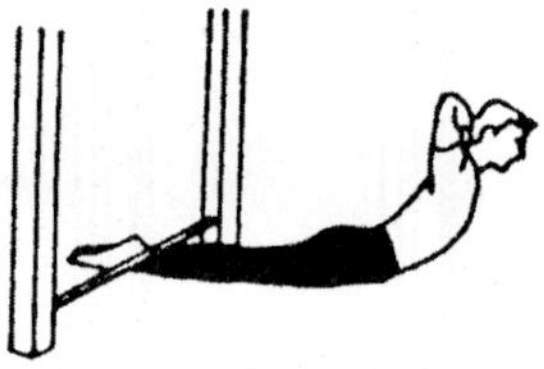

그림 6-63_ 엎드려 상체 올리기

• 한쪽 팔꿈치 굽히기

한쪽 팔꿈치를 몸통쪽에 고정시킨 채로 팔꿈치를 굽혀 전력을 다하여 더 구부리고 하는 데 대하여 그 손목을 위로부터 다른 손으로 움직이지 못하게 누른다.

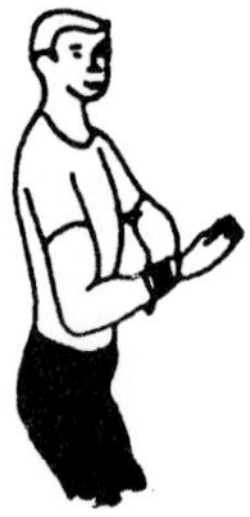

그림 6-64_ 한쪽 팔꿈치 굽히기

• 한쪽 팔꿈치 펴기

한쪽 팔꿈치를 힘껏 펴려고 할 때, 다른 한손으로는 그런 동작이 일어나지 않도록 손으로 강하게 고정시킨다. 팔꿈치를 펴려고 하는 팔은 상완이두근이 강화되고 고정시키려는 팔에 대한 효과 또한 상완이두근이 발달된다.

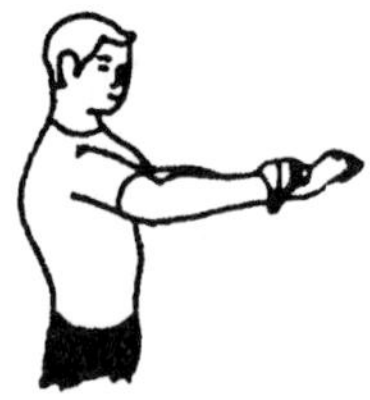

그림 6-65_ 한손 팔꿈치 펴기

• 한 손 앞으로 올리기

한쪽 팔을 조금 구부린채 앞으로 내밀어 전력으로 들어 올리려 하는데 대하여 다른 한손으로 그것을 막는다. 그 효과는 삼각근과 승모근을 강화시켜 준다.

• 합창

몸 앞에서 양손의 손바닥을 맞대어 전력을 다해 안쪽으로 민다. 양 팔꿈치는 펴고 있거나, 구부리고 있거나 상관없다. 그 효과는 대흉근을 강화시켜 준다.

• 가슴 앞 양손 잡아끌기

가슴 앞에서 양쪽 손가락을 서로 걸어 양 팔꿈치 양옆으로 몰아 좌우로 잡아 당긴다. 그 효과는 삼각근과 승모근을 강화시켜 준다.

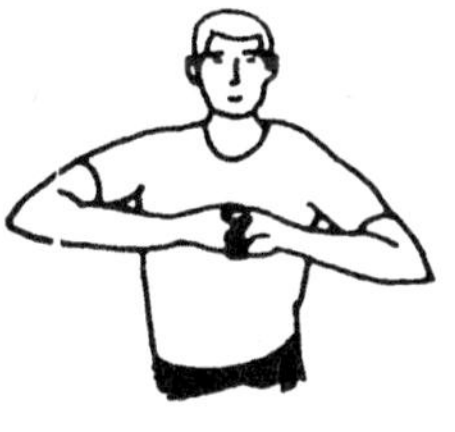

그림 6-66_ 가슴앞 양손 잡아끌기

• 한쪽 발 무릎 반 굽히기

한쪽 발로만 서서 무릎을 반쯤 구부려 가장 고통스러운데서 정지 한다. 그 효과는 대퇴사두근을 강화 시켜준다.

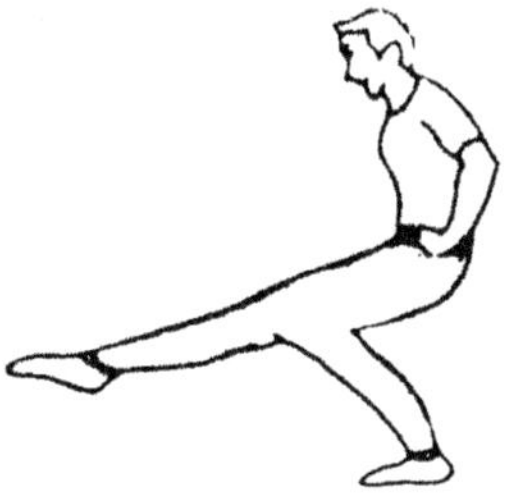

그림 6-67_ 한쪽발 무릎 반 굽히기

• 후두부 밀기

후두부에 두 손바닥을 대어 손가락을 걸어 앞쪽으로 잡아당긴다. 이에 대해서 머리로 저항한다. 목 뒤쪽의 근육을 강화할 수 있는 동작이 된다. 손가락 끝으로 책상표면을 누른다. 그 효과는 악력을 강화시켜 준다.

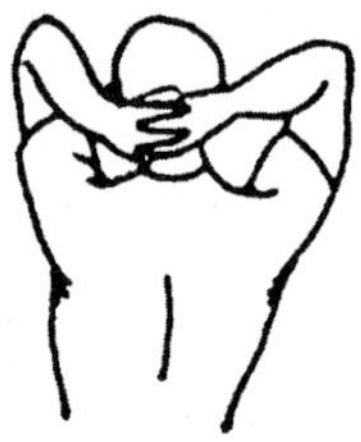

그림 6-68_ 후두부 밀기

③ 파트너와 조가 되어서 하는 방법

• 뒤로 누워 상체를 일으키기

뒤로 반듯하게 누워 일어나려는 동작을 취한다. 이때 상대방으로 하여금 더 이상 일어나지 못하게 두 손으로 가슴과 두 다리를 고정 시킨다. 그 효과는 복직근을 강화시켜 준다.

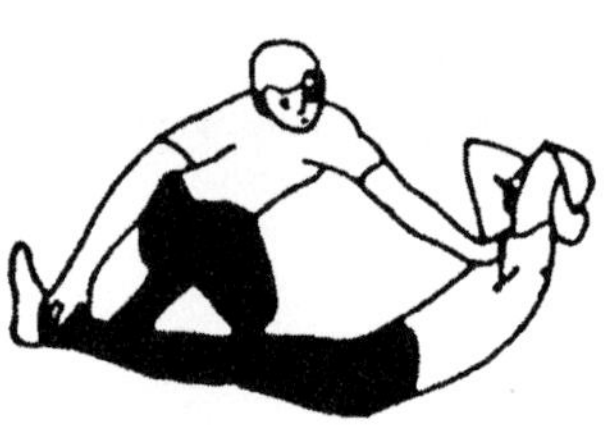

그림 6-69_ 뒤로 누워 상체 일으키기

• 엎드려 상체를 일으키기

엎드려서 상체를 일으키려고 하는 운동, 이때 상대방으로 하여금 두 손으로 등과 두다리를 누르도록 한다. 그 효과는 고유배근, 대둔근을 강화시켜 준다.

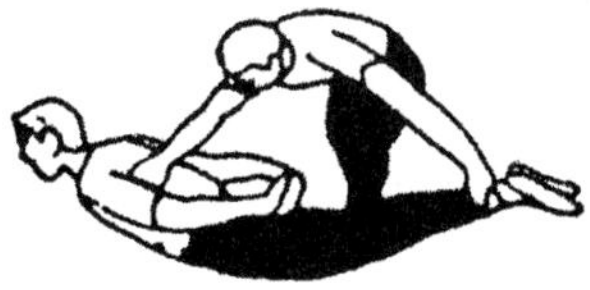

그림 6-70_ 엎드려 상체를 일으키기

• 팔 팔꿈치 굽히기

양 팔꿈치를 몸 쪽에 고정하여 위쪽으로 구부리려고 하는 것을 파트너로 하여금 그 이상 구부러지지 않게 누르도록 한다. 그 효과는 상완이두근을 강화시켜 준다.

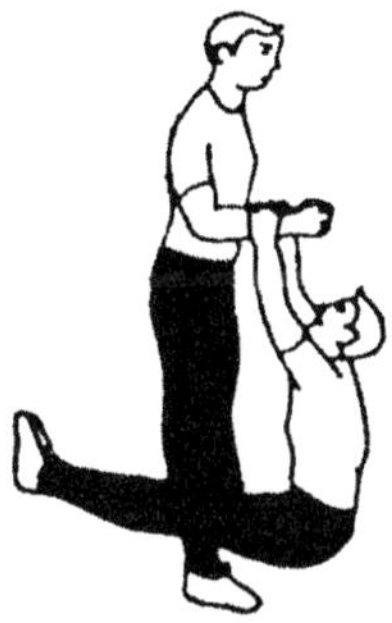

그림 6-71_ 팔 팔꿈치 굽히기

• 팔꿈치 위로 펴기

머리 위로 두 팔꿈치를 뒤쪽으로 구부리려는 동작을 취한다. 그때 파트너로 하여금 위에서 누르도록 한다. 그리고 양 팔꿈치를 뻗으려고 버틴다. 그 효과는 상완이두근을 강화시켜 준다.

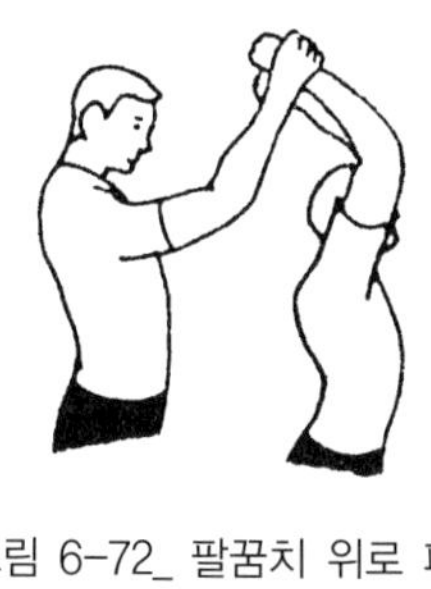

그림 6-72_ 팔꿈치 위로 펴기

• 양팔 앞으로 올리기

약간 팔꿈치를 구부려 두 손으로 고정하게 한 다음 위로 올리려고 노력한다. 그 효과는 승모근과 삼각근을 강화시켜 준다.

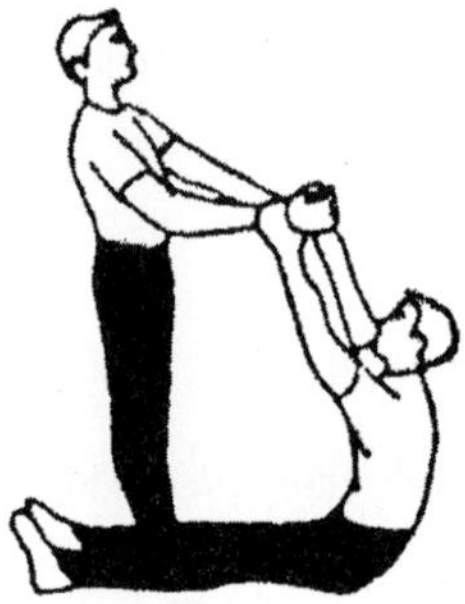

그림 6-73_ 양팔 앞으로 올리기

• 엎드려 뻗쳐 일어나기

엎드려 뻗쳐에서 양 팔꿈치를 구부린 자세에서 팔꿈치를 펴려는 동작을 취한다. 그때 파트너로 하여금 위에서 누르게 한다. 그 효과는 상완삼두근, 대흉근, 삼각근을 강화시켜 준다.

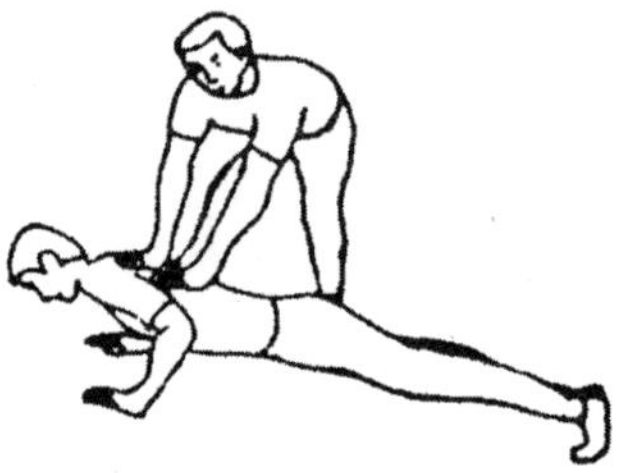

그림 6-74_ 엎드려 뻗쳐 일어나기

• 상체를 앞으로 구부려 양 팔꿈치 옆으로 올리기

상체를 앞으로 구부려서 양 팔꿈치를 다시 위로 올리려고 기운을 쓸 때 파트너로 하여금 더 이상 위로 올라가지 못하도록 고정하게 한다. 그 효과는 삼각근, 승모근을 강화시켜 준다.

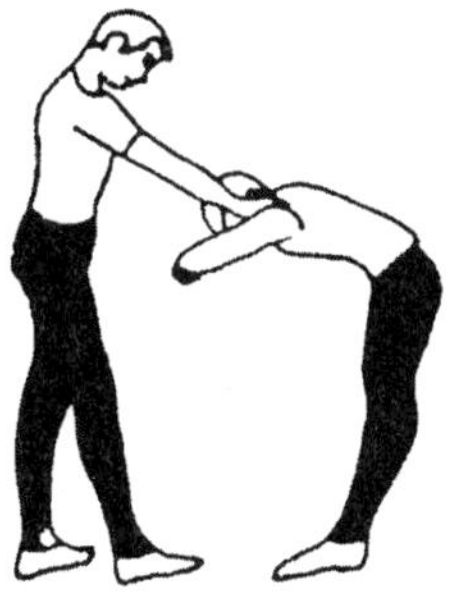

그림 6-75_ 상체를 앞으로 구부려 양 팔꿈치 옆으로 올리기

• 한쪽 발뒤꿈치 올리기

파트너를 엎고서 한쪽 발로 선 자세에서 뒤발꿈치를 가능한 한 높이 들어 올려 그 자세를 유지한다. 양손을 벽에 대고 균형을 유지하면서 하는 것도 좋다.

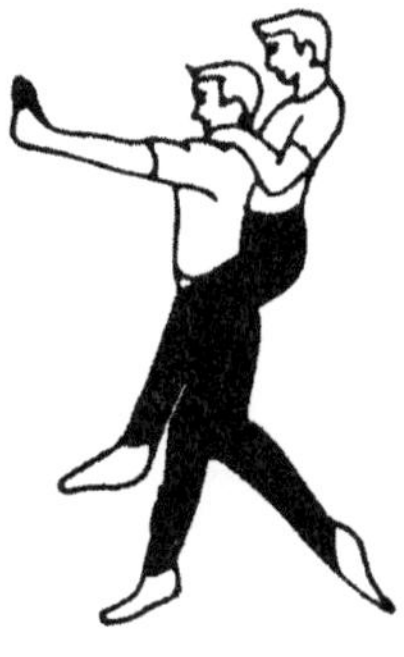

그림 6-76_ 한쪽 발뒤꿈치 올리기

• 반무릎 굻기

상대방을 어깨에 올려 태운체 서서 반무릎 굻어의 자세를 유지한다. 대퇴사두근을 강화시켜 주는 운동이다.

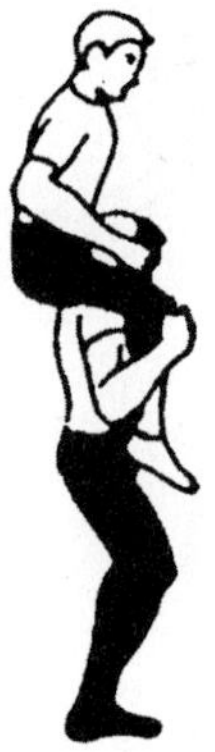

그림 6-77_ 반무릎 꿇기

• 팔씨름

팔씨름은 강한 쪽에서 움직이지 못하도록 고정하는 역할을 한다. 근력차가 있을 경우에는 강한 쪽이 약한 쪽의 손목을 잡고 하도록 한다. 그 효과는 전완굴근과 상완이두근을 강화시켜 준다.

## 4. 각종 근력 트레이닝의 장 · 단점

### 등장성 훈련

● 장점

① 무거운 중량운동의 동작을 볼 수 있기 때문에 동기를 유발시키는 심리적인 차이점이 있다.

② 등척성 운동보다 근비대 현상이 더 일어난다.

③ 근신조정능력을 향상시킨다.

④ 타 운동보다 운동수행에 잘 적용되며 또한 동일한 근력 획득시 잘 발휘된다.

● 단점

① 각종 기구가 약간 비싼 것이 흠이며, 사용 장소가 확보되어야 한다는 단점이 있다.

② 관절각에 따른 부하강도가 변화되어 각도에 따라 불충분한 자극이 주어진다.
③ 일일이 중량을 가감해야 하는 번거로움이 있다.

### 등척성 훈련

● 장점

① 적은 장비로 비용이 절감되며 에너지 소비가 적어 노약자도 할 수 있다.
② 가정, 회사, 잠수함 등 좁은 공간 어느 곳에서나 가능하며 단시간 운동으로 효과가 크다.
③ 부상의 염려가 없다
④ 필요부위의 근력을 선별하여 강화 할 수 있다.
⑤ 자립심을 길러준다.
⑥ 운동후 휴우증 및 근육통이 적게 나타난다.

● 단점

① 근력향상이 전가동 범위에서 나타나지 않는다.
② 동작에 있어서 신경계통의 훈련이 일어나지 않는다.
③ 텐션미터Tensionmeter, 다이나모미터Dynamommeter 같은 기구 없이는 근력향상 측정이 불가능 하다.
④ 혈압의 갑작스런 상승으로 위험을 초래한다.
⑤ 흥미가 없다.
⑥ 부하강도 조절의 난점이 있다.

### 등속성 훈련

이 운동은 최근에 소개된 것으로 현재 많은 연구가 진행 중에 있기 때문에 장단점을 속단하기 어렵다. 그러나 지금가지 밝혀진 것을 소개하면 다음과 같다.

● 장점

① 3가지 근력 훈련 가운데 가장 효과적이다.

② 전가동범위에 걸쳐 최대한의 저항 부하를 제공할 수 있고 등장성 운동보다 소요시간이 짧다.
③ 각각 다른 속도로 조절하여 운동 할 수 있다.
④ 부상이 적으며 근육통도 적게 나타난다.

● 단점
① 값이 비싸다.
② 실제 경기에서 타이밍Timing을 맞추는데 어려움이 있는 것으로 지적되고 있다.

## 5. 재활을 위한 등속성 근력훈련

1960년대말, 등속성운동의 개념은 운동과 훈련 그리고 재활에 많은 공헌을 했던 james Perrine에 의해서 발전되었다. 일정한 무게 또는 저항이 전 관절가동범위 안에서 속도가 변화되어 수행되어졌던 전통적 운동 대신에 Perrine은 전 관절가동범위 안에서 저항이 전체적으로 조절되는 등속성운동의 개념을 발전시켰다. 등속성 운동이 시행되어진 이래 검사와 운동의 형태는 임상적용, 운동선수의 근기능 향상 및 재활 그리고 실험연구 장비로서 많이 이용되고 있다.

1967년 Thistle등은 등속성 운동이 등장성운동이나 등척성운동보다 근력강화의 효과가 우월함을 보고하였다.

1969년 Mofforoid등이 등척성, 등작성, 등속성 운동과의 객관적인 비교를 통해서 등속성운동이 모든 관절각도에서 최고의 부하를 주면서도 안전하게 이용할 수 있는 효과적인 운동방법뿐만 아니라, 근력평가시 근육의 힘과 지구력 및 관절 운동각도를 객관적이며 정확하게 측정할 수 있는 방법으로 인정하였다.

1971년 Coplin은 양측 근력의 균형을 강조하였으며 양측근력이 10%이상의 차이가 있을 때 부상당할 가능성이 많다고 보고하였다.

1985년 Ivey등은 모든 근육에서 dominant side의 최대우력이 반대측보다 높은 경향이 있다고 보고하였다.

1988년 McDonald 등속성 근력 측정을 통하여 견관절 치료효과 평가를 보고하였다.

1989년 lvey는 길항근간의 우력비와 부상 발생가능성과의 관계에 대하여 언급하였다.

## Classkfication of Resistance Exercise

환자의 재활을 위해 임상적으로 이용하는 유용한 여러 형태의 근골격계 운동(Musculoskeletal exercise)이 있다. 현재에는 환자의 상태와 재활 program에 맞도록 일반적으로 선택할 수 있는 3가지 형태의 운동이 있다. 운동의 3가지 형태는 lsometric, 그리고 lsokinetic등이다.

lsometric(등척성운동) : Fixed speed(0。/sec) : (lmmovable)

Fixed resistance

lsotonic(등장성운동)Variable speed(약 60。/sec) :

Fixed resistance

lsokinetic(등속성운동) : Fixedspeed(1。/sec~1000。/sec-dynamic speed) : Accommoedating resistance

## 재활을 위한 등척성운동lsometric ecercise의 장 · 단점

등척성운동은 관절운동afthrokinematic 또는 골운동osteokinematic의 관찰없이 0。/sec의 속도에서 수행되어진다. 등척성운동의 결과로 보여지게 되는 것은 Muscle fiber가 수축되어지고 짧아졌을 때 Muscle size가 증가한다는 것이다.

운동의 속도는 0。/sec에서 일정하며 따라서 저항은 주어지는 함에 따라 비례적으로 변화하지만 어떤 기능적인 움직임도 발생하지 않는다. 재활rehabilitation에 있어 환자에게 등척성운동의 적용시 주의사항은 환자가 심혈관계에 특정한 문제가 있을 시 지속적인 관찰을 필요로 한다는 것이다.

### ● 등척성 운동의 장점

① 관절의 움직임이 없어 관절에 자극을 제공하지 않음으로 초기재활Program에 이용되어질 수 있다.(수술후 가장먼저 사용 가능함)

② 정적근력Static muscular을 증강시켜준다.

③ 위축Atrophy의 지연을 도와준다.

④ 부종swelling의 감소를 도와준다.

⑤ 어느 곳에서든지 운동을 할 수 있다.

⑥ 특별한 장비가 필요치 않다.

⑦ 짧은 시간내에 수행이 가능하다.

● 등척성 운동의 단점

① 운동이 시행되어졌을 때 근력증강Muscular strength을 시키는 관절의 각도가 특정하게 정해져 있다는 제한점이 있다.
즉, 등척성운동을 시행했던 그 관절각도에서만 근력의 증강을 나타낸다는 것이다.

② 환자에게 심리적영향을 준다.

③ 환자에게 동기부여가 어렵다.

④ 근지구력Muscular endurance에 도움을 주지 못한다.

### 재활을 위한 등장성운동Isotonic exercise의 장 · 단점

등장성운동은 progressive resistance exercise(PRE's.점진적 저항운동) 또는 weight training으로 설명되어진다.

등장성운동은 원심성Eccentric와 구심성Conecentric, 근육부하muscle loading를 주는 두 가지로 나눌 수 있다.

Concentirc Muscle loading

근육의 기시origin와 정지insertion가 짧아지는 근육수축을 말한다. 개개의 근섬유 muscle fiber가 eccentric contraction에 의해 실제적으로 길어지는 현상이 나타난다.

● 등장성운동의 장점

① 비교적 비용이 적게 든다.

② 쉽게 사용 할 수 있다.

③ 성취에 의해서 동기부여가 가능하다.

④ 과부하원칙Overload principle에 따른 저항의 증가를 점진적으로 할 수 있다.

⑤ 관절가동범위ROM을 통해서 일이 발생한다.

⑥ 일work이 0。/sec 보다 더 큰 속도에서 발생한다.

⑦ 구심성Concentirc과 원심성 요소를 갖고 있다.

⑧ 신경생리학적Neurophysiological system을 향상시킨다.

⑨ 반복repetition을 통해서 근력을 증강시킨다.

● 등장성운동의 단점

① 전관절 가동범위의 운동을 할 경우 가동 범위 중 근력이 가장 약한 점의 하중을 선택하여 운동을 실시해야 함으로 근력이 약한 부분에서는 최대수축을 하지만 그 외 관절각도에서는 최대수축을 발휘하지 못한다.

② 관절가동범위 안에서 운동 중 통증이 발생하였을 경우 환자는 weight를 지탱할 수 없으므로 안전하지 못하다.

③ 유산소운동aerobic reponse을 할 수 없다.

④ 통증pain을 조절하지 못한다.

⑤ 피로fatigue를 조절하지 못한다.

⑥ 피로fatigue는 관절가동범위의 감소의 원인이 된다.

### 재활을 위한 등속성 운동Isokinetic exercise의 장 · 단점

Dynamometer를 이용하여 Dynamometer speed를 일정하게 고정시켜 놓으면 피험자가 아무리 빠른 speed로 Dynamometer를 움직이고자 하여도 환자의 관절에 있어 speed의 변화는 없으나 환자의 관절에서 받은 저항은 상대적으로 많이 받게 된다. 이와는 반대로 환자가 느린 speed로 Dynamometer를 움직일 때 환자의 관절에 있어 Speed의 변화는 없으나 환자의 관절에서 받은 저항은 상대적으로 감소함을 보인다. 그러나 환자가 고정되어있는 Dynamometer의 Speed보다 느리게 관절을 움직일 경우 관절가동 범위 내에서 관절은 저항을 받지 못하는 운동이 되고 만다. 이러한 조절에 의해서 전체의 관절가동범위에서 최대의 동적부하maximal dynamic loading가 가능하게 하는 것을 등속성 운동Isokinetic exercise라 한다.

### ● 등속성운동의 장점

① Efficiency(효율성)

관절가동범위를 통하여 모든 지점에서 그 근육 최대의 능력을 발휘하게 할 수 있다.

② Safety(안전성)

저항은 주어진 force와 상등하기 때문에 환자는 그가 조절할 수 있는 저항보다 더욱더 큰 저항과는 접할 수 없게 된다.

③ 저항을 조절한다.

– 전관절 가동범위ROM를 통하여 근육에 최대의 동적dynamic 부하를 준다.

④ 환자의 위험을 최소화 할 수 있다.

⑤ 장비의 타당성Validite이 높다.

⑥ 장비의 신뢰성Reliability이 높다.

⑦ 영구적인 기록을 제공해 줄 수 있다.

⑧ Force를 정확히 조절할 수 있도록 발달시켜 준다.

⑨ 근수축muscular contraction의 효율성을 증가시켜준다.

⑩ Pain의 조절이 가능하다.

⑪ Fatigue의 조절이 가능하다.

⑫ 고속도high speed에서 joint compressive force를 감소시킨다.

⑬ 피험자의 Feedback을 유발시켜준다.

### ● 등속성 운동의 단점

① 장비가 비싸다.

② 초기 재활과정에 이용할 수 없으며 또한 환자의 근력상태가 "Good" 정도 되어야만 이용할 수 있다.

③ 등속성 운동검사와 재활 Program의 사용 또는 해석을 훈련받은 인력의 부족

④ 한 관절 이상 운동을 시키기에서는 많은 시간이 소요된다.

## Torque

등속성 운동의 자료 분석시에 가장 많이 취급되어지는 단위가 우력Torque이다.

크기와 방향이 일정한 힘이 물체에 작용하여 생기는 힘의 작용선이 위치에 따라 다르다.

힘의 작용선은 어떤 한 기준점으로부터 작용선까지의 수직거리로 나타낼 수 있다. 축의 힘이 놓여있는 면과 교차하는 점을 기준점으로 택하는 것이 가장 좋다. 이 점으로부터 힘의 작용선까지의 거리를 힘이 팔 또는 이 축에 관한 힘의 모우먼트의 팔arm of moment이라고 하고 힘의 크기와 이 힘의 팔과의 곱을 이 축에 관한 힘의 모우먼트 또는 우력Torque이라고 한다. 힘의 단위가 newton이고 길이의 단위가 meter인 MKS 단위계에서는 Torque의 단위가 newton-meter가 된다. 힘을 pound, 길이를 feet로 표시하면 Torque는 feet-pound로 된다,

## 등속성운동 프로그램

등속성운동은 측정결과의 정밀성과 신뢰성, 근육 및 관절 상해 진단의 용이성 그리고 재활운동의 효과가 가장 우수한 운동방법이다.

### ● 등속성 근력측정의 기초

등속성 운동의 운동부하는 각 속도로 조절하는데, 운동부하속도의 범위는 느린 속도에서부터 빠른 속도에 이르기까지 매우 크며, 근수축 결과는 토크와 에너지로서 나타난다.

### ● 힘 – 속도의 관계

근육이 발휘하는 장력(힘)은 근수축속도에 거의 반비례적으로 변한다. 등속성 운동에서 운동부하조건인 각속도angular velocity가 빨라지면 운동부하에 대응하여 근육이 발휘하는 토크torque는 감소되는데, 이 같은 현상은 근육의 신경생리적 동원기능과 형태학적 특성을 반영하는 결과이다.

● **토크와 일량**

신체분절(관절)운동에 있어서 토크torque는 근육이 발휘한 힘에 관절에서부터 수축근육까지의 수직거리를 곱하여 구한다.

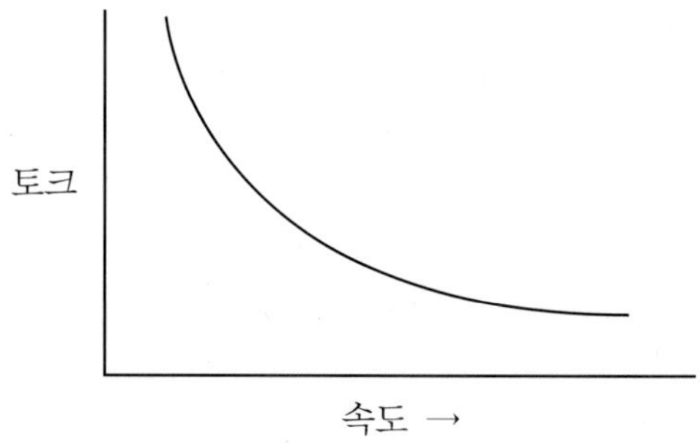


Torque = F × d

F(force) : 근장력

d(distance) : 분절 운동의 축이 되는 관절에서부터 수축하는 근육까지의 수직거리

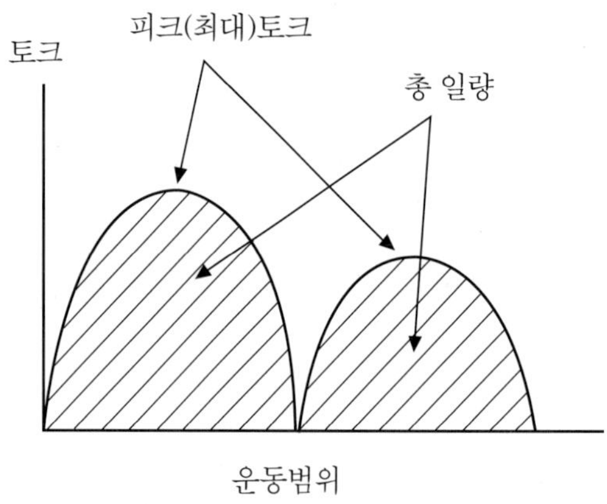


등속성 운동시 토크는 위 그림 과 같이 기록되는데, 토크 그래프에 나타난 최고치가 최대토크 또는 피크 토크peak torque이다. 피크 토크는 일반적으로 관절을 축으로 한 전체 ROM중에서 축(관절)으로부터 수축근까지의 거리d가 가장 커지는(멀어지는)각도에서 나타난다.

일량은 물체에 적용한 힘에 물체를 움직인 거리(힘과 같은 방향으로)를 곱하여 구한다(일량 = 힘 × 거리 ; W = F × D). 인체 분절의 운동은 관절을 축으로 한 각운동angular motion이므로, 등속성 운동시 일량은 위 그림에 제시한 바와 같이 토크곡선의 아래 면적(밑줄 친 부분)에 해당한다.

## ● 운동속도의 분류

등속성 운동에서 운동(부하) 속도는 각속도angular velocity인, ∘/sec(degree per second)로 나타내는데 일반적으로 등속성 운동기구의 운동(부하)속도 범위는 0∘ sec(0rpm)~300°/sec 정도이다.

보다 정밀한 근육의 특성 분석 및 운동 상해의 진단을 위하여 등속성 근력,근파워,근지구력을 측정할 때 또는 근기능 개선을 위한 등속성 근트레이닝시 운동(부하)속도를 크게 3범주, 즉 빠른(고)속도, 중간(중)속도, 느린(저)속도 -로 구분하여 적용한다.

구체적으로 저속도slow speed는 0°/sec(0rpm)~60°/sec에, 중속도inter-mediate speed는 60°/sec~180∘/sec에, 고속도(fast speed)는 180∘/sec (30~300∘)/sec에 각각 해당한다.

## ● 사이벡스 자료의 해석

① 피크토크 : 등속성 근력측정시 하나의 근육군(예 : 대퇴신근-quadriceps)이 주어진 운동형태(예 : 슬관절 신전운동-knee extension)로 전체 ROM에서 발휘한 토크중 최고치를 주어진 운동형태 및 근육군의 피크 토크 또는 최대 토크로 간주한다.

사이벡스 측정에서 피크토크의 단위는 풋-파운드(foot-pound ; ft-lbs) 또는 뉴톤-미터(Newton-meter ; N · m)이다.

② 체중에 대한 최대토크의 비율 : 등속성 근기능 측정(사이벡스)에서 근력의 상대적, 객관적 비교 · 평가를 위하여 피검자 체중에 대한 측정부위 근력의 비율을 기준으로 활용하는데 이것은 다음의 공식을 통하여 산출된다.

체중에 대한 최대 토크의 비율 = 최대(피크)토크 / 체중 × 100

— 체중은 kg단위이고,

– 최대토크는 N · m 단위이며
– 최종비율(결과)은 %(백분율)이다.

③ 반대 근육군의 토크비 : 반대 근육군의 토크비는 하나의 관절에 있어서 주동근(agonist)에 대한 길항근 토크의 비율을 의미하며, 두 근육집단(근력)의 균형적 발달정도와 운동상해 가능성 예측을 위한 평가지표로서 활용한다.

반대 근육군의 토크비(%) = 길항근의 토크 / 주동근의 토크 × 100

이는 여러 가지 운동부하속도에서 측정하여 부하속도 변화에 따른 비율의 변화를 분석, 평가하는 것이 특히 중요하다.

④ 반대 근육군의 일비율 : 이는 ③의 반대 근육군의 토크비와 동일한 목적에서 두 근육군의 일량 비율을 측정 분석하는 것이다. 따라서 두 근육군의 최대(피크)토크를 기초로 한 ③ (토크비)에 비하여 설명력과 예측력이 더 높은 것으로 간주한다.

반대 근육군의 일비율 (%)=길항근의 일량 / 주동근의 일량 100

⑤ 평균파워 : 평균파워는 총 일량을 실제 수축시간으로 나눈 값으로서, 운동의 양방향에서 각각 산출한다.

평균파워average power : Watt = 총 일량total work/수축 소요시간time

평균파워의 단위는 Watt이고, 손쉽게 kg · m/min으로 환산할 수 있으며, 이 값을 이용하여 '최대파워 속도' 또는 최대운동속도의 강도수준을 알 수 있다.

### ● 등속성 근력측정의 실제

근기능 평가를 위한 등속성 근수축 운동의  부하속도는 일반적으로 근기능 요소에 따라 각각 특정한 운동속도를 적용한다.

① 근력측정

등속성 측정기기, 사이벡스에서 근력은 60°/sec 이하의 운동부하속도에서 실시한다.

② 근파워 측정

근파워는 일정시간내에 ROM을 통한 힘의 발현능력으로 정의할 수 있다. 따라서 이론상으로는 사이벡스의 60°/sec 이상의 부하속도에서 측정이 가능하나, 근기능의 보다 정확한 평가를 위하여 일반적으로 빠른 스피드(고속도)인 180°/sec의 부하속도에서 측정한다.

근파워 측정은 운동선수뿐만 아니라 일부 일반인들의 근기능 평가에도 요구되는데, 특히 외과적 상해로 인한 근기능 이상유무 판정에 중요한 정보를 제공해준다.

예를 들어 근육상해로 인하여 근육재활 트레이닝을 지속적으로 실시하였을 때, 근력이 정상수준으로 회복된 경우에도 흔히 근파워의 결손이 현저하게 나타난다.

따라서 단지 근력항목으로써 근기능 회복정도를 평가하는 것은 상당한 위험이 따를 수 있다.

③ 근지구력 측정

근력 및 근파워와는 다르게 등속성 근지구력 평가를 위한 절대적인 평가방법은 현재까지 논란의 대상이 되고 있다. 세계적으로 사용하고 있는 근지구력 측정방법들은 피검자의 특성 또는 평가목적에 따라 약간의 차이를 보이고 있다.

일반적으로 가장 널리 사용하고 있는 방법을 위주로 소개하고자 한다. 구체적으로 근지구력 측정을 위한 운동부하속도는 180°/sec 와 240°/sec로 한정하고, 반복수축 회수는 각각 25회(180°/sec)와 50회(240°/sec)로 한다. 근지구력의 평가는 각각 초기 1~5회 수축운동 중에 수행한 일량과 마지막 5회 수축운동 중에 수행한 일량의 비율(백분율)을 지표로 한다.(이 방법은 측정시 25회 또는 50회 반복수축 운동을 피검자가 최대로 수행하는 전제조건을 기초로 하는 것이다.)

● 등속성 근력 측정결과의 평가

근기능의 평가와 근육 및 관절상해의 진단은 등속성 근력 측정치와 토크 곡선의 형태 분석을 통하여 가능하다.

① 근력, 근파워, 근지구력

근력, 근파워, 근지구력을 평가하기 위해서 수많은 피검자들의 측정결과를 기초로 연령, 성, 직업 등의 특성을 고려하여 개발한 평가 기준표가 있어야 한다. 그러나 현재까지 등속성 근기능 평가기준은 미식 축구선수와 같은 소수의 특수집단을 대상으로 한 보고만 있을뿐 일반인을 대상으로 한것은 미흡하며, 이에 관한 연구들이 부분적으로 진행되고 있는 실정이다.

따라서 등속성 근력, 근파워, 근지구력은 관련 연구결과, 근육생리적 이론 또는 피검자들의 차이를 기초로 상대적으로 비교할 수 밖에 없다.

운동부하 속도 60°/sec에서 측정한 대퇴신근 토크의 체중에 대한 백분율로서 근력의 평가가 가능하다. 구체적으로 전문 운동선수들의 백분율은 최소한 100%이상을 보여야 하며, 15~45세의 일반 남성의 백분율은 100%를 정상으로 간주하고, 90%이하는 미흡한 수준으로 또한 110%이상은 양호한 수준으로 평가할 수 있다.

근지구력은 사이벡스 측정을 통한 근지구력 비율이 높을수록(100%에 가까운 비율) 양호한 수준이고 반대의 경우 미흡한 수준으로 평가 할 수 있다.

② 상해가능성의 진단

근육 또는 근력의 불균형은 관절과 근육의 외과적 상해의 주원인으로 간주한다.

따라서 근력, 근파워, 근지구력의 좌 · 우측 비율 및 특정 관절에 있어서 주동근과 길항근의 일량 및 근력비율로서 상해의 가능성을 예측할 수 있다.

구체적으로 듣는 (강한)쪽의 대퇴신근력과 듣지 않는 (약한)쪽의 대퇴 신근력의 차이가 10%미만일 때는 정상으로 간주하고,10%이상으로 나타날 경우에 비정상이며 이는 약한 쪽 대퇴신근의 상해 위험성이 높은 것으로 평가할 수 있다. 아울러 근파워 및 근지구력의 비율도 좌 · 우측이 모두 유사한 수준을 보이는 것이 정상이다.

대퇴신근력에 비하여 대퇴굴근력이 약할 때 대퇴굴근의 상해 가능성이 높을 뿐만 아니라 심한 경우 추간판탈출증(척추 디스크)의 원인으로 간주한다. 운동 부하 속도 60。/sec 에서의 이들 일량 또는 근력의 백분율(대퇴굴근력 ÷ 대퇴신근력 × 100)이 운동선수는 60%미만, 일반인은 50%미만일 때, 또한 일반인의 180。/sec 부하속도에서의 근력 비율이 65%미만일 때,

햄스트링근(hamstring muscles : 대퇴굴근군)의 상해 가능성이 매우 높은 것으로 사료된다.

## 6. 근지구력 트레이닝 방법

과거에는 10회 이하의 반복 동작은 근력을 발달시키고 10회 이상은 근지구력을 발달시킨다고 스포츠 생리학자들은 믿었다. 최근의 연구들은 지구력 트레이닝에 대한 종래의 개념을 넓히는 데 도움을 주었으며 이제는 지구력 트레이닝을 보다 효율적으로 실시할 수 있게 되었다.

### 지구력 트레이닝 원리

지구력 트레이닝은 지근slow-twich과 속근fast-twich섬유 두 가지 모두의 지구력을 향상시킨다. 단기적 지구력 트레이닝은 근력뿐만 아니라 비교적 높은 부하에 대해(예를 들면 레슬링 경기의 상대방 체중) 지속적으로 저항할 수 있는 능력 또한 향상시킨다. 장기적 지구력 트레이닝은 농구 경기에서의 자신의 체중 같은 좀 더 가벼운 부하에 대한 지구력을 증가시킨다. 끝으로 장기적 지구력 트레이닝은 가벼운 부하로서 오랜시간 동안의 운동에(장거리 달리기 같은) 요구되는 산소 이용 능력과 에너지 능력을 향상시킨다. 〈표 6-4〉는 각기 다른 형태의 지구력을 발달시키기 위한 트레이닝 지침이다.

트레이닝 하고자 하는 모든 근육을 아래의 지침에 따라 단련시켜야 할 것이다. 기량이 향상되면advanced level 세트의 횟수와 운동 일수를 증가시킨다. 장기적 지구력을 필요로 하는 스포츠의 경우에는 운동 지속 시간을 늘린다.

표 6-4_ 지구력 트레이닝 지침

| | 반복횟수 | sets | 운동일수/주 |
|---|---|---|---|
| 단기적 지구력 | 15-25 | 3 | 3 |
| 중기적 지구력 | 30-50 | 1 | 3 |
| 장기적 지구력* | 100+ | 1 | 3 |

* 참가하는 스포츠 종목의 동작을 가벼운 저항으로써 많은 횟수를 반복하는 운동들을 포함시킨다.

동작 반복횟수의 변화에 따른 생리적인 효과와 각 방법으로부터 효과를 거둘 수 있는 스포츠 종목이 〈표 6-5〉에 나타나 있다. 저항이 감소하면(또는 반복횟수가 증가) 근력 트레이닝에서부터 지구력 트레이닝으로 그 중요성이 이동하는 것이다. 트레이닝의 효과는 서로 중복되기도 하지만 근력 트레이닝이나 장기적 지구력 트레이닝 어느 하나를 중점적으로 실시하면 전혀 다른 결과를 가져온다. 코치들은 개인적인 필요성을 먼저 파악한 다음 각자의 이러한 요구를 충족 시킬 수 있는 트레이닝 프로그램을 계획한다.

표 6-5_ 동작 반복횟수의 변화에 따른 생리적 효과

| | 근 력 | 단기적 지구력 | 중기적 지구력 | 장기적 지구력 |
|---|---|---|---|---|
| 트레이닝 형태 | 무거운 저항<br>6-8RM*<br>근육과 연결조직의 크기증가 | 중간정도/무거운저항<br>12~25RM<br>근력과 단기적 에너지 증가 | 중간정도의 저항<br>30~50RM<br>지구력과 단기적 에너지 증가 | 가벼운저항<br>100 + RM**<br>지구력 에너지 생산과정의 산소 이용 효소의 증가 |
| 트레이닝 효과 | 수축 단백질 증가<br>단기적 에너지 증가<br>신경 근육 기술 증가<br>억제 신경의 감소<br>짧은순간/높은강도<br>무거운 부하 | 더 많은 일을 할 수 있다.<br>신경 근육 기술 증가<br>중간/높은 부하와 지속 | 더많은 일을 할 수 있다.<br>신경 근육 효율성 증가<br>중간정도 부하와 지속시간 | 모세혈관 숫자 증가<br>신경 근육 효율성 증가<br>긴 지속시간,<br>낮은 강도 |
| 스포츠 종목 | 미식축구<br>투창, 투원반<br>역도 | 레슬링<br>하키<br>권투 | 농구<br>축구<br>필드하키 | 장거리 달리기<br>수영<br>싸이클링<br>크로스컨트리 스킹 |

* RM = 최대반복횟수repetition maximum

** 계속해서 반복되는 낮은 강도의 수축 동작

## 지구력 트레이닝 방법

단기적과 장기적 지구력은 프리 웨이트free weight, 웨이트 기구, 미용체조 calisthenics, 또는 각 종목에 맞게끔 디자인된 특수 트레이닝 기구로서 증가시킬 수 있다. 자신이 직접 트레이닝 기구를 디자인해서 사용할 수도 있을 것이다. 지구력 트레이닝 기구를 개발하려고 마음을 먹었다면 특수성의 원리를 적용하여야 하며 또한 자신의 스포츠 동작을 아주 비슷하게 모방할 수 있는 운동을 선정해야 한다는 것을 명심해야 한다. 자신의 노력 여하에 따라 많은 도움을 줄 수 있는 독창적인 트레이닝 방법을 개발할 수도 있을 수도 있을 것이다.

## 지구력 트레이닝 프로그램의 구성

근력 트레이닝에서 설명된 여러 가지 내용들이 지구력 트레이닝에도 적용된다. 비슷한 운동을 사용할 수 있으며 동일한 안전 수칙이 준수되어야만 한다.

〈그림 6-78〉의 트레이닝 일지는 지구력 트레이닝에 사용하기에 안성맞춤이다. 가장 뚜렷하게 다른 것은 프로그램의 시작 무게이다. 지구력을 발달시키기에 적합한 반복횟수를 수행하기 위해서는 보다 가벼운 무게로써 시작해야 할 것이다. 시행착오를 거치는 과정에서 올바른 무게를 찾아낼 수 있으며 이러한 무게는 아마도 1-RM의 50~75% 수준이 될 것이다.

| KEN BARNES | | | | | | | | SOCCER |
|---|---|---|---|---|---|---|---|---|
| | | | | | | | | PARK |

| Exercise | 6/10 | 6/13 | 6/16 | 6/19 | 6/22 | 6/25 | 6/28 | |
|---|---|---|---|---|---|---|---|---|
| SQUATS | 100/10 | 110/10 | 120/10 | 120/10 | | | | |
| | 10 | 10 | 8 | 10 | | | | |
| BENCH PRESS | 80/10 | 90/10 | 100/10 | 100/10 | | | | |
| | 10 | 10 | 8 | 9 | | | | |
| KNEE | 28/10 | 28/10 | 30/10 | 30/10 | | | | |
| EXTENSION | 9 | 10 | 7 | 8 | | | | |
| HEEL | 80/10 | 85/10 | 90/10 | 93/10 | | | | |
| PAISE | 10 | 10 | 10 | 9 | | | | |
| LATERAL ARM | 15/10 | 18/10 | 20/10 | 20/10 | | | | |
| RAISE | 9 | 10 | 6 | 7 | | | | |
| BENT-KIEE | 30 | 35 | 40 | 45 | | | | |
| SIT-UPS | 30 | 35 | 40 | 42 | | | | |
| DIPS | 10 | 10 | 10 | 12 | | | | |
| | 8 | 9 | 10 | 10 | | | | |
| | | | | | | | | |

그림 6-78_ 지구력 트레이닝 기록

## 향상의 속도

근력을 50% 증가시키기 위해서는 몇 개월이 소요되겠지만 몇 일 사이에 팔굽혀 펴기를 20회에서 30회로 증가시킬 수 있다. 이러한 변화의 일부분은 증가된 기술에 의한 것으로 생각할 수 있지만 연구에 따르면 지구력은 아주 놀랄만한 정도로 향상될 수 있다고 한다. 어느 연구에서 피검자들은 일정한 리듬에 따라 25lb의 무게를 들었다. 트레이닝 전에는 30회가 평균이었다. 2개월 후 어떤 피검자는 1000번 이상을 들수 있었다. 근지구력은 중년 그리고 그 이후에도 단련시킬 수 있다. 과거에 비활동적이던 중년의 사람들이 지구력 스포츠에서 자신 나이 그룹의 우승자가 되는 것을 볼 수 있다.

몬타나Montana 대학의 연구소에서 실시한 연구에서 8주 동안의 단기적 지구력(짧은 시간 동안의 격렬한 운동 중에 에너지를 공급하는 능력) 트레이닝(15~25 RM)후에 75%나 더 많은 일을 할 수 있음을 보여 주었다. 장기력 지구력(오랜 시간 도안의 운동 중에 에너지를 공급하는 능력) 트레이닝의 결과는 과히 놀랄만한 정도이다.

향상의 속도를 일반화하기는 어렵지만 연구 결과에 따르면 어린 선수들이 규칙적으로 10주 동안 팔굽혀 펴기를 실시하면 20회에서 60회로 즉, 3배 또는 300%의 증가를 가져온다. 이러한 결과는 일주일에 평균 30%의 향상을 의미하는 것이다. 유전적인 요인(근섬유의 분포 비율)에 의해 결정되어지는 자신 능력의 상한점에 가깝게 접근하면 향상의 속도는 감소되겠지만 근력의 증가보다는 경기력에 훨씬 더 큰 효과를 미칠 수 있을 것이다.

### 지구력의 유지

스포츠 동작을 성공적으로 수행하는데 필요한 신체적인 능력을 선수들이 유지하도록 도와 주는 것이 코치의 주요 임무 중의 하나이다. 일반적으로 단기적 지구력은 유지하기가 쉽다. 장기적 지구력(오랜 시간 동안의 운동 중에 에너지를 공급하는 능력) 트레이닝에 의한 근육요소의 변화는 비활동의 기간 동안 빠르게 퇴화한다.

한 연구에서 장기적 지구력의 손실은 증가할 때보다 3배나 빠르다는 것을 보여 주었다. 건강한 피검자들이 트레이닝 동안 일주일에 평균3%의 증가를 보였으나 병상에 누워 있을 때에는 일주일마다. 평균 9%가 감소되었다. 선수들이 일단 근지구력을 증가시키고 난 다음 이러한 수준을 유지하기 위해서는 규칙적으로 운동을 하여야한다(일주일에 2~3회). 지구력 트레이닝을 중단하더라도 활동적인 일상생활을 유지하면 지구력이 일주일에 겨우 4%정도밖에 감소하지 않지만 시즌 동안에도 지구력 트레이닝을 계속하여 조그마한 손실이라도 방지해야 한다.

## 7. 순발력 트레이닝 방법

순발력은 근력과 스피드 그리고 단기적 에너지의 공급원료와 생산 과정의 효과적인 결합에 의해 좌우된다. 스피드나 근력의 향상은 순발력을 증가시킨다.

### 순발력 트레이닝 원리

순발력 증가를 목표로 하는 트레이닝을 실시할 경우 선수들은 부하를 최대한 빠르게 움직이도록 노력해야 한다. 순발력 트레이닝은 근력, 스피드, 그리고 에너지 공급을 향상시킨다.

순발력 발달을 위한 지침이 〈표 6-6〉에 나타난다.

순발력 트레이닝 프로그램을 위한 운동을 선정할 때에는 그러한 운동들이 자신의 스포츠 동작을 모방할 수 있는 것이어야 한다. 운동의 스피드는 각 종목의 실제 동작 스피드와 비슷해야만 한다. 야구공을 던지는 동작처럼 부하가 가벼운 신체 활동의 경우에는 가벼운 무게(최대근력의 30%)를 사용하며 럭비경기에서 상대방을 미는 것과 같이 부하가 무거운 경우에는 무거운 무게를 사용한다.

표 6-6_ 순발력 트레이닝 지침

| | 반복횟수* | set | 운동일수 |
|---|---|---|---|
| 순발력 | 15~25 RM** | 3 | 3 |

* 동작의 스피드 : 최대한 빠르게
** 무게는 최대근력의 30~60%가 되어야 한다.

### 순발력 트레이닝 방법

순발력은 근력과 밀접하게 관련되어 있으므로 비슷한 트레이닝 방법을 사용하여 증가시킬 수 있다. 프리웨이트free weight, 웨이트기구, 등속성 기구, 특별히 제작된 트레이닝 기구들을 순발력 트레이닝에 사용할 수 있다. 스피드를 강조하는 서키트 트레이닝이 특히 효과적이다. 운동의 선정과 근육수축의 스피드가 순발력의 향상을 촉진시키는 것이므로 코치가 주의를 기울여야만 하는 두가지 요인이다.

### 프리로드Preload

순발력을 발달시키는 또 다른 방법은 여러 가지 스포츠 동작에 내재되어 있는 프리로드와 탄력성을 이용하는 것이다. 예를 들면, 달리기의 경우 허벅지 근육은 지면 접촉 바로 전에 약간 스트레치(근육의 길이가 늘어난 상태) 또는 프리로이드된 상태이다. 이러한 스트레치 상태는 탄력적인 에너지를 내재하고 있으며(고무줄이 늘어나면 탄력성이 생기듯이) 수축의 과정에서 빠르게 발휘된다.

이와 비슷한 예로서, 테니스 선수가 포핸드를 하기 위해 백스윙을 시작하면 팔 뒤쪽의 삼두박근이 수축하면서 앞쪽의 이두박근이 스트레치 된다. 앞으로 스윙을 시작하면 늘어나 있던 근육의 탄력이 발휘됨과 동시에 이두박근이 힘차게 수축된다. 이러한 추가적인(근육의 탄력에 의한) 순발력은 더 많은 에너지의 공급을 필요로 하지 않으며, 에너지의 소비가 없으면서 더 많은 순발력을 발휘할 수 있으므로 효율적인 힘의 발휘이다. 같은 원리는 창던지기, 투원반 그리고 점프 같은 동작뿐만 아니라 짧은 시간동안의 스트레치에 이어 빠른 근수축이 일어나는 다른 스포츠에서도 적용될 수 있다. 순발력의 발달을 위해 이러한 원리를 적용하는 트레이닝 방법을 플리오메트릭스plymetrics라고 한다.

### 플리오메트릭스Plyometrics

유럽 선수들은 오래 전부터 순발력을 발달시키기 위해 플리오메트릭스를 (calisthenic 같은 운동을 폭발적으로 실시하는) 사용해 왔다. 플리오메트릭스 트레이닝의 특징은 신경근육 계통neuromuscular system을 단련시켜 보다 빠르고 강력하게 방향을 변화시키는 데 있다(예를 들면 점프 동작에 있어 위 아래로의 이동 또는 달리기에 있어서의 다리 위치 변화). 이러한 방향 변화에 요구되는 시간을 감소시킴으로써 스피드와 순발력을 감소시킨다.

스키이 점퍼ski jumpers, 크로스 칸츄리cross-country와 다운힐 스키어downhill skiers, 농구와 배구 선수, 단거리 선수, 높이뛰기 선수 그리고 순발력을 필요로 하는 그 밖의 다른  선수들도 플리오메트릭스트레이닝으로부터 효과를 거둘 수 있다. 효과적일 뿐만 아니라 플리오메트릭스운동은 지도하기와 배우기가 비교적 쉽다. 플리오메트릭스 운동은 다음과 같은 동작을 활용한다 : 바운드bounds, 호프hops, 점프jumps, 립leaps, 스킵skips, 리커쉐ricochests, 스윙swing, 그리고 트위스트twists.

각기 다른 부위의 근육을 단련시키는 플리오메트릭스 운동의 샘플 프로그램이 〈표 6-8〉에 소개되어 있다. 전형적인 플리오메트릭스 플로그램은 8~10회의 반복횟수, 3~5세트, 그리고 각 세트 사이의 휴식시간이 1~2분으로 구성된다.

자신이 지도하는 스포츠 종목의 순발력 요구는 어느 정도인가? 만일 순발력이 핵심 요소라면 트레이닝 프로그램에 플리오메트릭스를 포함시킬 것을 고려해야 할 것이다. 자신의 독자적인 운동 프로그램을 개발하여도 좋다. 예를 들어, 다리의 순발력을 향상시키고 싶을 경우에는 선수들로 하여금 한발 그리고 양발 점프로 시작한 다음 점차로 언덕을 점프해서 올라가거나 낮은 장애물을 점프하도록 지도할 수 있다.

선수들이 기량이 향상되면 높이가 낮은 박스box 위에서 밑으로 점프하여 다리 근육이 충격을 흡수하면서 약간 스트레치되도록 만든 다음 근육의 탄력성을 이용한 추가적인 순발력이 발휘되도록 하면서 폭발적으로 위쪽으로 점프한다. 체중은 최대 다리 근력의 약33%정도이므로 플리오메트릭스는 순발력 트레이닝의 처방에 일치된다(30~60%의 최대근력). 이러한 운동은 점진적으로 실시되어야 하며 모든 점프 동작은 부상을 방지하기 위해 잔디나 매트위에서 이루어져야 한다. 플리오메트릭스는 관절에 많은 스트레스를 주기 때문에 선수들의 동작을 주의 깊게 관찰해야 한다. 플리오메트릭스 트레이닝 프로그램실시 이후에 관절 주위의 통증이나 아픔을 호소하기 시작하는 선수들은 플리오메트릭스를 삼가해야만 할 것이다.

표 6-7_ 샘플 플리오메트릭스 트레이닝 프로그램*

| 근육부위 | 운 동 |
|---|---|
| 다리와 엉덩이 | Double leg bound<br>Alternate leg bound<br>Double leg speed hop<br>Squat jump<br>Split jump<br>Skipping |
| 몸통 | Floor kip<br>Medicine ball twist/toss |
| 상체 | Medicine ball chest pass<br>Heavy bag thrust |

* 이러한 운동들의 자세한 동작 묘사 및 실시 방법은 플리오메트릭스plyometrics : explosive power training(Radcliffe & Farentinos, 1985)를 참조할 것.

### 순발력 트레이닝 프로그램의 구성

웨이트 트레이닝과 등속성 저항이 순발력 발달에 적합하다. 앞의 내용에서 설명된 운동의 선정과 안전 수칙 그리고 트레이닝 일지 작성 등이 순발력 프로그램에 역시 적용된다. 가장 큰 차이점은 운동이 실시되는 동안의 스피드다.

등속성 기구를 사용할 경우 저항은 기계에 의해 조절되고 또한 근육 수축 속도에 따라 좌우되기 때문에 동작의 스피드를 증가시킬 수 있다. 선수들은 최대한 빨리 동작을 수행하면 된다(등속성/적응하는 부하를 이용할 경우). 웨이트로써 순발력을 증가시키려 할 경우 처방된 반복 횟수를 빠르게 운동할 수 있는 무게를 찾아내기 위해서는 어느 정도의 시행착오를 거쳐야 할 것이다.

### 향상의 속도

순발력의 증가는 처음 한달 동안 빠르다. 그 이유는 선수들이 순발력을 증가시키기 위한 훈련을 예전에 실시하지 않았기 때문이다. 향상의 속도가 둔화되거나 정체되면 ① 근력 트레이닝에 중점을 두거나 ② 스피드 트레이닝에 중점을 두거나 ③ power 트레이닝 프로그램의 저항이나 반복횟수를 증가시킴으로써 추가적인 종목에 의해 좌우된다. 럭비같은 종목은 저항을 증가시키며 크로스 칸츄리 스키cross-country skiing 같은 종목은 스피드나 반복횟수를 늘린다.

### 순발력의 유지

순발력과 관련된 에너지 저장 원료와 효소는 비교적 빠르게 손실되기 때문에 시즌의 전기간을 통해 유지 프로그램maintenance program을 계속 실시해야 한다(최소한 일주일에 한번). 순발력과 근력 유지를 위해서는 많은 횟수의 세트가 요구되지 않으므로 두 가지 훈련 모두 비교적 짧은 시간동안에 끝마칠 수 있다. 자신 스포츠 종목의 기술발휘와 부상 방지에 중요한 근육들의 근력과 순발력을 유지하는데 노력을 기울인다.

자신의 종목에서 순발력이 중요한 요소이며 다음 번 시합 날로부터 가능한 멀리 떨어진 운동량이 가벼운 날에 유지 프로그램을 실시한다. 이러한 방법은 트레이닝의 리듬을 유지할 수 있게 해줄 뿐만 아니라 일상적인 연습으로부터의 변화를 가져다 준다. 나이의 증가 및 빠른 동작의 실시 감소(어쩔 수 없이 나타나는)와 함께 순발력이 급속하게 감소한다. 왜냐하면 나이가 많은 사람들은 빠르고 힘찬 동작을 하는 경우가 거의 없기 때문에 근력이나 지구력을 상실하기 전에 순발력을 상실한다.

## 8. 근 스피드 트레이닝 방법

마지막이면서 아마도 가장 다루기 어려운 근육 능력 요소는 스피드다. 선수들의 스피드 향상은 트레이닝에 대한 선수들이 자발적인 노력뿐만 아니라 선천적으로 결정되어진 근육의 특성에도 좌우된다.

## 근 스피드 트레이닝의 원리

속근fast-twich 섬유보다 더 빠른 스피드를 제공한다. 속근fast-twich 섬유의 분포 비율이 높은 선수는 지근slow-twich 섬유를 많이 소유한 선수보다 자연적으로 스피드의 장점을 지닌다. 하지만 신경근육계종의 단련을 통해 복잡한 동작을 더욱 빠르게 실시할 수 있음을 연구들에서 보여 주었다. 스피드 향상의 가장 중요한 점은 평소의 스피드보다 더욱 빠르게 동작을 연습하는 것이다. 이러한 방법은 신경계통을 빠른 페이스에서 동작을 수행하는 것을 익숙하게 만드는데 도움이 된다.

지나친 스피드가, 특히 나쁜 기술과 병행될 때에는, 오히려 경기력을 감소시키는 스포츠 종목이 있다. 수영에서 손을 너무 빨리 움직이거나 조정에서 너무 빨리 노를 움직이면 물을 단단히 잡을 수 없다(그 결과 추진력이 떨어진다). 테크닉의 향상이 스피드 증가에 대한 어떠한 강조보다 선행되어야만 한다. 선수들의 기술에 자신이 있다고 판단될 경우에만 스피드에 초점을 맞춘다. 대부분 스포츠의 경우 스피드의 차이가 경기력에 많은 영향을 미치므로 선수들은 스피드 트레이닝으로부터 효과를 거둘 수 있다.

표 6-8_ FT 및 ST 근섬유 운동단위간의 차이점

| 성 격 | Fast-Twitch[FT] | Slow-Twitch[ST] |
|---|---|---|
| 유산소 수용능력 | 적다 | 많다 |
| 무산소 수용능력 | 많다 | 적다 |
| 모세관밀도 | 낮다 | 높다 |
| 수축시간 | 빠르다 | 느리다 |
| 수축되는 힘 | 크다 | 적다 |
| 운동형태의 선택 | 스프린터 같은 운동 | 지구성운동 |
| 운동선수의 분포 | 많다(비지구성 운동선수) | 많다(지구성 운동선수) |
| 운동분포 | 빠르다 | 느리다 |

## 근 스피드 트레이닝 방법의 실제

스피드 트레이닝은 근력, 지구력, 순발력 발달의 종합적인 프로그램을 기반으로

하여 실시되어야 한다. 프리시즌(시즌 시작 전의 시기)과 시즌의 초반에는 이러한 기본적인 근육 능력 요소들의 향상에 중점을 두어야만 한다. 경기 시즌이 다가오면 특정한 스피드 운동을 연습에 매일 포함시켜도 좋을 것이다.

스피드 트레이닝을 실시할 때에는 기상 상태를 고려해야만 한다. 차가운 날씨에 스피드 운동을 갑자기 실시할 경우에는 큰 부상을 초래할 수 있다. 차가운 날씨에 단거리를 해야만 할 경우에는 준비운동warm-up을 충분히 시키고 선수들이 적절한 의복을 착용했는지를 점검한다. 스피드 트레이닝의 원리가 스포츠 동작을 평소 페이스보다 더 빨리 실시하도록 하는 것이므로 코치의 중요한 임무는 ① 자신이 지도하는 스포츠 종목의 가장 결정적인 동작 형태를 파악하는 것이며 ② 선수들이 이러한 동작을 더욱 빨리 수행하는 데 도움이 되는 트레이닝 방법을 선정하는 것이다.

공던지기 스피드가 필수적인 야구의 경우 코치들은 근육이 단련되고 보다 강도 높은 운동을 실시할 준비가 되면 곧바로 스피드를 강조해야 한다. 오프시즌off-season 동안 무게가 무거운 공으로 연습할 경우 스피드 향상에 도움이 될 것이다. 단거리나 멀리뛰기와 같은 빠른 속도의 경우에는 코치들은 선수들의 근육이 단련되자마자 순발력과 스피드를 강조해야 한다.

또한 다른 방법은 선수들로 하여금 동작을 최대한 빨리 실시하도록 지시한다. 이러한 방법은 투기 종목 선수들에게 적합할 수 있다. 처음에는 동작이 다소 어색하겠지만 시간이 지남에 따라(연습의 실시) 신경근육계통이 적응하게 될 것이며, 느린 상태보다 훨씬 유리한 입장에서 경기를 진행할 수 있을 것이다.

### 향상의 속도

신경근육계통neuromuscular 조직의 변화 이외에도 스피드 트레이닝은 전력을 다해 힘을 발휘할 경우 처음 몇 초 동안 사용되는 에너지인 단기적 에너지를 증가시킨다. 잘 숙달된 기술은 쉽사리 상실되지 않지만 에너지 저장은 트레이닝의 기간 동안에만 증가된 상태를 유지한다. 이러한 에너지를 증가시키기 위해서는 약 6주 정도의 강도 높은 트레이닝 기간이 요구되므로 대부분의 코치들은 시즌의 최정점에 도달하기 전의 기간동안 스피드와 단기적 저장의 마지막 마무리를 하도록 권장하고 있다.

제7장

# 에너지 능력 향상을 위한 트레이닝

## 1. 에너지 시스템

본 장에서는 근육 수축에 요구되는 원동력을 제공하는 에너지 시스템에 대해 살펴보겠다. 인체는 실시하는 운동의 강도에 따라 사용하는 에너지 공급원을 다양하게 조절한다. 운동 강도는 운동 중에 동원되는(수축되는) 근섬유의 종류에도 영향을 미친다(ST섬유 또는 FT섬유). 각기 다른 종류의 근섬유는 각기 다른 종류의 에너지 시스템에 의존하며 또한 각기 다른 형태의 동작에 적합하다.

### 에너지 시스템의 종류

달리기 경기 시작 직전에 근섬유를 눈으로 관찰할 수 있다고 가정하자. 준비운동을 통해 근섬유는 스트레치되었고, 근육은 온도 상승된 상태이며, 출발 신호가 울리기만을 기다리고 있다. 출발 신호가 떨어지고 선수가 달리기 시작하면 근섬유의 격렬한 수축과 이완 현상을 보게 된다. 이때의 근수축에 요구되는 에너지는 근육 속에 저장되어 곧바로 사용이 가능한 두 종류의 물질로부터 공급된다.

이 물질들은 ATPadenosine triphosphate와 CPcreatine phosphste이며 근육 속에 저장되어 있는 양이 한정되어 있으므로 저장량은 얼마 못가서 고갈 될 것이다. 운동 시작 약 10초 후 ATP와 CP가 줄어들기 시작하면 근육은 글리코겐(근육 속에 저장된 탄수화물)을 분해해서 ATP를 생산한다. 이렇게 되면 글리코겐 분해 과정의 부산물인 젖산이 근육 세포에 나타나기 시작한다. 하지만 불행하게도 산성 부산물(젖산)은 에너지 생산을 방해한다. 만일 어떤 해결 방법이 나타나지 않으면 근육은 계속해서 수축할 수 없게 된다.

몇 분 후 사태의 전망이 그리 밝아 보이지 않을 때 근육은 산소의 공급에 의한 또 다른 도움을 받아 탄수화물과 지방을 효율적으로 분해하면서 ATP를 생산해 낸다. 왜 산소가 처음부터 사용되지 않았는가? 운동을 시작하면 호흡과 혈액 순환이 증가하면서 근육으로의 산소와 영양소의 공급과 근육으로부터의 이산화탄소와 젖산의 이동을 촉진시킨다. 하지만 심장과 폐의 활동이 증가되더라도 요구되는 산소를 운동하는 근육으로 전달하기까지는 약 2분이 소요된다. 그때가 되어서야 근섬유는 에너지를 효율적으로 생산할 수 있다.

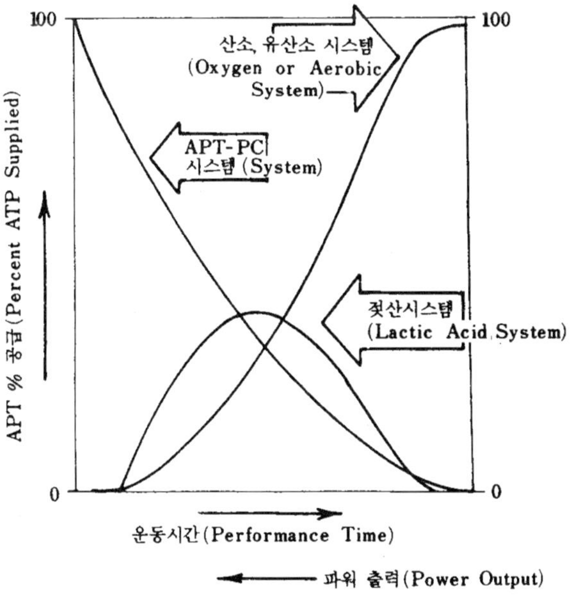


그림 7-1_ 주에너지의 결정

달리기가 계속되면 탄수화물과 지방의 사용 비율이 운동 강도에 따라 변화되는 것을 발견할 수 있을 것이다. 선수가 스피드를 내거나 언덕을 올라갈 때에는 선수는 더 많은 비율의 탄수화물을 사용한다. 에너지 소모량이 적어지는 내리막길에서는 더 많은 비율의 탄수화물의 비율이 감소한다. 앞서가는 주자를 추월하려고 속도를 증가시킬 때에는 근육은 에너지의 대부분을 탄수화물 분해로써 충당한다. 달리기가 계속되면 근육의 탄수화물 저장량이 감소하기 시작하지만 근육에 또 다른 형태의 탄수화물이 새롭게 공급된다. 이러한 새로운 공급은 혈액 속의 글루코스에 의한 것이며 얼마동안은 탄수화물을 제공할 수 있지만 혈액 속에 포함되어 있는 양이 한정되어 있으며 신경계통nervous system의 에너지로도 계속 사용되어진다. 결국에는 근육의 글리코겐 양이 고갈되며 간에서의 저장량이 감소됨에 따라 혈액 글루코스의 공급도 줄어든다. 이러한 상황에서 어떻게 달리기를 계속할 수 있는가?

더 이상 경주는 할 수 없을 것이다. 남아 있는 유일한 에너지원은 지방이다. 지방은 에너지의 원료이며 인체에는 많은 양의 지방이 저장되어 있지만 탄수화물이 고갈되며 시합에 필요한 스피드를 낼 수 있을 정도의 에너지를 지방의 분해로는 충당할 수 없다. 지방을 사용해서 걷거나 느리게 조깅을 할 수는 있지만 경기가 끝나기 전에 탄수화물이 고갈된다면 좋은 기록을 낼 수 있는 가능성은 거의 없다. 경기를 마칠 수 있는 것만도 다행일 것이다.

에너지원으로서의 단백질 역할은 어떠한가? 섭취한 전체 칼로리가 적은 경우를 제외하고는 단백질은 에너지 원료로 그리 많이 사용되지 않는다. 인체는 다른 종류의 에너지원을 선호하며 신체 조직, 효소, 그리고 다른 중요한 물질들을 만들기 위해 단백질을 아끼려고 노력한다. 칼로리 함유량이 적은 식단이나 적은 양의 음식을 섭취하고 경기에 임해서는 결코 안 된다. 체중 감소에는 도움이 될 지 모르지만 에너지 공급부족(탄수화물의 부족 : 경기에 있어 가장 중요한 에너지는 바로 탄수화물이기 때문에)으로 말미암아 근력과 지구력의 감소를 경험하게 될 것이다.

### 에너지의 원료

근육 수축에 곧바로 사용할 수 있는 에너지인 ATP와 CP는 근육에 저장되어 있어 즉시 사용이 가능하다. 하지만 불행하게도 저장량이 많지 않기 때문에 겨우 몇 초동안의 전력질주에 필요한 에너지를 공급할 수 있을 뿐이다. 이러한 이유 때문에 ATP와 CP를 단기적short-term 에너지 공급원이라 부른다. 선수들은 운동을 시작할 때와

pace를 증가시킬 때마다 단기적 에너지 공급원에 의존한다. 그 외의 경우에는 탄수화물과 지방 분해에 의한 ATP로서 운동에 필요한 에너지가 공급된다. 운동 중에 사용되는 여러 가지 종류의 에너지원들이 〈그림 7-2〉에 나타나 있다.

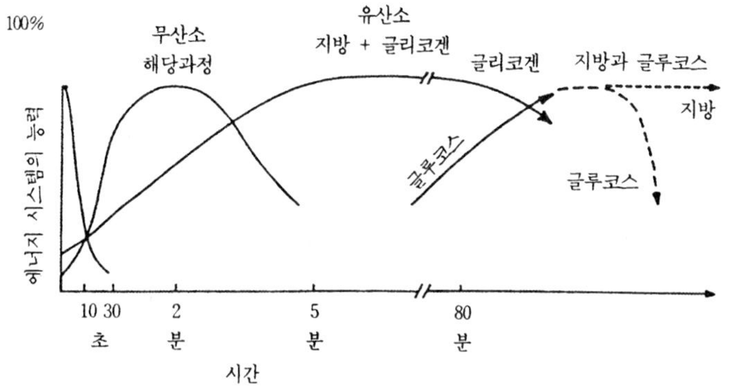


그림 7-2_ 주 에너지원

〈그림 7-2〉 운동 중의 에너지 생산, 근육 글리코겐 고갈되기 시작하면 혈액 글루코스가 일시적으로 탄수화물의 수요를 충당한다.

## ● 탄수화물

탄수화물은 전분의 형태(예를 들면, 감자, 쌀, 옥수수, 콩, 도정되지 않은 곡물류 등) 또는 설탕류의 형태(예를 들면 설탕, 꿀)로 섭취된다. 전분은 소화 과정에서 단당으로 부서지며, 단당은 간에 저장되고(약 80g) 또 근육 글리코겐의 재보충에 사용된다(단련되지 않은 사람의 경우 근육 1kg 당 15g). 만일 간과 근육의 재보충에 필요한 양보다 더 많이 섭취할 경우, 저장되고 남은 단당은 지방으로 바뀌어져서 인체의 지방 조직에 저장된다. 혈액 속의 일부분의 단당(글루코스)은 인체에 의해 에너지로 곧바로 사용되기도 한다. 두뇌와 신경계통은 혈액 글루코스를 에너지로 사용하기 때문에 혈액 글루코스의 농도가 낮아지면 – 저혈당hypo- glycemia의 상태 – 두뇌와 신경계의 기능에 영향을 미칠 수 있다. 근육, 간, 그리고 혈액 속 〈표 7-1〉의 전체 탄수화물은 16km 정도의 달리기에 필요한 에너지를 공급할 수 있다. 보다 긴 장거리 운동(16km 이상 되는)의 경우 근육 글루코겐의 저장량을 증가시키면 효과를 볼 수 있다. 경기전 며칠동안 탄수화물을 많이 섭취하면 – 탄수화물 loading이라고 알려져 있는 방법 – 근육에 많은 양의 글리코겐을 저장시킬 수 있다.

표 7-1_ 청소년의 전체 탄수화물 에너지

| 위 치 | 양 | 칼로리* |
|---|---|---|
| 간** | 80g | 320 |
| 혈 액 | 4g | 16 |
| 근 육 | 150g/kg=300g | 1,200 |
| | | 전체 = 1,536kcal |

* 걷기는 5kcal/분, 조깅의 경우 10kcal/분, 빨리 달리기는 20kcal/분, 1.6km를 달리는 데 약 110kcal이 사용된다.

** 간에 저장된 대부분의 탄수화물과 혈액 속의 탄수화물은 두뇌와 신경계에 의해 사용된다.

● 지방

음식으로 섭취한 지방은 인체조직으로 이동된다. 일부는 에너지로 사용되고 또 일부는 간으로 가서 다른 물질로 바뀌어 진다. 하지만 대부분의 지방은 지방 조직으로 운반되어 저장되며 근육 수축의 에너지로 사용될 때까지 그 상태를 유지한다.

지방이 인체의 주된 저장 에너지이다. 무게로 비교할 때 탄수화물보다 2배 이상의 에너지를 함유하고 있다(4kcal/g의 탄수화물과 비교해서 9kcal/g).

운동을 하게 되면 지방은 저장 장소로부터 방출되어 ATP의 원료로 사용된다. 대부분의 사람들은 탄수화물보다 최소한 50배나 많은 양의 에너지를 지방으로 저장하고 있으므로 탄수화물의 소모를 줄이고 지방사용을 증가시키는 방법을 알아야만 한다. 이것은 지구력을 증가시킬 뿐만 아니라(탄수화물을 아낄 수 있으므로) 건강에도 좋다. 지방이 관상동맥에 누적되어 심장마비를 일으키는 것이 아니라 에너지로서 사용된다는 것을 의미한다.

지방사용에 있어서 하나의 문제점은 아주 격렬한 운동 중에는 지방이 에너지로서 그리 많이 사용되지 않는다는 것이다. 지방을 분해하기 위해서는 더 많은 양의산소가 필요하기 때문에 운동의 강도가 증가하면 인체는 탄소화물로 연료를 바꾸어 버린다. 〈그림 7-3〉 하지만 트레이닝을 실시하면 근섬유의 지방 분해 능력을 증가시킬 수 있다. 여러 달 동안 트레이닝을 실시한 후에는 똑 같은 양의 일을 하더라도(예를 들면 1.6km를 8분에 달리는 스피드에서) 더 많은 양의 지방과 더 적은 양의 탄수화물이 연료로 사용된다.

트레이닝을 통해 지구력을 크게 증가시킬 수 있는데 그 이유중의 하나는 근육이 인체에 충분히 저장되어 있는 지방 연료를 에너지로 많이 사용하기 때문이다. 트레이닝 전에는 1.6km도 달리지 못하던 사람이 몇 개월 동안의 트레이닝 후에는 36km 또는 그 이상을 달릴 수 있음을 발견할 수 있다.

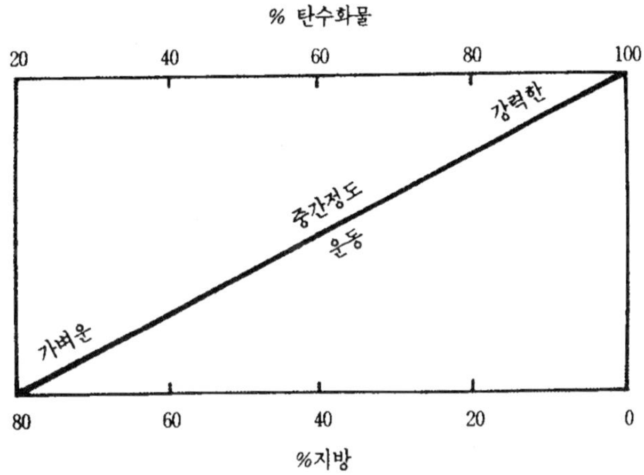


그림 7-3_ 운동강도에 따른 연료비

## 무산소, 유산소 에너지 시스템

무산소, 유산소 시스템은 중요한 에너지 시스템이다. 두 시스템의 차이는 무산소의 경우 탄수화물의 분해 과정에 산소를 사용하지 않는 반면, 유산소 시스템에서는 탄수화물과 지방으로부터 에너지를 생산하는 과정에 산소를 사용한다. 운동을 시작할 때에 인체에 무산소 시스템을 이용한다.

### ● 무산소 시스템

두 종류의 무산소 시스템이 있다. 운동을 시작할 때와 운동의 강도가 증가될 때에 사용되는 에너지는 저장된 ATP와 CP, 그리고 무산소 글리코겐분해(무산소 해당과정),

운동을 시작할 때와 운동의 강도가 증가될 때에 사용되는 에너지는 저장된 ATP와 CP로부터 공급된다.

운동 중에 요구되는 에너지는 탄수화물과 지방의 분해 과정에서 생산되는 ATP에 의해 공급된다. 저장된 근육 글리코겐의 무산소적 분해는 소량의 ATP와 대사 과정의 부산물인 젖산을 생성한다. 무산소 시스템에 의해 공급되는 에너지는 짧은 순간동안(최고 4분 정도) 최대의 노력이 요구되는 종목에서 중요하다. 이러한 과정이 〈그림 7-3〉에 묘사되어 있다.

### ● 유산소시스템

유산소aerobics란 산소의 사용을 의미한다. 유산소 에너지 시스템은 지방과 탄수화물 분해 과정에 산소를 사용하여 효율적으로 에너지를 생산한다. 산소를 사용하지 않으며 3개의 ATP와 젖산을 생성할 수 있는 탄수화물 한 분자를 산소를 사용해서 분해할 경우 39개의 ATP를 만들어 낼 수 있다.

이러한 차이 때문에 유산소 운동은 가볍게 느껴지고, 힘이 들지 않으며, 효율적인 반면, 무산소 운동은 고통스럽고 운동 지속시간이 한정된다는 것을 쉽게 이해할 수 있을 것이다. 근육세포 내에서 탄수화물(글루코스의 형태로)은 산소와 반응하여 이산화탄소, 물, 그리고 에너지를 생산한다.

미이토콘드리아mitochondria 내부에 위치하고 있는 유산소 효소aerobicnzyes는 탄수화물을 분해하면서 탄수화물 속에 내재되어 있는 에너지를 방출시킨다. 지구력 트레이닝의 한 가지 효과는 미이토콘드리아의 크기와 숫자를 증가 시키는 것이며 그 결과 유산소 효소의 농도와 활성activity이 증가한다.

이것은 지구력 훈련 후에는 에너지 생산 과정에 있어서의 근육의 산소 사용 능력이 향상된다는 것을 의미한다. 이러한 변화에 의해 탄수화물 분해는 보다 효율적이 되며 또한 근육은 더 많은 지방을 사용할 수 있어 저장량이 한정되어 있는 근육 글리코겐의 소모를 감소시킬 수 있다. 결과적으로 인체의 산소 사용 능력의 증가는 피로나 젖산 생성을 방지할 수 있다. 인체가 에너지 생산을 위해 단위 시간 내에 소비할 수 있는 최대의 산소량을 최대산소 power 또는 최대산소섭취량$VO_2max$이라 부른다.

### 근섬유의 형태와 에너지 시스템

각기 다른 근섬유는 어떤 특정한 형태의 운동에 특히 적합하며 또한 각 근섬유에는 주도적인 에너지 생산 시스템이 있다. slow-twitch 섬유SO ; slow oxidative에는 많은 양의 유산소 효소가 있다. 이러한 섬유들은 운동 강도가 낮고 지속 시간이 긴 조깅 같은 신체 활동에 사용된다. Fast oxidative glycolytic(FOG) 섬유는 빠른 수축을 할 수 있는 능력이 있으며 또한 지구력의 특성도 가지고 있다. Fast glycolytic(FG) 섬유는 빠르고 순간적인 운동에 적합하다. 운동 중에 사용되는 섬유는 신체 활동의 강도에 따라 결정되며 이러한 강도는 소모되는 산소의 양으로 측정할 수 있다.

이 과정이 〈그림 7-4〉에 나타나 있다. 느리게 조깅할 때 인체는 slow-twitch 섬유를 사용한다. 스피드가 증가하면 FOG 섬유가 수축되고 그 다음에 FG 섬유가 수축된다. 선수들의 트레이닝 프로그램을 계획할 때에는 트레이닝이 근섬유의 형태와 근섬유의 에너지 시스템에 미치는 영향을 고려하여야만 한다. 경기 시간이 짧은 종목의 선수들은 fast-twitch 근섬유의 트레이닝에 주의를 집중시켜야 할 것이다.

경기 시간이 보다 길 경우에는 선수들은 slow-twitch와 FOG 섬유의 유산소 또는 지구력 능력을 발달시켜야만 한다. 하지만 심지어 장거리 종목인 경우라도 결승점 앞에서 속력을 내기 위해서는 fast-twitch의 도움이 필요하다는 것을 기억해야 할 것이다. 〈그림 7-4〉은 달리는 중에 스피드가 증가함에 따라 젖산이 생성되는 속도를 보여주고 있다. 느리게 달릴 때에는 slow-twitch에 의해 생성되는 젖산은 거의 없다. 스피드가 증가하고 FOG섬유가 사용되기 시작하면서 젖산의 생성이 빨라진다.

스피드가 더욱 증가하면 젖산이 급증하며 이것은 FG 섬유가 사용되고 있음을 알려주는 것이다. FG 섬유의 사용으로 인해 젖산이 빠르게 누적되기 시작하는 이러한 지점을 무산소 역치anaerobic threshold라고 부른다. 산성 부산물(젖산)의 누적은 에너지 생산과 근육 수축을 방해하므로 젖산의 빠른 증가는 운동을 계속하지 못하도록 만든다. 이러한 무산소 역치 이하의 수준에서 트레이닝을 실시하면 유산소 에너지 시스템이 향상된다. 운동 강도가 무산소 역치 이상으로 증가되면 트레이닝은 무산소 에너지 시스템의 능력을 증가시킨다.

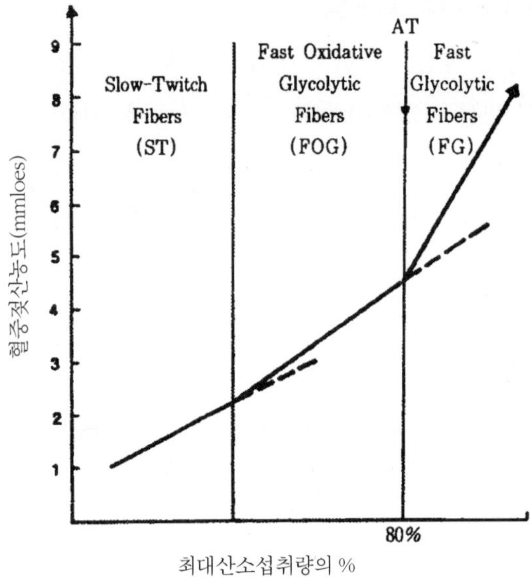


그림 7-4_ 무산소 역치(AT : anaerobic threshold 또는 OBLA : onset of blood lactic acid, 젖산 역치, 호흡 역치 등으로 불리어진다). slow-twitch 섬유는 가벼운 일에 사용되며 점차 운동이 힘이들면 fast-twitch가 가세된다.

[ 요 약 ]

1. 근육 속에 저장되어 있는 ATP와 CP는 근육 수축에 곧바로 사용할 수 있는 에너지 원료이다.
2. 신체 활동이 계속되면 저장된 근육 글리코겐이 무산소적으로 분해되면서 ATP를 추가적으로 공급한다.
3. 하지만 이러한 과정은 산성 부산물인 젖산을 생성하게 되어 신체활동이 계속되지 못하도록 만든다.
4. 호흡과 순환계의 변화가 근육의 산소 요구량에 맞추어지면 탄수화물과 지방의 유산소적 분해에 의해 ATP가 공급되며 젖산은 비교적 비활동적인 근육이나 다른 조직에 의해 제거된다.

5. 지방이 인체의 가장 주된 저장 에너지원이지만 강도 높은 신체활동 중에는 탄수화물이 일차적인 에너지 공급원이다.
6. slow-twitch와 fast-twitch 근섬유는 특정한 형태의 운동에 적합하며 또한 각 섬유는 제각기 주도적인 에너지 시스템을 가지고 있다.
7. 트레이닝은 자신의 스포츠 종목에서 사용되는 특정 근섬유의 에너지 시스템을 향상시킬 수 있도록 실시되어야 한다.
8. 운동의 강도가 증가하면 slow-twitch 섬유의 사용에 FOG(fast oxidative fibers)섬유의 사용이 가세되며 마지막으로 FG(fast glycolytic)섬유까지 동원된다.

FOG섬유에 FG섬유가 가세되는 과정은 무산소 또는 젖산 역차와 관련이 있는 것처럼 보여 진다.

다음 2. 에너지생산능력에서는 에너지 시스템과 근섬유의 바람직한 변화를 달성하는 데 있어 어떻게 가장 적합한 운동 강도를 선정하는가를 배울 것이다. 이러한 변화는 선수들의 경기력을 향상시킬 것이다.

## 2. 에너지 생산 능력

코치들은 마치 의사와 같다. 어떠한 것이 필요한가를 결정하기 위해 그들은 선수들의 컨디션을 진단한다. 그런 다음 선수들의 종목에서 요구되는 것들을 충족시키는 데 도움이 되는 트레이닝 프로그램을 처방한다. 트레이닝은 신체에 특정한 변화를 가져오기 때문에(마치 약품이나 다른 치료 방법처럼) 운동량은 조심스럽게 처방되어야만 한다.

적합한 운동량은 바람직한 신체의 적응 현상을 가져올 것이다. 운동량이 너무 적으면 변화가 일어나지 않을 것이며 너무 많으면 overtraining – 부상이나 질병 – 의 위험을 초래한다. 좋은 트레이닝 프로그램이란 에너지 공급, 에너지 생산 과정, 그리고 근섬유에 변화가 일어나도록 과학적으로 디자인된 것이다.

에너지 트레이닝이 진전됨에 따라 호흡기, 혈액, 심장, 혈관 등의 중요한 공급보조 계통에도 변화가 일어난다. 건, 인대, 그리고 뼈 역시 더욱 튼튼해진다. 내분비계와 신경계가 더욱 효율적이 되어 경기력 향상 및 여러 가지 심리적인 효과를 기대 할 수 있다. 에너지 트레이닝은 혈액 속의 지방 농도 또한 낮출 수 있어 심장병의 위험을 감소시킬 수 있다. 적당한 양의 트레이닝은 건강에 유익하지만 열심히 운동하는 선수들은 적합한 양의 트레이닝과 overtraining 사이의 경계선 위를 아슬아슬하게 걷고 있는 경우가 많다. 현명하게 디자인된 에너지 트레이닝 프로그램을 실시함으로써 overtraining에 의해 초래되는 문제들을 방지할 수 있다.

### 에너지 트레이닝 원리

4장의 근력트레이닝 설명 부분에서 과부하, 적응, 그리고 점진성의 원리들이 강조되었다. 이 원칙들은 에너지 능력을 트레이닝 할 때에도 역시 적용되며 또한 같은 세 가지 트레이닝 요소들을 변화시킴으로써 트레이닝을 조절할 수 있다. 운동 강도, 지속 시간, 그리고 운동 빈도, 운동 강도가 에너지 트레이닝의 조절에 있어 가장 중요한 요소이다. 근력 트레이닝의 경우 운동 강도는 부하의 무게와 운동 지속 시간을 변화시킴으로써 조절할 수 있다.

에너지 능력 트레이닝에 있어서는 선수들의 심박수를 측정함으로써 운동 강도를 조절할 수 있다. 선수들의 심박수가 운동 중에 상승하면 이러한 변화는 유산소aerobic : oxidative에서 무산소anaerobic : nonoxidative 에너지 생산과정으로 점차 바뀌어 진다는 것을 의미한다. 또한 심박수의 증가는 지방으로부터 탄수화물로 에너지 공급원이 전환되면 그리고 더 많은 fast-twitch 근섬유가 사용된다는 것을 암시하는 것이다. 심박수를 이용하여 어떻게 운동 강도를 조절할 수 있는가를 보다 자세히 살펴보자.

### 심박수

심박수는 두뇌에 있는 심장 센터cardiac center에 의해 조절된다. 이곳 센터에서는 근육과 신체 전신에 위치해 있는 감각기들로부터 정보를 받아 심박수를 증가 또는 감소시킨다. 근육에 더 많은 양의 산소가 필요하면 심박수가 증가한다. 심박수는 왼쪽 가슴 아래에 손가락을 대면 셀 수 있다. 보다 간편한 방법은 요골동맥이 위치해 있는 손목에서 맥박수를 측정하는 것이다. 오른손을 왼쪽손바닥 위에 놓은 다음, 왼쪽 손가락으로 오른손의 엄지 밑쪽의 손목에 대고서 맥박을 찾아낸다. 자신이 직접 연습한

다음 선수들에게 어떻게 맥박을 찾는지를 자세히 알려준다.

### ● 휴식심박수Resting Heart Rate

휴식심박수는 체력의 상태를 알려주는 좋은 지표이다. 신체가 단련되면 휴식심박수는 1분동안 평균 70회의 수준에서 그 이하로 감소한다. 나의 체력이 아주 좋은 상태일 때 나의 휴식심박수는 50회 이하였으며 30여회를 기록하는 사람들도 몇 명보았다. 매일 매일의 심박수를 기록하면 선수들은 자신의 체력과 건강의 변화를 파악할 수 있다.

선수들로 하여금 매일 아침 잠자리에서 일어나기 전에(누운 상태에서) 심박수를 측정하도록 지시한다. 컨디션이 좋지 않거나 몸에 열이 있으면 심박수가 높아진다는 것을 발견하게 될 것이다. 컨디션이 좋지 않거나 휴식심박수가 평소보다 5회 이상 높은 경우에는 하루를 쉬거나 또는 가볍게 운동한다. 과도하게 피로하거나 감기 때문일 수 있으며 이럴 경우 하루의 휴식이 결과적으로는 선수들의 회복을 앞당길 것이다.

### ● 최대 심박수

우리 모두 각자의 휴식심박수가 있듯이 최대심박수 또한 존재한다. 최대심박수란 자신의 심장이 1분동안 박동할 수 있는 최대의 숫자이다. 내가 마지막으로 측정한 나의 최대심박수는 180회였다. 자신의 최대심박수는 다음의 공식을 이용하여 예측할 수 있다.

Max HR = 220 − 자신의 나이

이 공식에 따르면 나이가 16세인 선수의 예상 최대심박수는 204회이다. 공식을 살펴보면 알 수 있듯이 나이의 증가에 따라 최대심박수는 감소한다. 〈그림 7-5 참조〉 나의 최대심박수가 180회였으니 내 나이가 아마도 40세일 것라고 짐작할 수도 있을 것이다. 하지만 나의 나이는 그보다 많다(공식으로 계산한 수치가 모든 사람에게 다 들어 맞는 것이 아니다). 이러한 차이는 최대심박수에 관해 흥미를 불러 일으킨다. 활발한 사람일수록 나이의 증가에 따른 감소가 둔화된다. 또한 아주 단련된 젊은 나이의 지구력 선수는 같은 나이의 친구들보다 대체로 최대심박수가 낮다. 아주 잘 단련된 젊은 나이의 지구력 선수를 자신이 지도하고 있다면 최대심박수를 간단하게 계산할 수 있을 것이다.

자신이 지도하는 선수의 최대심박수를 정확하게 파악하기를 바란다면 트레드밀이나 자전거를 이용하면서 ECG(electrocar diogram)를 측정하는 것이다. 만일 이러한 테스트가 가능하다면 선수들에게 테스트동안 최선을 다하라고 지시한다. 그렇지 않을 경우에는 올바른 최대심박수를 측정할 수 없다. 또 다른 방법은 선수들로 하여금 6~8분동안 경사도가 그리 급하지 않은 언덕길을 뛰어 올라가도록 선수들에게 지시한다. 지쳐서 속도를 늦추어야만 할 때까지 전력을 다하여야 하며 그러한 순간이 오면(지치면) 달리기를 즉시 중단한 다음 맥박수를 측정한다.(15초 동안 센 다음 × 4 또는 6초 동안 × 10 = 1분간의 심박수). 이러한 테스트를 실시하기 전에 선수들의 컨디션이 어떠한가를 반드시 확인해야 한다.

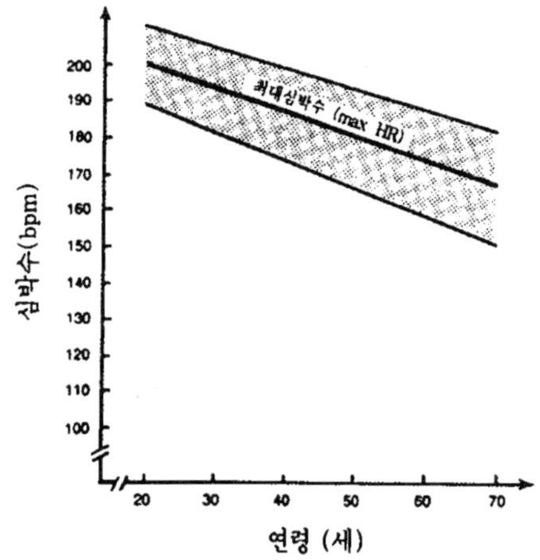


그림 7-5_ 평균 최대심박수. 최대심박수는 나이의 증가에 따라 감소한다. 그림자 쳐진 부분은 측정치가 변화할 수 있는 수준을 나타낸다. 평균보다 12회 이상 또는 이하 차이가 나는 경우도 있다.

## ●트레이닝 중의 심박수

트레이닝 중의 심박수는 손가락을 목의 숨통 부위 옆에 가볍게 대면 가장 쉽게 찾아낼 수 있다. 이 부위의 박동은 운동 중이나 운동을 바로 마친 후에 특히 강하다. 운동 중의 심박수는 운동 강도를 알려주는 가장 좋은 지표이다. 왜냐하면 심박수는 심장으로부터 뿜어져 나오는 혈액의 양, 섭취되는 산소의 양, 그리고 소모되는 칼로리 양과 밀접하게 관련되어 있기 때문이다. 이러한 상관관계가 너무나 밀접하기 때문에 일직선을 형성하며 그 결과 하나의 변수를 알면 다른 변수를 예측할 수 있다. 이러한 상관 관계가 〈그림 7-6〉에 나타나 있다.

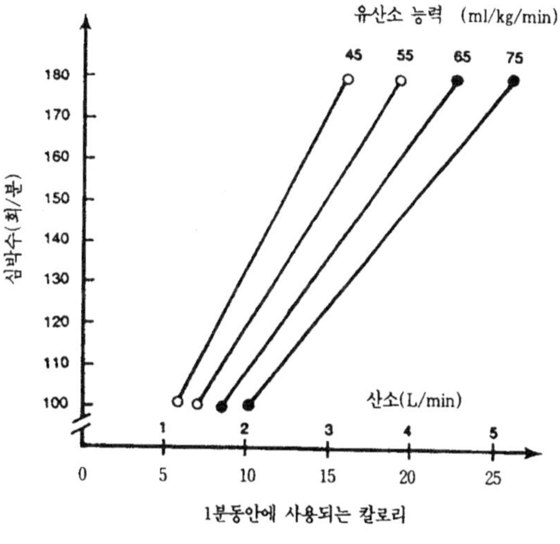


그림 7-6_ 신체활동 중의 산소섭취량과 칼로리 소비량을 심박수로부터 예상할 수 있다. 선수들 자신의 유산소 능력과 비슷한 수준의 선을 찾는다. 운동 중의 심박수로부터 수평선을 그은 다음 유산소 능력의 선과 만나는 점에서 아래로 수직선을 내려서 산소섭취량과 에너지 소비량을 결정한다. 심박수가 165회이며 유산소 능력이 65ml/kg/min인 달리기 선수는 1분에 20kcal를 소비한다.

트레이닝 중의 심박수가 증가하면 에너지 원료가 지방으로부터 점차적으로 탄수활물로 바뀌어 진다는 것을 암시하는 것이다. 심박수가 더욱 증가하면 이러한 변화는 유산소에서 무산소 에너지 생산으로 점진적으로 전환되는 것을 암시한다(심박수의 증가는 에너지 생산 과정의 변화를 반영한다). 인체는 힘이 안 드는 신체 활동을 실시할 때에는 slow-twitch 근섬유를 가동시키며(사용하면) 힘이 드는 경우에는 slow-와 fast-twitch

근섬유 두 가지 모두 가동시키는데 트레이닝 중의 심박수 증가는 fast-twitch 근섬유의 가동 증가와 일치한다. 그러므로 트레이닝 중의 심박수는 운동의 강도를 조절하는 데 있어, 또한 선수가 올바른 강도에서 운동하고 있는가를 확인시켜 줄 수 있는 효과적인 방법이다.

### 트레이닝 강도의 조절

트레이닝 중의 심박수는 트레이닝 강도를 파악하는 방법이므로 내가 지도하는 선수들이 적당한 강도에서 운동하고 있는가? 실시하는 운동 강도가 너무 높지 않은가? 같은 의문을 해결하는 데 도움이 된다. 트레이닝의 강도를 심박수로 처방함으로써 자신이 목표한 것과 같은 변화가 에너지 공급, 에너지 생산 과정, 그리고 근섬유 형태에 일어날 수 있는 강도에서 선수들이 운동하도록 유도할 수 있다.

모든 스포츠 종목에 있어 에너지 트레이닝 초반기에는 가벼운 지구력 운동을 실시하여야 한다. 체력이 보통 수준인 선수의 경우 자신 최대심박수의 70~85%가 아마도 적절한 운동 강도일 것이다. 예를 들어 스키 선수인 Steven의 최대심박수가 200회라고 생각하자. 코치인 Bob은 Steven이 시즌이 시작될 때까지 체력을 증가시켜야만 하며 점진적인 향상을 위해서는 적절한 강도에서 운동해야 한다는 것을 알고 있다. Bob은 다음의 공식을 사용하여 Steven의 운동 중 심박수 범위를 결정하였다.

최저심박수 = 200 × 70% = 140 bpm(beats per minute)

최대심박수 = 200 × 85% = 170 bpm

만일 Steven이 이러한 범위 내에서(140~170회) 트레이닝을 실시한다면 자신의 시즌 초반기 목표를 달성할 수 있을 것이다.

선수들의 심박수가 적당한 범위 내에 있는지 그리고 올바른 강도에서 운동하고 있는지를 확인하려면 선수들로 하여금 자신이(코치) 적합하다고 생각하는 pace에서 최소한 3-5분동안 운동을 시킨다. 그런 다음 운동을 중단시키고 그 즉시 15초동안 선수 자신들의 심박수를 측정하도록 지시한다. 4를 곱하면 1분 동안의 심박수를 찾아낼 수 있다.

예를 들어 얼마동안 스키를 타고 난 후의 15초 동안 심박수가 38회라면 그의 운동 중 심박수는 152회/분이었으며 이것은 적합한 수준이라고 말할 수 있을 것이다. 만일 심박수가 너무 낮으면 선수들에게 pace를 조금 증가시키라고 지시하고 또한 너무 높을 경우에는 pace를 조금 늦추도록 지시한다.

운동 중의 심박수는 운동의 강도를 판단하는 한 가지 방법이지만 이것은 단지 예측에 지나지 않는다는 것을 명심해야 한다. 만일 어느 선수의 최대심박수가 선수 연령의 평균치와는 아주 다를 경우에는 개인적인 조절이 필요할 것이다. 만일 처방한 운동심박수가 너무 어렵거나 너무 쉬워 보일 경우에는 조절해야만 한다.

### 에너지 트레이닝 지침

운동심박수와 에너지 시스템 그리고 근섬유 형태의 관계가 〈표 7-2〉에 나타나 있다. 트레이닝의 지속 시간에 대해서는 이 장의 끝부분에서 설명하겠다.

표 7-2_ 트레이닝의 심박수*

| % Max HR | HR** | 트레이닝 효과 |
|---|---|---|
| 60~80% | 120~160 | 유산소 에너지 공급원<br>유산소 에너지 생산 과정<br>slow-twitch 근섬유 |
| 80~90% | 160~180 | 유산소 에너지 생산 과정<br>slow-twitch와 FOG 섬유<br>무산소(또는 젖산) 역치treshold |
| 90~95% | 180~190 | 무산소 에너지 생산 과정<br>slow-twitch, FOG 섬유,<br>그리고 fast glycolytic 섬유 |
| 95~100% | 190~200 | 무산소 에너지 공급원<br>무산소 에너지 생산 과정<br>slow-와 fast-twitch 섬유<br>스피드(신경 근육의 기술과 효율성) |

* 이러한 수치들은 단지 추정일 뿐이며 개개인에 따라 많은 차이가 있다.

** 최대심박수가 200회인 경우

### 심박수 측정에 영향을 미칠 수 있는 요인들

여러 가지 요인들이 심박수를 트레이닝 강도의 지표로 사용하는 데 어려움을 준다. 이러한 요인들은 감정, 질병, 더위, 고도, 실시하는 운동의 형태, 그리고 여행과 수면 부족의 영향 등이 포함된다.

● 감정

어떤 상황에 감정적으로 휩쓸리게 되면 심박수가 증가한다. 두려움과 흥분을 불러일으키는 상황들이 심박수의 측정으로는 노력을 정확하게 평가할 수 없는 두 가지 보기이다. 연습 중에 감정을 불러일으키는 상황이 생기면 선수들의 심박수가 증가된다.

예를 들면, 경쟁이 아주 치열한 연습 중에 선수들의 의욕이 지나치게 되면 심박수가 증가된다(운동 시작 전에 심박수가 증가하는 것을 느낀 경우가 있을 것이다). 하지만 이러한 감정적 영향은 운동이 계속되면 점차 사라진다.

● 질병

몸에 열이 나면 심박수가 증가하므로 선수들은 몸에 열이 있을 경우에는 연습을 삼가야 한다. 병상에 오랜 기간 동안 누워 있은 후에도 심박수는 평상시보다 높다. 만일 선수들이 질병을 앓았다면 서서히 트레이닝에 복귀시킨다.

● 더위

더운 날씨에 운동을 할 경우에는 심박수가 증가한다. 그 이유는 인체는 운동하는 근육 뿐만 아니라 열을 몸 밖으로 배출하기 위해 피부로도 혈액을 보내야 하기 때문이다. 평상시보다 아주 더울 때에는 심박수를 트레이닝의 강도를 알려주는 지표로 이용하면 더위로 인해 초래될 수 있는 위험으로 부터 방지할 수 있을 것이다(똑같은 양의 운동을 하더라도 더위에서는 심박수가 높으며 이것은 신체가 더 많은 부담을 느끼고 있음을 반영한다. 그러므로 더위에는 운동 강도를 감소시켜야 할 것이다).

신체의 수분이 상당량 손실되면 심박수가 증가하므로 선수들에게 연습과 경기 중에 많은 양의 수분을 섭취하도록 권장한다. 예상치 않은 경기력 감소의 가장 흔한 이유 중의 하나는 충분한 양의 물을 섭취하지 않은 것이다.

● 고도(Altitude)

5,000 피트 이상 고지대에서의 첫째 주동안에는 운동 중의 심박수가 어느 정도 증가한다. 하지만 그러한 경향은 2주 이내에 사라진다.

● 운동의 형태

어떤 형태의 운동은 심박수를 트레이닝의 지표로 활동하는 데 어려움이 있다. 움직이지 않는 물체에 대해 힘을 발휘하는 등척성 운동isometric이나 웨이트 트레이닝은 소비되는 에너지에 상응하는 것보다 훨씬 높게 심박수를 증가시킨다. 체조의 여러 동작의 경우처럼 팔만이 사용되는 운동의 경우에도 다리로 같은 일을 할 때보다 심박수가 높다. 팔과 다리 모두가 사용되면 앞에서 살펴보았던 심박수의 상관 관계로 돌아간다.

● 여행과 수면 부족

오랜 시간동안의 여행, 특히 여러 시간대를 통과하는 경우에는 심박수가 증가될 수 있으며 경기력을 감소시킨다. 수면 부족 또한 심박수를 증가시키며 유산소 효소의 효율성을 감소시킨다. 여행이나 수면 부족 후에는 더 많은 휴식 시간을 허용한다.

### 노력의 정도 : 심박수 측정의 대안

만일 위에서 언급한 여러 상황들이 선수들의 트레이닝을 지나치게 복잡하게 만들거나 또는 심박수를 자주 측정하는 것이 선수들을 귀찮게 만든다고 느껴지면 다음의 대안을 고려해도 좋다. 인체는 고통, 압력, 온도, 그리고 그 외의 여러 가지 자극을 감지하는 수천 개의 신경이 전신에 분포되어 있다. 신경들은 두뇌에 메시지를 전달하며 두뇌에서는 받아들인 정보를 종합하여 자신의 노력 정도를 계산해 낸다. 이러한 노력의 정도를 분별하도록(판단하도록) 배울 수 있으며 그럴 경우 심박수 측정을 생략할 수 있다. 왜냐하면 이러한 느낌은 심박수와 밀접하게 관련되어 있기 때문이다.

노력의 정도를 판단하기 위해서는 Sweden의 심리학자 Gunnar Borg가 개발한 도표 〈표 7-3〉를 선수들이 사용하도록 지도할 수 있다. 심박수를 측정하는 대신에 선수들은 자신들에게 운동이 얼마나 힘이 드는가? 라고 질문하면 된다.

트레이닝의 초반기에는 심박수와 도표를 함께 사용한다. 결국에는 선수들은 심박수를 측정할 필요가 없게 될 것이다. 운동의 강도를 자신들의 느낌으로 적절하게 평가할 수 있을 것이다. 만일 트레이닝을 150회의 심박수에서 실시해야 한다면 선수들에게 힘든다(15)라고 느끼는 수준에서 운동하도록 지시한다. 자신의 느낌에 의거하여 실시하는 이러한 운동 강도는 처방된 심박수에서 그리 벗어나지 않을 것이다.

힘든다 = 15 × 10 = 150 bpm

표 7-3_ 노력의 정도 판단 도표

| 운동이 얼마나 힘이 드는가? | 판단수준 |
|---|---|
| 아주 아주 쉽다 | 6<br>7 |
| 아주 쉽다 | 8<br>9 |
| 쉽다 | 10<br>11 |
| 약간 힘든다 | 12<br>13 |
| 힘든다 | 14<br>15<br>16 |
| 아주 힘든다 | 17<br>18 |
| 아주 아주 힘든다 | 19<br>20 |

## 트레이닝 피라미드

에너지 능력 트레이닝은 〈그림 7-7〉에 묘사되어 트레이닝 피라미드를 기초로 해서 구성된다. 코치들이 생각하는 각기 다른 에너지 능력 요소의 중요성은 자신이 참가하는 스포츠종목의 특정 체력 요구에 좌우될 것이다. 마라톤이나 장거리수영 같은 지구력 운동의 경우 유산소 및 무산소 역치 트레이닝이 가장 중요하다. 지속 시간이 짧고, 신체의 움직임의 빠른 경기인 레슬링이나 야구 같은 경우에는 무산소와 스피드 트레이닝이 그러한 종목에서 요구되는 체력의 발달에 적합하다. 하지만 모든 스포츠종목에 있어 과부하와 신체의 적응, 그리고 부상을 방지하기 위해서는 점진적으로 트레이닝이 실시되어야 한다. 트레이닝 피라미드에 나타나있는 네 단계의 트레이닝 효과를 살펴보자.

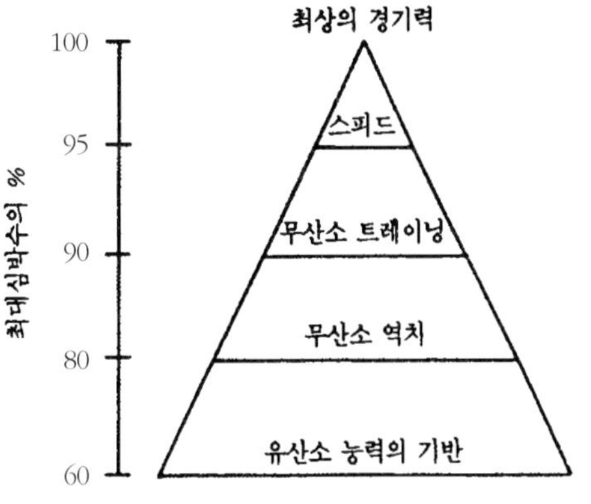


그림 7-7_ 트레이닝 피라미드

### ● 유산소 능력의 기반

대부분 스포츠 종목의 경우, 선수들은 유산소 능력 기반 갖추어야 한다. 이러한 기반은 호흡기와 순환기 계통을 효율적으로 만들고, 건과 인대를 튼튼하게 만들며, 더 많은 에너지를 생산한다. 유산소 트레이닝은 또한 slow-twitch 근섬유의 지구력과 에너지 생산 과정을 향상시킨다. 〈표 7-4〉은 off 시즌 동안의 유산소 트레이닝의 일반적인 지침이다. 도표를 이용하는 방법은 경기 중에 선수들이 얼마동안 계속적으로 노력을 기울여야 하는가를 먼저 판단한 다음 트레이닝 목표를 찾아내는 것이다.

표 7-4_ 유산소 능력 기반을 이룩하기 위한 목표 운동량

| 경기 중에서 노력을 계속적으로 기울여야 하는 시간 | 목표운동량* |
|---|---|
| 10초이하 | 16~24km/주 또는 1~2시간 |
| 10초~2분 | 24~32km/주 또는 2~3시간 |
| 2분~15분 | 32~48km/주 또는 3~5시간 |
| 15분~30분 | 48~64km/주 또는 5~7시간 |
| 30분 이상 | 64km이상/주 또는 7시간 이상 |

* 달리기 선수, 농구 선수, 럭비 선수, 그리고 발로 운동하는 선수들은 km를 활용할 것

** 수영 선수, 자전거 선수, 스키 선수, 그리고 그밖의 선수(발로써 운동하지 않는)들은 시간 단위를 사용할 것

### ● 무산소 역치Anaerobic Threshold

일단 유산소 기반이 충실이 갖추어지면 선수들은 피라미드의 다음 단계로 이동할 수 있다.

① 무산소 역치 증가

이 단계에서는 FOG 섬유의 유산소 능력 발달에 중점을 둔다. 유산소 능력 한계 바로 아래 수준에서 운동하면 무산소 역치가 증가한다. 많은 코치들이 과거에는 이 단계의 에너지 능력 트레이닝을 중요하게 생각하지 않았다. 하지만 그 다음 단계의 트레이닝(무산소 시스템의 발달)으로 나아가기 위해서는 필수적인 준비 과정이다.

② 무산소 트레이닝

무산소 시스템의 향상은 FOG 근섬유의 산소 이용 능력이 잘 발달되고 난 다음에 실시되어야 한다. 무산소 시스템은 유산소 시스템처럼 그렇게 많이 향상되지 않으며 일주일에 2~3번의 무산소 트레이닝을 6~8주 이상 실시할 필요가 없다.

높은 강도의 이러한 어려운 트레이닝을 지나치게 강조할 경우 피로, 질병, 그리고 부상을 초래할 수 있다. 무산소 트레이닝은 단기적 에너지의 연료 공급 증가와 생산 과정을 발달시키며 FG근섬유를 단련시켜 준다.

③ 스피드 트레이닝

피라미드의 마지막 단계인 스피드 트레이닝은 에너지 능력의 향상보다는 신경근육의 발달에 더 많은 초점을 맞춘다. 스피드 트레이닝은 경기를 앞에 두고서 기술을 가다듬고 손질하기 위해 사용된다. 하지만 이 말은 그 외의 모든 단계에서는 트레이닝이 느리게 진행되어야만 한다는 것을 의미하는 것은 아니다. 트레이닝 피라미드는 체계적, 점진적으로 스피드를 증가하도록 요구한다. 하지만 신체가 강도 높은 트레이닝을 견딜 수 있을 때까지는 과도한 스피드 운동을 최소화하는 것이 바람직하다. 잘 단련된 선수들은 연간 단위의 운동 프로그램을 실시하는 선수들의 스피드운동 프로그램을 보다 빨리 실시 할 수 있을 것이다.

## 에너지 트레이닝 프로그램의 구성

에너지 트레이닝 프로그램을 어떻게 구성하는가? 많은 트레이닝 방법들 중에서 가장 효과 적인 방법을 선택하기 위해서는 어떤 방법들이 각 선수들의 요구를 가장 잘 충족시킬 수 있는가를 먼저 고려해야 한다.

### ● 스포츠 종목에 따른 운동의 선택

트레이닝 프로그램을 계획하기 전에 어떠한 에너지 원료와 생산 과정이 특정 스포츠 종목에 사용되는가 그리고 각 단계의 트레이닝에 어느 정도의 중요성이 강조되어야 하는가를 결정해야만 한다.

예를 들면, 미식축구나 야구의 경우 운동 지속 시간은 몇 초 이상 되지 않으므로 무산소 에너지 시스템에 거의 의존한다. 이와는 반대 상황이 cross-country skiing이나 장거리 달리기처럼 지속 시간이 1시간 이상 되는 스포츠에 나타난다. 이 경우에는 유산소 시스템에 대부분 좌우된다. 하지만 많은 스포츠 종목에 있어 어떠한 에너지 시스템이 가장 주된 것인지는 그리 분명하지 않다.

스포츠 종목에 따라서는 선수들의 포지션에 의해 에너지 요구를 구별해야 할 필요가 있을지도 모른다. 실제 경기 상황에서의 전형적인 신체활동 지속 시간의 분석에 근거한 대부분 스포츠 종목의 유산소, 무산소 에너지 시스템의 상대적 중요성이 〈그림 7-7〉에 나타나 있다. 만일 신체 동작의 지속 시간이 미식축구의 경우처럼(평균 play

지속시간이 4초) 아주 짧다면 그러한 종목은 무산소적일 것이다. 이 말은 유산소 능력의 기반을 생략하고 곧장 무산소 트레이닝을 실시해도 좋다는 말인가? 물론 그렇지 않다! 미식축구의 경우 전력을 다한 각 play 사이에 25~30초의 휴식이 있다.

만일 선수들의 유산소 체력이 약하다면, 이러한 경우를 흔히 발견할 수 있는데, play사이의 휴식동안 충분히 회복될 수 없어 후반전이나 경기의 종반부에 아주 피로하게 될 것이다 . 유산소 능력의 기반이 충실하면 오랜 시간동안의 연습을 거뜬히 소화해 낼 수 있다. 그러므로 유산소 능력 기반의 중요성이 간과되어서는 결코 안 된다.

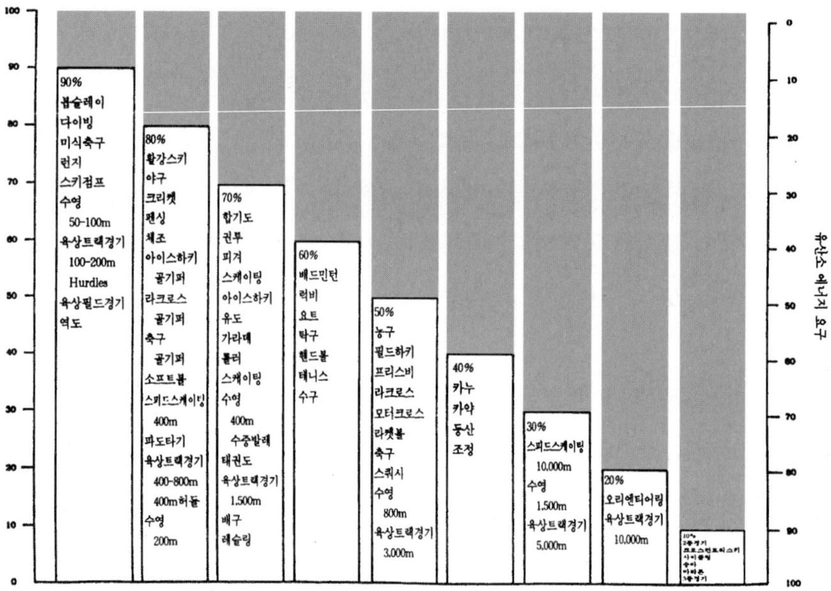

각기 다른 스포츠 종목의 유산소 · 무산소 에너지 능력 요구. 다음 종목들의 무산소 에너지 요구는 거의 없다고 볼 수 있으며 100% 유산소 종목으로 생각할 수 있다 : 양궁, 볼링, 골프, 그리고 사격 종목.

그림 7-8_ 에너지 시스템의 상대적 기여도

● 트레이닝 시간의 결정

운동 중의 유산소, 무산소 에너지의 상대적 기여 정도가 〈그림 7-8〉에 나타나 있지만 각 단계의 트레이닝을 어떻게 또는 얼마나 많은 시간을 할애해야 하는지는 제시되어 있지 않다. 일반적으로 볼 때 짧은 시간동안의 강도 높은 종목은 장거리 종목의 경우처럼 그렇게 많은 양의 유산소 트레이닝을 필요로 하지 않으며 장거리 지구력 종목은 미식축구 연습에서 보편적인 스프린트 달리기가 요구되지 않는다. 하지만 각 스포츠 종목과 각 개인에게 가장 이상적인 트레이닝 방법에 관해서는 의견의 차이가 존재하고 있다.

표 7-5_ 각기 다른 트레이닝 방법이 유산소, 무산소 에너지 생산 능력의 발달에 기여하는 정도*

| 에너지 트레이닝 방법** | 에너지 트레이닝 발달의 percentage | |
|---|---|---|
| | 유산소(%) | 무산소(%) |
| 지속적인 트레이닝 | | |
| 느린 pace | 95 | 5 |
| 빠른 pace | 90 | 10 |
| 언덕 달리기(필요한 경우) | 80 | 20 |
| Fartlek과 Repetition트레이닝 | 75 | 25 |
| 인터벌 트레이닝 | | |
| 유산소 : 장거리 | 70 | 30 |
| 단거리 | 60 | 40 |
| 무산소 : 중거리 | 30 | 70 |
| 장 · 단거리 | 20 | 80 |
| 스프린트 달리기 | | |
| Acceleration | 5 | 95 |
| Hollow 스프린트 | 5 | 95 |
| Starts and shuttle run | 5 | 95 |

* 이러한 수치는 단지 추정치이며 트레이닝 방법이 어떻게 연습에 적용되는가에 따라 좌우된다.

** 유산소 인터벌, Fartlek,Repetition, 그리고 빠른 스피드 트레이닝은 무산소 역치를 향상시키기 위해 사용될 수 있다.

모든 스포츠 종목에는 각기 다른 트레이닝을 실시할 필요성이 있다. 코치의 임무 중의 하나는 선수들의 경기력에 최상의 효과를 거두기 위해서 각기 다른 트레이닝에 얼마나 많은 시간을 할애해야 하는가를 결정하는 것이다. 각기 다른 종류의 트레이닝 방법이 유산소와 무산소 에너지 능력의 발달에 기여할 수 있는 정도는 〈표 7-6〉에 나타나 있다. 〈그림 7-8〉과 〈표 7-5〉를 비교해 봄으로써 대부분의 스포츠 종목에 가장 적합한 트레이닝 방법을 찾아낼 수 있을 것이다. 이러한 비교가 〈표 7-6〉에 종합적으로 소개되어 있다.

● 트레이닝 프로그램의 개별적 처방

팀 구성원 개개인에게 적합한 트레이닝을 처방해야 한다는 것의 중요성을 앞에서도 강조하였다. 어떤 선수들은 이미 충분한 지구력을 소유한 상태일 수 있으며 다른 선수들은 충분한 power를 가지고 있을지도 모른다. 만일 모든 선수들에게 동일한 프로그램을 처방한다면 어떤 선수에게는 운동량이 지나칠 수 있고 또 다른 선수에게는 부족할 수 있다.

이 책의 내용은 과학적인 연구에 의거한 일반적인 트레이닝 계획을 여러분들에게 소개하는 것이다. 자신이 지도하는 종목에서 요구되는 특정한 체력과 각 선수 개개인의 요구를 가장 잘 만족시킬 수 있는 트레이닝 계획을 작성할 때가 바로 코칭의 예술이 발휘되는 순간이다. 훌륭한 코치들과 그렇지 못한 코치들을 구분시키는 가장 뚜렷한 차이는 선수 개개인들을 그들 각자에게 적합한 트레이닝 방법과 결합시키는 능력이다. 현재 상용되고 있는 주요 에너지 능력 트레이닝 방법들을 살펴보자.

표 7-6_ 여러 가지 스포츠 종목 및 신체 활동에서 권장되는 에너지 트레이닝 방법

| Sports of Sports Activity | Aerobic | | | | | | | Anaerobic | | | | |
|---|---|---|---|---|---|---|---|---|---|---|---|---|
| | SP | H | F | R | FP | LAI | SAI | MAN | SAN | SPR | ST | SH |
| Aikido 합기도 | V | | | | | | | | V | | V | |
| Archery 양궁 | V | | | | | | | | | | | |
| Badminton 배드민턴 | V | | | | | | V | | V | | | |
| Baseball 야구 | V | V | | | V | | | | V | V | V | V |
| Basketball 농구 | V | V | V | V | V | | V | V | V | | | V |
| Biathlon 2종 경기 | V | V | V | V | V | V | V | V | V | | | |
| Bobsled 봅슬레드 | V | V | | | | | | | V | V | V | |
| Boccie 이탈리아의 잔디 볼링 | V | | | | | | | | | | | |
| Boxing 권투 | V | V | V | | | | V | V | V | | | |
| Bowling 볼링 | V | | | | | | | | | | | |
| Canoeing 카누 | V | | V | V | V | V | V | V | V | V | V | V |
| Criket 크리켓 | V | | | | | | | | V | | | |
| Cyclung 사이클링 | V | V | V | V | V | V | V | V | V | | | |
| Cecathlon 10종 경기 | V | V | | | V | V | | V | V | V | V | V |
| Diving 다이빙 | V | | | | | | | | | | | |
| Equestrian 승마 | V | | | | | | | | | | | |
| Fencing 펜싱 | V | | | | | | | | V | | | |
| Field hockey 필드 하키 | V | V | V | | | | V | V | V | V | | V |

| | | | | | | | | | | | | |
|---|---|---|---|---|---|---|---|---|---|---|---|---|
| Figure skating 피겨 스케이팅 | V | | | V | | V | | V | V | V | | |
| Football 미식축구<br>Offensive/defensive lineman | V | V | V | | V | | | | V | V | V | V |
| Offensive backs | V | V | V | | V | | V | | V | V | V | V |
| Receivers | V | V | V | | V | | V | | V | V | V | V |
| Defensive backs | V | V | V | | V | | V | | V | V | V | V |
| Kickers/punters | V | | V | | V | | | | V | V | | V |
| Fresbee 프리스비 | V | V | | | | | | | V | V | | V |
| Golf 골프 | V | V | | | | | | | | | | |
| Gymnastics 체조 | V | | | | | V | | | V | | V | V |
| Ice hockey* 아이스 하키 | V | | | | | | V | | | | | |
| Goalkeeper 골키퍼 | V | | | | | | | | V | | V | V |
| Other positions 그밖의 포지션 | V | | V | | | | V | V | V | V | V | V |
| Judo 유도 | V | | | | | | | V | | | | V |

SP – Slow Pace(지속적 달리기 : 느린 pace)　R – Repetitions
SAI – Short Aerobic Intervals(단거리 유산소 인터벌)　SPR – Sprints
H – Hills(언덕달리기)　FP – Fast Pace(지속적 달리기 : 빠른 pace)
MAN - Medium Anaerobic Intervals(중거리 무산소 인터벌)　ST – Starts
F – Fartlek　LAI – Long Aerobic Intervals(장거리 유산소 인터벌)
SAN – Short Anaerobic Intervals　SH – Shuttle Runs
*달리기보다는 그 종목에서 실제로 실시되는 운동을 트레이닝 과정 동안 수행한다.

| | | | | | | | | | | | | |
|---|---|---|---|---|---|---|---|---|---|---|---|---|
| Karate 가라데, 태권도 | V | V | | | | | | | | V | | V |
| Kayaking 카약 | V | | V | V | V | V | V | V | V | V | V | V |
| Lacrosee 라크로스<br>Goalkeeper 골키퍼 | V | | | | | | V | | V | V | | V |
| Other positions 그밖의 포지션 | V | V | | | | | V | V | V | V | | V |
| Luge 런지 | V | V | | | | | V | | V | V | V | |
| Marathon 마라톤 | V | V | V | V | V | V | V | V | | V | | |
| Modern pentathlon 근대 5종 경기 | V | V | V | V | V | V | V | V | V | V | V | |
| Motorcross 모터크로스 | V | V | | | | V | V | V | V | | | |
| Mountaineering 등산 | V | V | V | V | | | | | | | | |
| Orienteering 오리엔티어링 | V | V | V | V | V | V | V | V | V | V | | V |
| Racquetball 라켓볼 | V | V | | | | | | | | | | |
| Roller skating 롤러 스케이팅 | V | V | V | V | V | V | V | V | V | V | V | |
| Rowing 조정 | V | | V | V | V | V | V | V | V | V | V | |
| Rugby 럭비 | V | V | | | | | V | V | V | V | V | V |
| Sailing | V | | | | | | V | V | V | V | V | |

| | | | | | | | | | | | | |
|---|---|---|---|---|---|---|---|---|---|---|---|---|
| Shooting sports 사격 | V | | | | | | | | | | | |
| Skiing 스키<br>Alpine 활강 | V | V | | V | | | V | V | V | V | V | |
| Cross-country 크로스 컨트리 | V | V | V | V | V | V | V | V | V | V | V | V |
| Ski junmping 스키 점프 | V | V | | | | | V | | V | V | V | |
| Soccer 축구<br>Goalkeeper 골키퍼 | V | | | | | | V | | V | V | | V |
| Other positions 그밖의 포지션 | V | V | V | | | V | V | V | V | V | V | V |
| Softball 소프트볼 | V | V | | | | | V | | V | V | V | V |
| Speedskating 스피드 스케이팅 | V | | V | V | V | V | V | V | V | V | V | |
| Squash 스쿼시 | V | | | | | | V | V | V | V | V | V |
| Surfing 파도타기 | V | V | | V | | V | V | | V | | | |
| Swimming 수영<br>50m all strokes 모든 영법 | V | | | | | | V | | V | V | V | |
| 100m all strokes 모든 영법 | V | | | | V | | V | V | V | V | V | |
| 200m all strokes 모든 영법 | V | | | | V | V | V | V | V | V | V | |
| 400m all strokes 모든 영법 | V | | V | V | V | V | V | V | V | V | V | |
| 800m all strokes 모든 영법 | V | | V | V | V | V | V | V | V | V | V | |
| 1,500m all strokes 모든 영법 | V | | V | V | V | V | V | V | | V | V | |

SP – Slow Pace(지속적 달리기 : 느린 pace)
SAI – Short Aerobic Intervals(단거리 유산소 인터벌)
H – Hills(언덕달리기)
MAN – Medium Anaerobic Intervals(중거리 무산소 인터벌)
F – Fartlek
SAN – Short Anaerobic Intervals
R – Repetitions
SPR – Sprints
FP – Fast Pace(지속적 달리기 : 빠른 pace)
ST – Starts
LAI – Long Aerobic Intervals(장거리 유산소 인터벌)
SH – Shuttle Runs

*달리기보다는 그 종목에서 실제로 실시되는 운동을 트레이닝 과정 동안 수행한다.

| Sports of Sports Activity | Aerobic | | | | | | | Anaerobic | | | | |
|---|---|---|---|---|---|---|---|---|---|---|---|---|
| | SP | H | F | R | FP | LAI | SAI | MAN | SAN | SPR | ST | SH |
| Synchronized swimming* 수중발레 | V | | | V | | V | | V | | | | V |
| Table tennis 탁구 | V | | | | | | V | | V | | | V |
| Taekwondo 태권도 | V | | | | | | V | | V | | | V |
| Team handball 핸드볼 | V | V | | V | | | V | | V | V | V | V |
| Tennis 테니스 | V | V | | | | | V | V | V | V | V | V |
| Track and field 육상<br>100m | V | V | | | | | V | | V | V | V | V |
| 200m | V | V | | | | | V | | V | V | V | V |
| 400m | V | V | | | | | V | V | V | V | V | V |

|  |  |  |  |  |  |  |  |  |  |  |  |  |  |
|---|---|---|---|---|---|---|---|---|---|---|---|---|---|
| 800m | V | V |  | V | V | V | V |  | V | V | V | V |  |
| 1,500m | V | V | V | V | V | V | V |  | V | V | V | V |  |
| 2mi | V | V | V | V | V | V | V |  | V | V | V |  |  |
| 3mi/5000m | V | V | V | V | V | V | V |  | V | V | V |  |  |
| 6mi/10000m | V | V | V | V | V | V | V |  | V | V | V |  |  |
| 100m hurdle 허들 |  |  |  |  |  |  | V |  |  | V | V | V | V |
| 400m hurdle 허들 | V | V |  |  |  |  | V |  | V | V | V | V | V |
| Discis 원반던지기 | V | V |  |  |  |  | V |  |  | V | V | V |  |
| High Jump 높이뛰기 | V | V |  |  |  |  | V |  |  | V | V | V |  |
| Javelin 창던지기 | V | V |  |  |  |  | V |  |  | V | V | V |  |
| Long jump 멀리뛰기 | V | V |  |  |  |  | V |  |  | V | V | V |  |
| Pole vault 장대 높이뛰기 | V | V |  |  |  |  | V |  |  | V | V | V |  |
| Shot put 포환던지기 | V | V |  |  |  |  | V |  |  | V | V | V |  |
| Triple jump 세단뛰기 | V | V |  |  |  |  | V |  |  | V | V | V |  |
| Triathlon 3종 경기 | V | V | V | V | V | V | V |  | V | V | V |  |  |
| Volleyball 배구 | V | V |  |  |  |  | V |  |  | V | V |  | V |
| Waterpolo* 수구 | V |  | V | V |  |  | V |  | V | V | V |  | V |
| Weight lifting 역도 | V |  |  |  |  |  |  |  |  |  |  |  |  |
| Wrestling 레슬링 | V | V |  |  | V |  | V |  | V | V |  |  |  |

SP – Slow Pace(지속적 달리기 : 느린 pace)
R – Repetitions
SAI – Short Aerobic Intervals(단거리 유산소 인터벌)
SPR – Sprints
H – Hills(언덕달리기)
FP – Fast Pace(지속적 달리기 : 빠른 pace)
MAN – Medium Anaerobic Intervals(중거리 무산소 인터벌)
ST – Starts
F – Fartlek
LAI – Long Aerobic Intervals(장거리 유산소 인터벌)
SAN – Short Anaerobic Intervals
SH – Shuttle Runs

*달리기보다는 그 종목에서 실제로 실시되는 운동을 트레이닝 과정 동안 수행한다.

## 에너지 트레이닝 방법

지금부터는 〈표 7-6〉에 소개된 트레이닝 방법들이 보다 자세히 소개될 것이므로 각 방법들이 자신의 특정 종목에 적합한지를 결정할 수 있을 것이다. 하지만 기억해야 할 것은 자신 종목의 요구를 보다 충실히 만족시키기 위해서는 각 방법들을 변경시켜도 좋다는 것이다.

● 스포츠 종목에 다른 특수성의 고려

특정 스포츠 종목의 체력을 효과적으로 증가시키기 위해서는 가능한 한 실제 상황에 도움이 되는 형태로 트레이닝을 실시하는 것이 필요하다. 달리기, 수영, 스케이트, 스키, 사이클링, rowing, 그리고 다른 특정 스포츠 종목들을 에너지 트레이닝의 주요 형태로 선정할 수 있다.

● 지속적인 트레이닝

휴식 시간 없이 계속적인 운동을 지속적인 트레이닝 이라고 부른다. 지속적인 트레이닝을 느린 pace와 빠른 pace의 트레이닝으로 구분해 볼 수 있다. 느린 pace의 조깅과 lap 수영이 현재 가장 인기 있는 지속적인 트레이닝 방법 중의 두 가지이다. 여러 해 전에는 많은 선수들이 오랜 시간동안 느린 속도로 먼 거리를 달리는 것을 그들 트레이닝 프로그램의 기본으로 삼았다.

이 방법의 지지자들은 먼 거리의 느린 스피드 달리기가 지구력을 증가시켜 주어 경기 중에 발휘하는 스피드의 기반을 제공하며 또한 다른 방법과는 달리 쉽게 피로해지지 않으므로 트레이닝을 오랜 시간동안 실시할 수 있다고 주장하였다. 느린 스피드로 먼 거리를 운동하는 지속적인 트레이닝은 사춘기 이전의 어린이, 나이가 많은 사람, 그리고 오랫동안 운동을 중단하였기 때문에 서서히 체력을 단련시킬 필요가 있는 선수들에게 가장 이상적인 첫 번째 단계이다. 달리기 선수의 경우 육상 전문가인 Fred Wilt박사는 자신 종목의 2~5배 정도의 거리를 권장한다. 나는 다른 종목의 선수들에게도 이와 비슷한 원칙을 권장한다. 선수들은 정상적인 대화가 가능한 pace에서 운동하여야만 한다(최대심박수의 75%수준, 심박수가 140~160회/분).

느린 pace지속적인 트레이닝의 비판자들은 이러한 방법이 모든 선수들의 특정 체력 요구를 충족시키지 못한다고 주장한다. 트레이닝 형태가 어떠한 것이든 간에(달리기이든 또는 수영이든 간에)오랜 시간동안의 느린 스피드 운동은 실제 경기 때의 상황을 잘 반영하지 못하지만 빠른 pace의 지속적인 트레이닝은 실제 상황과 비슷하다. 그러므로 선수들을 실제 상황에 보다 잘 적응하도록 도와준다. 빠른 pace의 지속적인 트레이닝은 느린 pace의 트레이닝과는 트레이닝의 강도와 거리에 차이가 있다.

선수들 최대심박수의 80~90%수준에서(무산소 역치 수준) 자신 종목 거리의 1/2에서

3/4정도를 운동하여야 한다. 이러한 트레이닝 방법은 힘이 들기 때문에 느린 pace의 운동, fartlek, 그리고 repetition을 병행하면서 점차 스피드를 증가시킨다. Off시즌 동안의 경기나 시합을 빠른 pace의 트레이닝으로 대체 할 수 있다.

### ● 언덕 달리기

운동의 강도를 증가시키고 두 종류의 지속적인 운동에 다양성을 첨가시키기 위해 언덕 달리기를 프로그램에 포함시키도록 계획한다. 오르락 내리락 하는 언덕길과 제법 힘이 드는 오르막길에서 운동하는 것은 지구력을 향상시키는 효과적인 방법이다.

만일 선수들이 경기 중에 언덕길을 달려야만 할 경우에는(언덕길이 실제 경기 코스에 포함되어 있는 경우에) 언덕 달리기가 그들 트레이닝 프로그램의 중요한 부분이 되어야만 한다.

### ● Fartlek

Fartlek은 스웨덴 말로  스피드 놀이를 의미하며 스웨덴 사람 Gosta Holmer에 의해 개발된 트레이닝 방법이다. 스웨덴의 숲속길을 이용하며서 스피드와 지구력을 동시에 발달시키며 또한  독창적인 창의력과 개개인의 자유분방함을 표현할 수 있는 달리기 형태가 바로 Holmer가 추구하던 것이었다.

Fartlek에서 강조하는 것은 지나친 고통을 느끼지 않으면서 빠른 달리기를 즐기며 또한 재미있는 놀이를 하는 것이다. 안타깝게도 많은 코치들은 용어의 의미를 망각하고 Fartlek을 스피드 위주의 힘드는 트레이닝으로 만들고 있다. Fartlek은 빠른 스피드의 달리기 다음에 느린 스피드의 회복기가 따른다. 자연적인 지형에서 몇 명의 친구들과 함께 실시하는 Fartlek은 실제로 놀이의 성격을 띠게 된 것이다. 선수들이 돌아가면서 스피드를 내도록 지시한다. 하지만 너무 경쟁적이 되지 않도록 주의 한다.

무산소 역치를 증가시키기 위해서는 빠른 달리기의 지속 시간이 최소한 2분 이상은 되어야 한다. 선수들에게 FARTLEK의 실시 방법을 설명해 주고 언제 스피드를 내며 어느 때 휴식을 추해야 하는가는 지형의 모양에 의해 결정된다는 것을 이해시켜 준다. 언덕길에서의 빠른 스피드 달리기는 다음 단계의 트레이닝에 요구되는 스테미너를 발달시키는데 도움이 된다. FARTLEK은 달리기, cross - country skiing, 그리고 cycling등의 종목에 적합하며 수영이나 그 밖의 다른 스포츠에도 또한 적용시킬 수 있다.

FARTLEK은 놀이의 즐거움의 느끼면서 실시하는 트레이닝 방법이며 유산소나 무산소 에너지 시스템의 발달에 주력하기 위해서는 트레이닝을 그러한 목적에 맞도록 변경할 수도 있다. 참가하는 스포츠 종목과 선수들의 특정 요구를 충족시킬 수 있는 운동을 선택해야 한다는 것을 항상 명심해야 할 것이다.

### ● Repetition

Repetition실시 방법은 pace를 5~12분 정도 유지하며 이러한 과정을 몇 차례 반복하는 것이다. 이 방법은 거리가 표시되어 있는 코스(예를 들면, 트랙)에서 실시할 수 있지만 많은 코치들은 track을 인터벌 트레이닝을 위해 남겨두고 Repetition은 거리 표시가 없는 장소를 선호하는 경향이 있다. 경기 때의 스피드나  강도는 무산소 역치보다 약간 높은 강도를 REPETITION을 실시하는 동안 유지하도록 선수들에게 지시한다. 그히고 난 후 회복이 될 때까지 가볍게 운동한다. 무산소 역치 수준 또는 그보다 약간 높은 운동 강도 에서 실시하는 repetition이나 다른 트레이닝 방법은 fast-twitch 근섬유위 산소 이용 능력을 향상시키고, 무산소 역치를 증가시키며, 신체를 빠른 pace의 트레이닝에 대비시켜준다.

코치가 운동강도에 영향을 미치는 변수를 어떻게 조절하는가에 따라 트레이닝의 목표를 유산소 또는 무산소 체력 향상으로 결정할 수 있다. 경기 때의 pace보다 느린 pace로 Repetition을 실시하면 유산소 체력이 향상되는 경향이 있다. 경기 때의 pace와 비슷한 스피드로 repetition을 실시하면 무산소 시스템이 향상될 것이다.

표 7-7_ 1,5000m달리기 선수의 repetition 트레이닝 샘플 프로그램*

| 프로그램 | 연습거리 | 트레이닝의 스피드** | 회복시간*** | 반복횟수 |
|---|---|---|---|---|
| A | 1,200m | 83~84s/400m<br>4:09~4:12/1,200m | 심박수<br>120회 이하 | 2~4 |
| B | 2,000m | 85~86s/400m<br>7:05~7:10/2,000m | 심박수<br>120회 이하 | 1~3 |

*Wilt(1968)프로그램의 변형

**최고 기록 5:00은 80s/400m이다. 1,200m의 적절한 스피드는 80+3-4s/400m또는 4:09-4:12/1200m이다. 2,000m의 경우 트레이닝의 스피드는 선수의 최고 400m 기록보다 5-6초 느려져야 한다.

***휴식 시간은 운동 후의 선수들이 보여주는 반응에 좌우된다. 선수들은 다음 번 repetition을 실시하기 전에 심박수가 120회 이하로 감소될 때까지 휴식을 취해야 한다.

만일 트레이닝의 목표가 무산소 체력을 향상시키는 것이고 또한 선수가 경기 때와 거의 비슷한 스피드로 트레이닝을 실시한다면 훈련 거리는 실제 경기 때의 거리보다 1.5배 이상 되어서는 안 된다. 예를 들면, 〈표 7-7〉은 1.500m의 최고기록이 5:00인 여자 달리기 선수의 repetition트레이닝 샘플 프로그램이다. 이러한 두 가지 프로그램은 repetition을 여러 가지 방법으로 구성할 수 있다는 것을 보여 주는 보기이다. 이와 비슷한 원칙을 따르면서 자신의 선수들에게 적합한 repetition 프로그램을 개발한다. 몇 번의 시행착오를 거치면 어떠한 강도가 가장 많은 효과를 거둘 수 있는지를 발견하게 될 것이다. 트레이닝의 형태는 꼭 달리기여야만 하는 것은 아니다. Cycling, 수영, rowing,skating, 그리고 그밖의 많은 신체활동들이 repetition 트레이닝을 실시하기에 적합하다.

### ● 인터널 트레이닝

인터벌 트레이닝은 운동 다음에 휴식이 주어지는 형태로서 여러 차례 반복된다. 흔히 가벼운 활동이 완전 휴식 대신 실시되기도 한다. 다음의 네 가지 요소들을 조절함으로써 트레이닝의 목표를 유산소 또는 무산소 에너지 능력 향상에 초점을 맞출 수 있다.

① 트레이닝 거리
② 트레이닝 시간
③ 운동사이의 휴식 시간
④ 운동의 반복횟수

유산소 인터벌 트레이닝 : 유산소 에너지 생산 과정을 발달시키기 위해서는 운동

강도가 조절되어야만 한다. 산소 사용능력 증가가 목표이므로 운동이 너무 지나치게 힘들어서는 안 된다. 선수 개개인과 스포츠 종목에 따라 다르겠지만 2~5분 동안의 운동과 그와 비슷한 정도의 휴식 시간이 유산소 능력 향상에 가장 효과적이라고 연구에서 제시되었다.

〈표 7-8〉은 고등학교 수영 선수의 유산소 인터벌 프로그램의 보기이다.

이 프로그램을 작성란 수영 코치는 각 트레이닝 거리마다 최고 시간을 측정한 다음(100yd는 1분 20초, 50yd는 35초) 그 시간에 10%를 더하여(8초와 4초) 트레이닝 시간을 1분38초와 39초로 각각 설정했다.

이러한 프로그램을 실제로 수영장에서 실시하였을 때 선수가 자신 최대심박수의 85%수준에서 운동하고 있음을 확인할 수 있었다. 유산소 능력을 향상시키기에 이상적인 수준, 첨은 수영 선수들의 휴식 지속 시간을 운동 시간과 같은 정도로 허용하였지만, 이것이 너무 쉽다는 것을 곧바로 발견하게 된다. 따라서 코치는 선수들이 다시 운동을 시작하기 전에 심박수가 120회/분 정도가 되도록 휴식 시간을 줄였다. 이러한 간단한 원칙을 자신의 스포츠에 적용할 경우 자신이 지도하는 각 선수들의 특정 요구를 충족시킬 수 있는 유산소 인터벌 트레이닝 프로그램을 디자인 할 수 있을 것이다.

표 7-8_ 샘플 유산소 인터벌 수영 프로그램

| Set | 운동량(yard) | 운동시간(분) | 휴식시간(초) | 반복회수 |
|---|---|---|---|---|
| 1 | 100 | 1min 38s | 40 | 4 |
| 2 | 50 | 39s | 20 | 8 |
| 3 | 100 | 1min 38s | 40 | 8 |
| 4 | 50 | 39s | 20 | 4 |

짧은 유산소 인터벌 : 유산소 인터벌 트레이닝의 강도를 증가시키려면 선수들로 하여금 무산소 역치보다 높은 강도에서 15초 동안 운동한 다음 가벼운 운동을 실시하는 휴식기를 갖도록 한다. 이러한 방법은 20~30회 반복하는 짧은 유산소 인터벌 은 트레이닝에 흥미와 스피드를 첨가시킨다. 짧은 유산소 인터벌은 또한 무산소와 스피드 운동의 빠른 pace에 대해 선수들을 대비 시켜준다. 유산소 트레이닝 인터벌 지침이 〈표 7-9〉에 나타나 있다.

표 7-9_ 유산소, 무산소 인터벌 트레이닝의 지침

| 인터벌 종류와 최대심박수 | 운동시간 | 휴식시간* | 반복횟수 | 트레이닝 효과 |
|---|---|---|---|---|
| 유산소 | | | | |
| 장거리 80~90% | 2~5분 | 1 : 1 | 4~6 | 무산소 역치 증가 |
| 단거리 90~95% | 15초 | 1 : 1 | 20~30 | 무산소 역치 증가 |
| 무산소 | | | | |
| 중거리 95~100% | 60~90초 | 1 : 2 | 8~2 | 글리코겐의 무산소적 분해를 증가 시키고 |
| 단거리 100% | 30~60초 | 1 : 3 | 15~20 | ATP, CP수준을 증가 |

*휴식 시간은 운동 시간의 비율로 나타나 있다. 예를 들면, 휴식과 운동 지속 시간이 같다는 것을 의미한다. 1:3은 휴식 시간이  운동 시간 보다 3배 길다는 것을 나타낸다.

무산소 인터벌 트레이닝 : 〈표 7-9〉에 묘사되어 있듯이 거의 대부분의 스포츠 종목에 있어 무산소 에너지 생산 과정은 중요하다. 트레이닝 강도는 실제 경기 때의 강도와 비슷해야만 한다. 어느 테니스 선수의 경우 30초 정도 rally가 계속되는 것이 보통이라면 30초 동안의 격렬한 연습을 여러 차례 반복하여야 한다. 무산소 트레이닝의 최대  운동 지속 시간은 90초이다. 운동 지속 시간이 그보다 길어지면 신체는 유산소 에너지 생산에  의존하는 비율이 증가하기 때문에 무산소 트레이닝 효과가 감소한다. 인터벌 트레이닝에 있어 휴식 시간은 운동 지속 시간에 좌우된다. 〈표 7-9〉은 무산소 트레이닝의 운동 휴식 시간 조절에 관한 지침이다. 이것은  단지 일반적인 지침이라는 것을 명심한다. 선수들을 주의 깊게 관찰하여 필요하다면 트레이닝 강도를 조절해야 한다.

● 스프린트sprint

모든 스프린트 트레이닝 방법은 시간동안의 최대 노력 사이에 휴식이 첨가되는 형태로 구성되어 있다. 다음의 방법들은 운동과 휴식의 차이에 의해 구별된다. 스프린트 트레이닝의 지침이 〈표 7-10〉에 나타나 있다.

표 7-10_ 스프린트 트레이닝의 지침

| 스프린트 트레이닝의 종류* | 운동시간 | 휴식시간** | 반복회수 | 트레이닝 효과 |
|---|---|---|---|---|
| 인터벌<br>가속acceleration<br>hollow<br>starts<br>shutle run | 10~30초 | 1 : 3 | 25+ | 탄수화물의 무산소적<br>분해 능력 향상과<br>ATP, CP 수준 증가 |

*모든 스프린트는 최대 심박수 수준에서 실시

**휴식 시간은 운동 시간의 비율로 나타나 있다. 예를 들면, 1:1은 휴식과 운동의 지속 시간이 같다는 것을 의미한다. 1:3은 휴식이 운동 시간 보다3배 길다는 것을 나타낸다.

① 인터벌 스프린트 : 인터벌 스프린트는 짧은 거리는 스프린트 다음에 쉬운 운동을 실시하는 것이다. 대부분의 경우 운동과 휴식 시간동안에 움직이는 거리가 같다. 예를 들어, 조정 선수의 경우 15초동안 스프린트 한 다음 45초 동안 느리게 노를 저으며 달리기 선수는 150m를 전력질주 한 다음 150m를 조깅한다. 전체 운동 시간은 10~15분 이상 되어서는 안 되며 거리상으로는 3,000~4,000m를 초과해서는 안 된다. 선수들이 스프린트 할 때 좋은 폼을 유지하도록 강조한다. 다른 인터벌 트레이닝 방법과 마찬가지로 빠른 스피드의 운동은 ATP와 CP 수준을 급격하게 감소시키며 혈액 젖산 농도를 증가시킨다.

가벼운 운동을 실시하는 휴식 시간동안 ATP 와 CP수준이 회복되며 에너지 생산 과정에서 생성된 노폐물의 제거가 가능하다. 이러한 이유 때문에 높은 강도의 운동을 계속할 수 있다. 계속해서(휴식 없이) 높은 강도의 운동을 할 때 보다 운동과 휴식을 반복하는 형태일 경우 더 많은 양의 운동을 할 수 있다. 이러한 트레이닝 방법은 탄수화물의 무산소적 분해 능력을 향상시키고 세포의 ATP, CP수준을 증가시킨다. 높은 강도의 운동은 또한 심장을 자극시켜서 더욱 강해지도록 만든다.

② Acceleration 스프린트 : 점진적으로 속력을 증가시킴으로서 스프린트 연습에서 부상 발생의 위험이 가장 큰 부분인 빠른 출발을 피할 수 있기 때문에 가장 안정한 스피드 향상 방법이다. 운동 시간은 거리나 지속 시간으로 조절하나. 선수들은 점차적으로 스피드를 증가시켜 최대 스피드에 도달한 다음, 그러한 스피드를 5~15초 또는 50~100m정도(자신의 종목에 따라) 유지하고 나서는 점차 스피드를 감소시킨다. 휴식

시간은 선수가 다음 번의 스프린트를 최대 스피드에서 실시할 수 있도록 충분히 길어야만 한다. Acceleration 스프린트는 스피드와 근력을 증가시킨다.

이러한 형태의 트레이닝은 400m트랙을 이용하면 편리하게 실시할 수 있다. 트랙의 곡선 부분에서는 조깅을 하면서 직선 부분에 가까워지면서 속도를 점차 증가 시켜 직선에서는 스프린트 한다. 곡선에서 다시 스피드를 줄인다. 1바퀴에 2번의 스프린트를 실시한다면 8번은 1,600m, 24번은 4,800가 된다(8번의 스프린트 후에는 좀 더 긴 휴식시간을 갖는다). 높은 강도의 운동 전과 후에는 10~15분 정도의 가벼운 운동을 실시해야 한다는 것을 명심할 것 !

③ Hollow 스프린트 : 이 방법은 두 번의 스프린트 사이에 짧은 시간동안의 가벼운 운동이 포함된다. 예를 들면 선수가 50m 스프린트, 30m조깅, 50m스프린트 끝낸 후 다음 번의 스프린트를 반복하기 전에 50m를 걸으면서 회복하는 방법이다. 길가에 전신주가 박혀 있는 시골길이 이러한 방법을 이용하기에 이상적이다(똑 같은 간격으로 전신주가 박혀 있으므로 거리를 판단하는 데 편리하다). 두 번째 스프린트 후에는 아주 가벼운 강도로 휴식을 취해야 하며 선수가 좋은 자세로 스프린트를  할 수 있어야만 다음 번 스프린트로 넘어간다. 왜냐하면 나쁜 자세로(회복되지 않았기 때문에) 연습하도록 해서는 안 된다. 왜냐하면 나쁜 동작이 습관화될 수 있으며 자신의 의도와는 다른 근섬유가 단련되기 때문이다.

④ Starts : 만일 스포츠 종목이 빠른 스타트를 요구한다면 선수들이 동작을 중단한 자세에서 스타트와 스프린트를 실시하도록 지도한다. 연습을 실제 상황과 비슷하게 만들도록 노력한다. 예를 들어 자신이 농구나 테니스를 코치한다면 선수들이 코트 위에서 스프린트를 실시하며 코트 위의 선 사이를 달리도록 한다.

공을 드리블하거나 라켓을 잡고 전력질주 하는 것은 연습을 실제 상황과 더욱 비슷하게 만드는 것이다. 달리기 선수, 수영선수, 스키 선수, 그리고 자전거 선수들은 자신 종목의 거리가 어떠하든지 간에 빠른 스타트를 연습할 필요가 있다. 시즌이 시작되기 바로 전이나 시즌의 초반기에는 경사도가 그리 심하지 않은 내리막길을 전력질주하는 것과 같은 특수한 스피드 트레이닝을 연습할 수 있을 정도로 체력이 단련되어 있어야 한다. 스피드를 서서히 감소시킬 수 있는 장소를 선정한다. 선수들이 연습하는 내리막길에 익숙해졌다고 느껴지면 경사도가 약간 더 큰 장소에서 연습한다.

선수들이 최대한 빨리 달릴 수 있을 때까지 경사도와 스피드를 계속해서 증가시킨다. 선수들의 안전이 최우선적으로 고려되어야만 한다. 트레이닝의 전 과정동안 선수들을 빨리 달리게 만드는데 도움이 되는 자세와 테크닉에 주의를 집중시킨다(앞으로 몸을 숙이는 것, 무릎을 높이 드는 것, 발의 지면 접촉과 Push-off).

⑤ Shuttle Runs : 스피드 발달에 중점을 둔 여러 가지 연습들을 아마도 많이 알고 있으리라 생각된다. 빠르게 동작을 바꾸는 것이 요구되는 스포츠종목에서 가장 인기 있는 연습중의 하나는 Shuttle run이다 . Shuttle run은 운동장이나 코트 위에 표시된 선 사이를 스프린트 하는 것이다. 예를 들면, 출발선에서 10m를 달려서 두 번째 선을 터치한 다음 다시 출발선으로 돌아오며 그 다음에는 20m를 달려서 두 번째 선을 터치한다. 이러한 과정을 최대 50m거리까지 실시한다. 아래에 코스가 묘사되어 있다.

트레이닝 거리, 휴식 시간, 그리고 반복횟수를 변경시킴으로써 각 선수들의 요구에 적합한 운동 강도를 결정할 수 있을 것이다.

### 에너지 능력의 유지

어떠한 스포츠 종목에 참가하든지 간에 에너지 트레이닝 프로그램은 점진성의 원거리에 근거하여 실시되어야만 한다. 선수들이 피라미드의 네 가지 트레이닝 단계를 거쳐 나가는 과정에서 먼저 실시한 단계들을 소홀히 취급해서는 안 된다. 유산소 트레이닝은 모든 단계의 트레이닝 과정에 포함되어야 만 한다. 예전의 트레이닝으로부터 얻은 효과를 유지하기 위해서는 유산소, 무산소 역치 트레이닝을 무산소 단계와 경기  시즌동안에도 계속해서 실시한다.

일주일에 두 번의 유산소와 두 번의 무산소 트레이닝으로 유산소와 무산소 에너지 능력을 유지할 수 있다. 시합을 유지maintenance프로그램에 포함시킨다(시합을 1회의 트레이닝으로 생각한다). 시합이 연속적으로 실시되는 경우에는 유지 프로그램에 그리 많은 시간을 보낼 필요가 없다(시합이 트레이닝의 일종이므로). 하지만 시즌이 계속됨에 따라 선수들의 에너지 능력이 감소한다는 사실을 많은 연구들에게 보여 주었다. 그러므로 규칙적인 유지 프로그램의 실시 필요성을 간과해서는 안된다. 시합계획, 전술, 공격과 수비 등의 구상 및 연습에 많은 시간이 요구된다. 유능한 코치는 선수들이 오랜 기간동안의 트레이닝 과정을 통하여 어렵게 발달시켜 놓았던 능력을 시즌이 끝날 때가지 계속 유지되도록 배려해 주는 사람이다. 8장에서 시즌 계획의 구상에 대해 보다 자세히 다루겠다.

## 심폐지구력 트레이닝방법

### ●서키트 트레이닝

1953년 영국 리즈대학의 모건과 아담슨이 창시한 서키트 트레이닝은 체력훈련에 시간이란 요소를 더하므로서 근력 유연성, 순발력, 심폐지구성을 점진적으로 강화시키는 종합적인 트레이닝이며 경쟁을 위한 경기력 향상에 효과적인 훈련법이다.

이 프로그램의 형태는 보통 제한된 시간 내에 주어진 운동을 정기적으로 행하도록 하는 운동종류로 하는 운동종목의 수로 구성되어진다. 한 종목의 운동을 완전히 마치고 다음 운동종목으로 빨리 이동하여 제한된 시간 내에 또 다른 운동을 행한다.

서키트는 모든 종목을 종합하여 하나의 세트로 구성하고 이를 차례로 순회 운동하여 운동수행시간을 단축시키도록 하는 것을 말한다. 여러 가지 운동종목은 주로 웨이트 트레이닝으로 구성하지만 달리기, 수영, 사이클링, 맨손체조 신전운동도 포함시켜 실행하기도 한다. 그러므로 서키트 트레이닝은 근지구력과 순발력 유연성을 증가시켜 주며 달리기, 수영, 사이클링 등을 포함시키면 심폐지구력에도 아주 효과적이다.

### ●서키트의 구성

서키트는 경기적인 스포츠에 요구하는 특수한 능력을 발달시키기 위한 운동을 포함시켜야 한다.

근력이 주요한 요소인 스포츠, 즉 레슬링, 체조, 수영, 단거리, 역도와 같은 경기의 서키트 구성은 주로 웨이트 트레이닝 종목으로 만들어져야 하며 근력보다 오히려 심폐지구성이 더 중요시 되는 스포츠, 즉 크로스 컨츄리 스키, 중장거리 , 수영, 사이클과 같은 경기라면 달리기, 수영, 사이클링을 포함시켜 서키트를 구성하는 것이 바람직하다.

보통 전 코스를 3번 순회하며 행하는데, 운동부하 결정방법은 1분 동안의 최대횟수의 1/2로 하거나 최대강도의 50% 부하가 적당하다. 이 부하는 점진적 과부하를 충족시켜 주기 위해 10~14일 마다 주기적으로 부하강도를 높여 주어야 하며 트레이닝

빈도는 주당 3일간 운동하고 훈련기간은 최소한 6주 이상 되어야 한다.

전형적인 서키트 트레이닝 일례를 프로그램(A, B, C)가 보여주고 있는데 이를 설명하면 A와 C는 단지 근력과 근지구력 그리고 순발력을 기르기 위한 중량부하운동으로 구성되어 있고 반면에 B는 중량부하 운동과 심폐지구성운동 두 가지로 구성되어 있다.

A와 C의 서키트 트레이닝은 근력과 근지구력이 중요한 요소로 작용하는 스포츠를 통해 구성되어져 있고 B는 심폐지구성이 요구되는 스포츠를 위하여 만들어져 있다.

표 7-11_ 서키트 트레이닝 프로그램

| | Circuit A | Circuit B | Circuit C |
|---|---|---|---|
| 기 간 | 10~12주 | 10~12주 | 10~12주 |
| 빈 도 | 주당 3일 | 주당 3일 | 주당 3일 |
| 서키트수 | 3 순회 | 2 순회 | 3 순회 |
| 총 시 간 | 22분 30초 | 30분 | 22분 30초 |
| 부하강도 | 40%~55% | 40%~55% | 40%~55% |
| 반복회수 | 30초동안 가능한 많은 회수 | 30초동안 가능한 많은 회수 | 30초 동안 12~15회 |
| 휴식시간 | 종목사이 15초 | 종목사이 15초 | 종목사이 15초 |

| Station | Circuit A Exercise | Circuit B Exercise | Circuit C Exercise |
|---|---|---|---|
| 1 | Bench press | Running(400m) | Squat |
| 2 | Bent-knee sit-up | Push-ups or pull-ups | Shoulder press |
| 3 | Knee(leg) extension | Bent-knee sit-ups | Knee flexion |
| 4 | Pulldown-lat machine | Vertical jumps | Bench press |
| 5 | Back hyperex tension | Standing(overhead) press | Leg press |
| 6 | Standing(over head) Press | Bicycling(3분) | Elbow flexion |
| 7 | Dead lift | Hip stretch | Back hyperex tension |
| 8 | Arm curl | Rope jumping(1분) | Elbow extension |
| 9 | Leg curl(knee flexion) | Bent-over rowing | Sit-ups |
| 10 | Upright rowing | Hamstring stretch | Vertical fly |
| 11 | | Upright rowing | |
| 12 | | Running(600m) | |

## 심폐기능 강화를 위한 인터벌 트레이닝

1900년 이래 100m, 400m, 1500m 그리고 마라톤(42.195km)에서 경기기록이 많이 향상되어 왔다. 이와 같은 급격한 기록향상은 놀라운 것이며 수영을 비롯한 다른 스포츠에도 나타나고 있다.

위와 같은 현상을 가져오게 한 많은 요인 가운데 하나는 훈련기술과 방법의 개선이다. 그러한 방법 중에 인터벌 트레이닝은 다른 어떤 방법보다도 기록향상에 많은 공헌을 해왔다.

인터벌 트레이닝은 운동과 휴식을 반복하는 일련의 과정이다.

인터벌 트레이닝은 최고의 운동부하를 요구하지 않는다. 이는 심폐기능을 강화시키기 위한 자극으로서 신체적 기능의 적응을 유발하는 자극강도면 충분하다.

그 구체적인 강도 선정 방법은 다음과 같다.

### ● 심박수법

겔쉬러는 운동 강도의 지표로서 심박수를 이용하여 운동 강도를 결정하는데 최대심박수의 90~95% 강도로 운동하도록 하는 방법이다. 예를 들어 20세 청년이라면 호라동 인터벌 중에 심박수가 180~190회/분 정도로 올라가야 충분한 강도이고 이때까지 운동을 계속하여 180~190회/분이 되면 휴식에 들어가야 한다고 한다. 또한 휴식시간은 심박수가 180회/분에서 120회/분까지 내려오는데 소요되는 시간이 다르다. 따라서 가벼운 운동을 포함한 불완전한 휴식일 경우 46~95초가 적당하며, 주행거리는 100~400m 범위로 잡고 스피드 지구력 육성시 200m 전후가 가장 효과적이라고 보고하고 있다.

### ● 반복회수법

인터벌 트레이닝의 반복회수로서 강도를 결정하려면 총 주행거리가 3200m정도라야 한다. 예를 들어 400m를 1회 주행거리로 하면 6~8번 반복해야 3200m가까이 된다. 또한 스피드는 6~8번 끝났을 때 완전히 지쳐서 더 이상 반복할 수 없을 정도라야 한다. 만약에 너무 지쳐서 주어진 반복회수를 다 수행하지 못하면 운동강도가 너무강한 것이 되고 반면에 정해진 반복회수 보다 더 행할 수 있다면 강도가 충분하지 않는 것을 의미한다.

따라서 이들 사이에서 즉 주어진 반복회수를 겨우 수행할 수 있는 스피드가 그 활동 인터벌에 적절한 강도가 된다.

### ● 스피드에 의한 방법

이것은 윌트Wilt가 고안한 방법으로 여러 주행거리의 달리는 시간을 산출하여 결정하는 것이다. 트레이닝거리를 50m와 200m로 할 때 자신의 최고 기록 보다 각각 1.5초와 5초가 더 느린 속도로 시간을 결정하는 것이다. 예를 들어 20m를 6초만에 달릴 수 있는 사람이라면 트레이닝시에 이 거리를 달리는데 걸리는 시간은 6 + 1.5 = 7.5초가 될 것이다. 트레이닝 거리가 100m와 200m일 경우 자신의 최고 기록에 각각 3초와 5초를 더해주면 되는 것이다. 트레이닝거리가 400m일 경우 1600m를 달리는데 걸리는 시간의 1/4보다 1~4초가 더 빨리 달려야 한다.

예를 들어 설명하면 1600m를 6분에 주파하는 사람이면 400m를 달릴 때 소요되는 평균시간은 90초(360초 4 = 90)가 될 것이다. 그러므로 트레이닝시에 400m를 달릴때는 90 − 4 = 86초 에서 90 − 1 = 89초 정도가 소요될 것이다. 만일 트레이닝거리가 400m 이상일 경우라면, 400m가 더 증가할 때마다 1600m달리기시의 400m평균시간 보다 3~4초를 더 늦게 뛰면 된다. 예를 들어 800m를 뛸 때 1600m를 6분에 뛰는 사람이면 400m를 평균 90 + 3 = 93초 내지 90 + 4 = 94초로 뛰면 되는 것이다. 이러한 방법인 수영에도 적용될 수 있다. 그러나 수영에서는 트레이닝 거리를 달리기의 1/4정도 단위로 잡아야 할 것이다. 달리기와 수영에서의 충분한 활동강도를 결정하는 방법은 〈표 7-12〉에 요약되어 있다.

표 7-12_ 달리기와 수영의 인터벌 트레이닝 계획을 위한 적절한 활동강도를 위한 지침

| 훈련거리(m) | | | |
|---|---|---|---|
| 달 리 기 | 수 영 | 운동강도 | |
| 50 | 15 | $1\frac{1}{2}$ (초) | 최고기록보다 늦게 |
| 100 | 25 | 3 (초) | 최고기록보다 늦게 |
| 200 | 50 | 5 (초) | 최고기록보다 늦게 |
| 400 | 100 | 1~4(초) | 1600m나 수영의 400m기록의 $\frac{1}{4}$보다 1~4초 빠르게 |
| 600~1200 | 150~300 | 3~4(초) | 1600m나 수영의 400m기록의 3~4초 더 늦게 |

위와 같은 세가지 방법을 이용하여 인터벌 트레이닝을 처방할 경우 반복횟수는 운동량을 결정하는 주요소이기 때문에 총거리를 2400~3200m로 하는 것이 바람직하다. 만약에 1초 주행거리를 200m로 결정하면 12~16회는 반복해야 함을 의미하는 것이다. 주당 2~3회의 빈도로서 7~8주간 인터벌 훈련을 하면 세가지 에너지를 발달시키는데 효과가 있는 것으로 알려지고 있으며, 효과를 더 상승시키기 위해서 주당 4~5회의 빈도를 13주간 실시해야 한다.

인터벌 트레이닝의 일반적인 원칙은 다음과 같다.

① 효과적인 운동부하는 200~400m범위가 적당하며 목적에 따라 가감할 수 있다.

② 주행거리는 2400~3200m 정도가 적당하다.

③ 운동강도는 반복회수와 주행거리에 따라 다르지만 최대강도의 80~95%라야 한다.

④ 휴식시간은 어떠한 부하강도 일지라도 90초 이상의 시간을 초과하지 않아야 하며 휴식형태는 트레이닝 목적에 따라

- 완전한 휴식
- 조깅 혹은 속보
- 혼합하여 동적인 휴식을 취함이 바람직하다.
- 트레이닝의 향상에 따라 휴식시간 단축은 30초(고교생은 45초 정도) 정도 까지 하고 그 이상 단축은 불허한다.
- 트레이닝 향상에 의한 휴식시간의 단축이 한계에 이르면 운동부하 강도 speed를 더 높인다.
- 트레이닝의 반복회수는 인터벌이 중심운동이 될 때 15~40회 정도 반복하는 것이 바람직하다.

### ● 인터벌 트레이닝의 실제

① 주 에너지계 결정

여러 가지 운동이나 스포츠 종목을 수행할 때의 주 에너지원은 어떻게 알 수 있을까? 이 문제에 대한 답은 다음의 〈표 7-13〉와 〈표 7-14〉에 나타나 있다.

〈표 7-13〉에서 보면 육상의 달리기 종목과 주 에너지원이 되는 요소와의 관계를

나타내고 있다. 표에 의해서 분명히 알 수 있는 것은 가령 코치로서 마라톤 선수를 훈련시킨다면, ATP-PC와 젖산시스템을 발달시키는 트레이닝 요법에는 불과 5%만 소비하고, 반면에 산소시스템을 발달시키는데 시간의 95%를 소비해야 한다는 것이 명백해진다. 운동종목에 관련없이 수행시간은 에너지 생산시스템과 관계가 있다. 즉 4~5분 동안 수행할 수 있는 운동인 경우 그 훈련에서 강조해야 할 백분율(%)은 스피드20%, 산소시스템 25%, 무산소능력 55%임을 〈표 7-14〉를 통해 알 수 있다.

표 7-13_ 여러 가지 스포츠와 그들의 주된 에너지 시스템

| 스 포 츠 종 목 | 주 에너지 시스템의 백분율(%) | | |
|---|---|---|---|
| | ATP-PAC and LA | LA-$O_2$ | $O_2$ |
| 1. Baseball | 80 | 20 | - |
| 2. Basketball | 85 | 15 | - |
| 3. Fencing | 90 | 10 | - |
| 4. Field hockey | 60 | 20 | 20 |
| 5. Football | 90 | 10 | - |
| 6. Golf | 95 | 5 | - |
| 7. Gymnastics | 90 | 10 | - |
| 8. Ice hockey | | | |
| a. Forwards, defense | 80 | 20 | - |
| b. Goalie | 95 | 5 | - |
| 9. Lacrosse | | | |
| a. Goalie, defense, attack men | 80 | 20 | - |
| b. Midfielders, man-down | 60 | 20 | 20 |
| 10. Rowing | 20 | 30 | 50 |
| 11. Skiing | | | |
| a. Slalom, jumping, downhill | 80 | 20 | - |
| b. Cross-country | - | 5 | 95 |
| c. Pleasure skiing | 34 | 33 | 33 |
| 12. Soccer | | | |
| a. Goalie, wings, strikers | 80 | 20 | - |
| b. Halfbacks, or link men | 60 | 20 | 20 |
| 13. Swimming and diving | | | |
| a. 50yd, diving | 98 | 2 | - |
| b. 100yd | 80 | 15 | 5 |
| c. 200yd | 30 | 65 | 5 |
| d. 400, 500yd | 20 | 40 | 40 |
| e. 1,500, 1650yd | 10 | 20 | 70 |

| | | | |
|---|---|---|---|
| 14. Tennis | 70 | 20 | 10 |
| 15. Track and field | | | |
| a. 100, 200yd | 98 | 2 | – |
| b. Field events | 90 | 10 | – |
| c. 440yd | 80 | 15 | 5 |
| d. 880yd | 30 | 65 | 5 |
| e. 1 mile | 20 | 55 | 25 |
| f. 2 miles | 20 | 40 | 40 |
| g. 3 miles | 10 | 20 | 70 |
| h. 6 miles(cross-country) | 5 | 15 | 80 |
| i. Marathon | – | 5 | 95 |
| 16. Volleyball | 90 | 10 | – |
| 17. Wrestling | 90 | 10 | – |

표 7-14_ 육상종목으로 세가지 에너지원 발달에 소비된 훈련시간의 백분율

| Event | 수 행 시 간 (분 : 초) | 스 피 드 (ATP-pc strength) | 유 산 소 성 (oxygen system) | 무 산 소 성 (speed+ lacticacid system) |
|---|---|---|---|---|
| 마 라 톤 | 135 : 00 to : 180 : 00 | – | 95% | 5% |
| 10,000m | 30 : 00 to : 50 : 00 | 5 | 80 | 15 |
| 5,000m | 15 : 00 to : 25 : 00 | 10 | 70 | 20 |
| 3,000m | 10 : 00 to : 16 : 00 | 20 | 40 | 40 |
| 1,600m | 4 : 00 to : 6 : 00 | 20 | 25 | 55 |
| 800m | 2 : 00 to : 3 : 00 | 30 | 5 | 65 |
| 400m | 1 : 00 to : 1 : 00 | 80 | 5 | 15 |
| 200m | 0 : 00 to : 0 : 00 | 98 | – | 2 |
| 100m | 0 : 00 to : 0 : 00 | 98 | – | 2 |

표 7-15_ 훈련시간에 기초를 둔 인터벌트레이닝 처방 정보

| 주에너지 시 스 템 | 훈 련 시 간 (분 : 초) | 총 반복회수 | Set 수 | Set 당 반복회수 | 운동과 휴식의비 | 휴식의 형태 |
|---|---|---|---|---|---|---|
| ATP-PC | 0 : 10 | 50 | 5 | 10 | | 완전한 휴식 |
| | 0 : 15 | 45 | 5 | 9 | | (걷기, 유연체조) |
| | 0 : 20 | 40 | 4 | 10 | 1 : 3 | |
| | 0 : 25 | 32 | 4 | 8 | | |
| ATP-PC-LA | 0 : 30 | 25 | 5 | 5 | | 운동휴식(가벼운 |
| | 0 : 40~0 : 50 | 20 | 4 | 5 | 1 : 3 | 운동 및 조깅) |
| | 1 : 00~1 : 10 | 15 | 3 | 5 | | |
| | 1 : 20 | 10 | 2 | 5 | 1 : 2 | |
| LA-O2 | 1 : 30~2 : 00 | 8 | 2 | 4 | 1 : 2 | 운동휴식 |
| | 2 : 10~2 : 40 | 6 | 1 | 6 | | |
| | 2 : 50~3 : 00 | 4 | 1 | 4 | 1 : 1 | 완전한 휴식 |
| O2 | 3 : 00~4 : 00 | 4 | 1 | 4 | 1 : 1 | 완전한 휴식 |
| | 4 : 00~5 : 00 | 3 | 1 | 3 | 1 : $\frac{1}{2}$ | |

표 7-16_ 훈련거리에 기초를 둔 인터벌 트레이닝 처방 정보

| 주에너지 시 스 템 | 훈 련 시 간 | | 총 반복회수 | Set 수 | Set 당 반복회수 | 운동과 휴식의비 | 휴식의 형태 |
|---|---|---|---|---|---|---|---|
| | 달리기 | 수영 | | | | | |
| ATP-PC | 50 | 15 | 50 | 5 | 10 | 1 : 3 | 완전한 휴식 |
| | 100 | 25 | 24 | 3 | 8 | | (걷기체조) |
| ATP-PC-LA | 200 | 50 | 16 | 4 | 4 | 1 : 3 | 운동휴식(가벼운 |
| | 400 | 100 | 8 | 2 | 4 | 1 : 2 | 운동 및 조깅) |
| LA-O2 | 600 | 150 | 5 | 1 | 5 | 1 : 2 | 운동휴식 |
| | 800 | 200 | 4 | 2 | 2 | 1 : 1 | 완전한휴식 |
| O2 | 1000 | 250 | 3 | 1 | 3 | 1 : $\frac{1}{2}$ | 완전한 휴식 |
| | 1200 | 300 | 3 | 1 | 3 | 1 : $\frac{1}{2}$ | |

여기에서 지적하고자 하는 요점은 어떤 주어진 운동의 에너지원은 시간에 의존한다는 것이다. 나무를 패거나 눈을 치우든, 체조나 수영을 하던 간에 그 운동에 필요한 에너지원은 그 운동시간에 달려 있다.

② ATP와 PC의 보충

어떻게 하여 지속적인 운동시보 다 간헐적인 운동시에 ATP-PC시스템에 의한 ATP의 공급이 더 많고 LA시스템에 의한 ATP공급이 더 많을 수 있는가? 최대 강도의 달리기를 시작한후 단 몇 초 후에 ATP-PC 시스템이 고갈 된다. 그러나 간헐적 달리기 사이에는 휴식기가 있기 때문에 활동 인터벌 중에 고갈된 근육 속의 ATP와 PC의 일부가 휴식 인터벌 동안 유산소성 과정을 통해 보충 되며, 이것이 〈그림 7-9〉에 설명되어 있다. 다시 말하면 휴식 인터벌 동안에 산소 부채의 일부가 회복된다. 이렇게 하여 휴식인터벌 다음의 각 달리기 중에는 보충된 ATP-PC시스템이 다시 에너지 공급원으로 사용 될 수 있다. 따라서 LA시스템으로부터 에너지를 사용하지 않게 되어 그만큼의 젖산 축적이 지연된다.

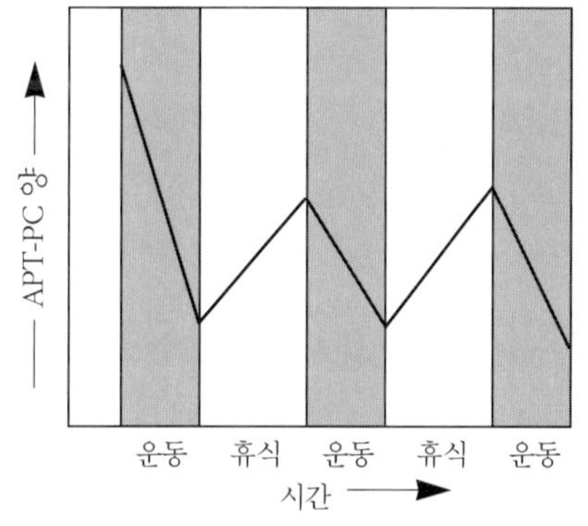


그림 7-9_ ATP-PC의 보충

이에 반해 지속적 달리기 중에는 근육 속에 저장된 ATP-PC가 분 또는 수초 내에 고갈되어 그 운동이 끝날 때 까지 보충되지 않을 것이다. 이 경우, LA시스템에 의한 ATP 형성 에너지가 달리기 초반부터 공급되어 젖산이 탈진적인 수준까지 급속히 축적될 것이다.

이러한 사실은 트레이닝에 적용할 때 중요한 의미를 가진다. 왜냐하면 "간헐적 운동에 의해 수반되는 피로의 축적은 수행되는 활동의 강도 증가를 전환시킬 수 있기 때문이다."

이것이 간헐적 운동의 유일하고도 가장 중요한 특징이며 인터벌 트레이닝의 핵심이 된다. 혈액중 젖산수준(즉 피로 한계)을 비교하기 전에 계속적인 운동보다 2.5배의 강도로 간헐적 운동이 수행될 수 있다는 것이 나타났었다. 또 인터벌 트레이닝 기간 중에 운동된 운동 강도는 근육의 에너지 능력의 향상과 정비례한다는 것도 나타났다.

간헐적 운동중 ATP-PC와 LA시스템간의 상호작용은 휴식 인터벌의 형태와 활동 수준에 의해 약간 다르다. 지금까지 논의 한 내용은 완전한 휴식 인터벌을 사용하는 간헐적운동에 중점을 두었다. 실제의 인터벌 트레이닝에서는 휴식 인터벌은 가벼운 운동으로 구성되어 있다. 나중에 간헐적 운동시 완전한 휴식 인터벌이나 불완전 휴식 인터벌을 언제 사용하는 것이 좋은 가를 배울 것이다. 지금은 간헐적 운동시에 완전한 휴식인터벌을 가질 경우와 가벼운 운동을 하면서 휴식 인터벌을 가질 경우와의 중요한 차이점은 후자의 젖산축적이 더 많다는 것을 알 수 있다. 이것은 휴식 인터벌 중에 수행되는 운동이 ATP-PC의 보충을 완전히 또는 일부를 방해하기 때문이다. ATP-PC의 보충이 방해되는 양만큼이 없으면 활동인터벌 동안에 소요되는 대부분의 에너지는 LA시스템에 의해 공급되어야 한다. 이렇게 하여 젖산의 축적이 더 많아진다. 즉 휴식 인터벌중의 운동이 강할수록 젖산의 축적은 많아진다.

③ 인터벌 트레이닝의 에너지 시스템개선에 대한 효과

- ATP-PC 시스템을 반복하여 사용하므로서 ATP-PC 시스템의 에너지능력 증가를 촉진하는 자극을 받고 LA시스템을 많이 사용하지 않게 되어 피로를 지연시키는데 도움을 준다.
- 휴식 인터벌의 시간과 형태를 적절히 조절하여 젖산 시스템의 이용도를 최고수준으로 높이고 젖산시스템을 발달 시킨다.
- 강도 높은 운동을 오래 지속하고 최대 박출량을 향상 시킴으로서 유산소성 시스템을 발달시킨다.

④ 휴식 인터벌의 시간과 형태

휴식 인터벌에서는 두 가지를 고려해야 한다. 즉 휴식 인터벌의 시간(지속)과 휴식 인터벌중의 활동형태이다.

• 휴식인터벌의 시간

활동인터벌 후의 회복기 심박수는 그 개인이 생리적으로 다음 활동 인터벌 또는 다음세트에 들어갈 준비가 되어 있는지 그렇지 않은지에 대한 훌륭한 지표가 된다. 예를 들어 20세 미만 남녀의 경우, 선수와 비선수 모두 심박수가 활동 인터벌 사이에는 적어도 분당 150회, 세트 사이에는 분당 120회 이하로 떨어져야 한다. 활동 인터벌 사이와 사이 및 세트 사이의 권장 심박수 수준을 〈표 7-17〉에 여러 연령층으로 구분하여 나타내었다. 심박수의 측정은 휴식 인터벌 중에 정기적으로 하되 6초 또는 10초 동안의 심박수를 세어 거기에 각각 10또는 6을 곱하여 분당 심박수로 계산한다.

표 7-17_ 휴식 인터벌 중의 기분 심박수

| 나 이 | 맥 박 수 회/분 | |
|---|---|---|
| | 회 수 사 이 | Set 사이 |
| 20이하 | 150 | 125 |
| 20~29 | 140 | 120 |
| 30~39 | 130 | 110 |
| 40~49 | 120 | 105 |
| 50~59 | 115 | 100 |
| 60~69 | 105 | 90 |

휴식 인터벌의 시간을 결정하기 위한 지침으로서 심박수를 사용하는 것이 언제든지 가능한 것은 아니므로, 전술한 바 있는 활동 휴식의 비가 사용될 수도 있다. 이것은 심박수가 〈표 7-17〉에 주어진 수치에 거의 가깝도록 회복 할 것이라고 보충을 한다. 활동 인터벌을 길게 할 경우(800m 또는 그 이상)에는 활동과 휴식의 비를 1 : 1 또는 1 : 1/2로 하며, 중간정도인 경우(400~600m)에는 1 : 2의 비가 사용되고 활동 인터벌을 더 짧게 할 경우에는 강도가 높아서 1 : 3 정도의 비를 처방한다. (표 7-15, 표 7-16 참고)

• 휴식 인터벌의 형태

휴식 인터벌 중에 무엇을 하면서 보내는가 하는 것이 중요하다. 왜냐하면 발달시키려고 의도하고 있는 에너지 시스템과 관계되는 것이기 때문이다. 휴식 활동의 형태는 다음과 같은 것이 있다.

ㅇ완전한 휴식(걷기나 팔 다리의 굴신 운동과 같은 가벼운 움직임)
ㅇ활동 – 휴식(속보 또는 조깅과 같은 가벼운 운동)
ㅇ (a) 와 (b)의 혼합

완전한 휴식 인터벌은 ATP-PC 에너지 시스템을 발달시키기 위한 ATP에서 사용되어야 한다. 이것은 완전 휴식 인터벌 중에는 ATP-PC가 단시간의 강도 높은 활동 인터벌에 사용되는 주 에너지 원이므로, 근육 속에 저장되어 반복해서 사용 될 수 있기 때문이다. 따라서 젖산 시스템을 향상시키려면 활동 – 휴식 인터벌을 활동 인터벌 사이에 삽입시켜야 한다. 앞에서 공부한 바와 같이 가벼운 운동을 함으로서 ATP-PC 시스템의 보충을 억제 시키거나 부분적으로 차단시킬 수 있다. 그 결과 다음 활동 인터벌 중에는 ATP-PC 시스템 보다 젖산 시스템의 발달을 촉진할 수 있다. 산소 시스템을 발달시키려면 우선 젖산의 형성을 방지하는 것이 중요하다. 그러므로 산소 시스템을 발달시키기 위한 인터벌 훈련 처방에서는 휴식 인터벌 중에 완전한 휴식을 갖는 것이 좋다.

• 훈련의 빈도

일반적으로 주당 2~3회의 빈도로서 7~8주간 인터벌 트레이닝을 하면 3가지 에너지 시스템을 발달시키는데 효과가 있는 것으로 알려지고 있다.

그러나 더 높은 효과를 획득하기 위해서 주당 4~5회의 빈도를 13주간 실시하는 것이 바람직하다.

• 인터벌 트레이닝 처방

인터벌 트레이닝을 어떻게 해야 하는가에 대한 적절한 정보가 포함되어 있다. 여기에는 보통 세트의 수, 반복회수, 활동 인터벌의 거리나 수행시간, 트레이닝 시간, 휴식 인터벌의 시간 등이 포함 된다. 한 예로서 달리기 프로그램 처방중의 1세트를 보면 다음과 같다.

세트 6,200 at 0:33(1:39 1:3)

여기서 6 = 반복회수

200 = m로 표시한 트레이닝 거리

0:33 = 트레이닝 시간 (분 : 초)

(1:39) 휴식 인터벌 시간 (분 : 초)

표 7-18_ 대학생을 위한 인터벌 프로그램

프로그램A(남자 대학생)

| 週 | 日 | Set | 거리×회수 | 운동과 휴식의 비 | 운동시간 |
|---|---|---|---|---|---|
| 1 | 1 | 1 | 200×4 | 1 : 3 | 가볍게 |
| | | 2 | 100×8 | 1 : 3 | 〃 |
| | 2 | 1 | 400×2 | 1 : 3 | 〃 |
| | | 2 | 100×8 | 1 : 3 | 〃 |
| | 3 | 1 | 400×2 | 1 : 3 | 〃 |
| | | 2 | 200×6 | 1 : 3 | 〃 |
| | 4 | 1 | 800×1 | 1 : 3 | 〃 |
| | | 2 | 200×6 | 1 : 3 | 〃 |
| 2 | 1 | 1 | 800×2 | 1 : 3 | 〃 |
| | | 2 | 400×2 | 1 : 3 | 〃 |
| | 2 | 1 | 400×6 | 1 : 3 | 〃 |
| | 3 | 1 | 800×3 | 1 : 3 | 〃 |
| | 4 | 1 | 2400×1 | 1 : 3 | 〃 |

| 週 | 日 | Set | 거리×회수 | 휴식시간 | 운동시간 |
|---|---|---|---|---|---|
| 3 | 1 | 1 | 600×2 | 4 : 30 | 2 : 15 |
| | | 2 | 400×2 | 2 : 40 | 1 : 20 |
| | 2 | 1 | 200×2 | 1 : 54 | 0 : 38 |
| | | 2 | 200×4 | 1 : 54 | 0 : 38 |
| | | 3 | 200×4 | 1 : 54 | 0 : 38 |
| | 3 | 1 | 800×1 | 3 : 00 | 3 : 00 |
| 4 | 1 | 1 | 600×3 | 4 : 20 | 2 : 10 |
| | | 2 | 400×3 | 2 : 40 | 1 : 20 |
| | 2 | 1 | 200×4 | 1 : 54 | 0 : 38 |
| | | 2 | 200×4 | 1 : 54 | 0 : 38 |
| | | 3 | 200×4 | 1 : 54 | 0 : 38 |
| | | 4 | 200×4 | 1 : 54 | 0 : 38 |
| | 3 | 1 | 800×2 | 2 : 55 | 2 : 55 |
| | | 2 | 400×2 | 2 : 40 | 1 : 20 |
| 5 | 1 | 1 | 600×4 | 4 : 10 | 2 : 05 |
| | | 2 | 400×2 | 2 : 40 | 1 : 20 |

| 週 | 日 | Set | 거리×회수 | 휴식시간 | 운동시간 |
|---|---|---|---|---|---|
| 5 | 2 | 1 | 200×4 | 1 : 51 | 0 : 37 |
| | | 2 | 100×4 | 1 : 51 | 0 : 37 |
| | | 3 | 100×4 | 1 : 51 | 0 : 37 |
| | | 4 | 100×4 | 1 : 51 | 0 : 37 |
| | 3 | 1 | 800×2 | 2 : 55 | 2 : 55 |
| | | 2 | 400×2 | 2 : 46 | 1 : 20 |
| 6 | 1 | 1 | 600×4 | 4 : 00 | 2 : 00 |
| | | 2 | 400×2 | 2 : 36 | 1 : 18 |
| | 2 | 1 | 200×4 | 1 : 48 | 0 : 36 |
| | | 2 | 200×4 | 1 : 48 | 0 : 36 |
| | | 3 | 200×4 | 1 : 48 | 0 : 36 |
| | | 4 | 200×4 | 1 : 48 | 0 : 36 |
| | 3 | 1 | 800×2 | 2 : 50 | 2 : 50 |
| | | 2 | 400×2 | 2 : 36 | 1 : 18 |
| 7 | 1 | 1 | 800×2 | 2 : 45 | 2 : 45 |
| | | 2 | 400×2 | 2 : 32 | 1 : 16 |
| | 2 | 1 | 200×4 | 1 : 45 | 0 : 35 |
| | | 2 | 200×4 | 1 : 45 | 0 : 35 |
| | | 3 | 200×4 | 1 : 45 | 0 : 35 |
| | | 4 | 200×4 | 1 : 45 | 0 : 35 |
| | 3 | 1 | 1200×4 | 2 : 15 | 4 : 30 |
| | | 2 | 1000×1 | 1 : 50 | 3 : 40 |
| 8 | 1 | 1 | 800×2 | 2 : 40 | 2 : 40 |
| | | 2 | 400×2 | 2 : 32 | 1 : 16 |
| | 2 | 1 | 200×4 | 1 : 42 | 0 : 34 |
| | | 2 | 200×4 | 1 : 42 | 0 : 34 |
| | | 3 | 200×4 | 1 : 42 | 0 : 34 |
| | | 4 | 200×4 | 1 : 42 | 0 : 34 |
| | 3 | 1 | 1200×1 | 2 : 12 | 4 : 34 |
| | | 2 | 1000×1 | 1 : 47 | 3 : 34 |

표 7-19_ 대학생을 위한 인터벌 프로그램

프로그램A(여자 대학생)

| 週 | 日 | Set | 거리×회수 | 운동과 휴식의 비 | 운동시간 |
|---|---|---|---|---|---|
| 1 | 1 | 1 | 200×4 | 1 : 3 | 가볍게 |
| | | 2 | 100×8 | 1 : 3 | 〃 |
| | 2 | 1 | 400×2 | 1 : 3 | 〃 |
| | | 2 | 100×8 | 1 : 3 | 〃 |
| | 3 | 1 | 400×2 | 1 : 3 | 〃 |
| | | 2 | 200×6 | 1 : 3 | 〃 |
| | 4 | 1 | 800×1 | | 〃 |
| | | 2 | 200×6 | 1 : 3 | 〃 |
| 2 | 1 | 1 | 800×2 | 1 : 3 | 〃 |
| | | 2 | 400×2 | 1 : 3 | 〃 |
| | 2 | 1 | 400×6 | 1 : 3 | 〃 |
| | 3 | 1 | 800×3 | 1 : 3 | 〃 |
| | 4 | 1 | 800×3 | 1 : 3 | 〃 |

| 週 | 日 | Set | 거리×회수 | 휴식시간 | 운동시간 |
|---|---|---|---|---|---|
| 3 | 1 | 1 | 600×2 | 5 : 30 | 2 : 45 |
| | | 2 | 100×4 | 1 : 15 | 0 : 25 |
| | 2 | 1 | 100×6 | 1 : 15 | 0 : 25 |
| | | 2 | 200×6 | 2 : 15 | 0 : 45 |
| | 3 | 1 | 100×6 | 1 : 15 | 0 : 25 |
| | | 2 | 200×4 | 2 : 15 | 0 : 45 |
| 4 | 1 | 1 | 100×8 | 1 : 15 | 0 : 25 |
| | | 2 | 50×10 | 0 : 30 | 0 : 10 |
| | | 3 | 600×2 | 5 : 30 | 2 : 45 |
| | 2 | 1 | 200×3 | 2 : 15 | 0 : 45 |
| | | 2 | 200×3 | 2 : 15 | 0 : 45 |
| | | 3 | 200×4 | 2 : 15 | 0 : 45 |
| | 3 | 1 | 200×4 | 2 : 15 | 0 : 45 |
| | | 2 | 200×4 | 2 : 15 | 0 : 45 |
| | | 3 | 100×8 | 1 : 15 | 0 : 25 |
| 5 | 1 | 1 | 200×4 | 2 : 15 | 0 : 45 |
| | | 2 | 100×8 | 1 : 15 | 0 : 25 |
| | | 3 | 50×10 | 0 : 30 | 0 : 10 |
| | 2 | 1 | 600×2 | 5 : 30 | 2 : 45 |
| | | 2 | 200×3 | 2 : 15 | 0 : 45 |
| | | 3 | 200×3 | 2 : 15 | 0:45 |
| | 3 | 1 | 200×3 | 2 : 15 | 0:45 |
| | | 2 | 200×4 | 2 : 15 | 0:45 |
| | | 3 | 100×8 | 1 : 15 | 0:25 |
| 6 | 1 | 1 | 200×4 | 2 : 06 | 0:42 |
| | | 2 | 100×8 | 1 : 06 | 0:22 |
| | | 3 | 100×8 | 1 : 06 | 0:22 |
| | 2 | 1 | 600×2 | 5 : 20 | 2:40 |
| | | 2 | 100×8 | 1 : 06 | 0:22 |
| | | 3 | 50×8 | 0 : 24 | 0:08 |
| | 3 | 1 | 800×2 | 4 : 00 | 4:00 |
| | | 2 | 50×8 | 0 : 24 | 0:08 |
| | | 3 | 50×8 | 0 : 24 | 0:08 |
| 7 | 1 | 1 | 600×2 | 5 : 20 | 2:40 |
| | | 2 | 100×6 | 1 : 06 | 0:22 |
| | | 3 | 100×6 | 1 : 06 | 0:22 |
| | 2 | 1 | 200×4 | 2 : 06 | 0 : 42 |
| | | 2 | 200×4 | 2 : 06 | 0 : 42 |
| | | 3 | 200×4 | 2 : 06 | 0 : 42 |
| | 3 | 1 | 100×8 | 1 : 06 | 0 : 22 |
| | | 2 | 100×8 | 1 : 06 | 0 : 22 |
| | | 3 | 100×8 | 1 : 06 | 0 : 22 |
| 8 | 1 | 1 | 600×2 | 5 : 10 | 2 : 35 |
| | | 2 | 100×6 | 1 : 00 | 0 : 20 |
| | | 3 | 100×6 | 1 : 00 | 0 : 20 |
| | 2 | 1 | 200×4 | 2 : 00 | 0 : 40 |
| | | 2 | 200×4 | 2 : 00 | 0 : 40 |
| | | 3 | 200×4 | 2 : 00 | 0 : 40 |
| | 3 | 1 | 100×8 | 1 : 00 | 0 : 20 |
| | | 2 | 100×8 | 1 : 00 | 0 : 20 |
| | | 3 | 100×8 | 1 : 00 | 0 : 20 |

제8장

# 트레이닝 프로그램의 작성

앞 장들에서 근섬유의 차이, 에너지 시스템, 그리고 다른 생리적인 원리들이 설명되었다. 6장에서는 근육과 에너지 능력의 연중 트레이닝 프로그램 작성 과정에 대해 상세히 설명되어 있으며 앞에서 언급되었던 이론들이 실제로 프로그램에 적용되는 것을 볼 수 있을 것이다. 연중 트레이닝 프로그램의 각기 다른 시기를 우선 살펴보겠다.

## 1. 연중 트레이닝

앞에서 언급한 것처럼 나이 어린 사춘기 이전 선수들이 트레이닝은 재미와 성장 발달에 초점을 맞추어야 한다. 많은 선수들은 시즌에 따라 스포츠 종목을 바꾸는 것을 즐기며 어느 한 종목에 전념하는 것에 흥미를 느끼지 못한다. 이러한 선수들에게는 어느 한 스포츠 종목을 위해 계획된 연중 트레이닝 프로그램은 적합하지 못하다. 만일 일년에 단지 15주 동안 밖에 선수를 지도할 수 없다면 트레이닝 계획을 이러한 일정표에 적합하도록 변경시켜야만 할 것이다.

하지만 어린 선수들이 자라서 기량이 더욱 증가되면 어떤 선수들은 어느 한 종목에만 전념하기를 원할 수도 있을 것이다. 이러한 경우가 생기면 코치들은 그 종목에 요구되는 신체적 능력을 향상시킬 수 있는 연중 트레이닝 프로그램의 계획에 조언을 해줄 준비가 되어 있어야만 하겠다. 이 말은 자신들의 흥미나 휴식을 위한 목적으로 다른 어떤 스포츠 종목에도 참가해서는 안 된다는 뜻이 아니다. 트레이닝의 결정은 선수들의 주 종목에 적합하도록 만들어져야 한다는 것을 의미한다. 레슬링선수인 mike를 예로 들어 살펴보자.

그는 가을동안 열심히 트레이닝을 실시하며 겨울에 경기에 참가한다. 봄에는 트레이닝을 약간 줄였다가 여름에 다시 지역리그regional contest에 참가하여 경기한다. 시즌 사이에 그는 체력 단련과 자신의 즐거움(어떤 사람들은 이해하기가 힘들지도 모르지만! 실제로 많은 사람들이 그저 좋아서 달리기를 한다 : 번역자)을 위해 달리기를 실시한다. off 시즌 동안에는 웨이트 트레이닝을 실시하지만 트레이닝이 그가 즐기는 카누와 등산 일정을 방해하지는 않도록 한다.

lsura는 겨울동안에는 크로스 컨트리 스키 선수이며 봄과 여름에는 자전거 선수이다. 두 종목은 상호 보완적인 면이 있기 때문에 그녀는 별로 어려움을 겪지 않는다. 사이클링 시즌이 끝나면 스키 경기를 위한 지상off-snow훈련을 시작한다. 트레이닝의 강도를 유지하기 위해 달리기 시합에 몇 차례 참가한다. 끝으로, 상체의 근력과 지구력 트레이닝을 가을동안에 실시하여 첫눈이 내릴 때를 대비한다.

물론, 어느 한 종목에서 두각을 나타내려면 트레이닝은 더욱 특수화되어야만 하며 다른 종목의 참가는 희생되어야만 할 것이다. 이러한 결정은 고통스러우며 선수들은 코치의 조언과 도움을 기대하고 있다. 그들의 부모, 코치, 또는 친구들에 의해 설정되어진 목표를 달성하기 위해 노력해서는 안 된다는 것을 선수들에게 상기시킨다. 스포츠에서의 탁월한 기량은 자신 내부의 하고자 하는 의욕과 좋은 지도가 결합되었을 때 이루어진다. 연중 트레이닝 프로그램의 4가지 시기를 검토하면서 자신의 종목과 지도하는 선수들에게 본 장에서 권고하는 지침들을 어떻게 적용할 것인지를 생각해 본다.

## Off-Season 트레이닝

off 시즌 트레이닝의 주된 목표는 선수들이 가벼운 신체 활동을 계속 유지하도록 만들어 체중의 과다한 증가를 예방하는 것이다. 체중 증가는 off 시즌 후의 경기 참여에 많은 어려움을 준다. 또한, 비활동적인 선수들은 그전의 시즌동안에 달성하였던 체력 증가를 상실하는 경향이 있다.

근육 능력 트레이닝은 자신의 스포츠에서 사용되는 근육과 근력과 power를 향상하고, 자신의 관찰이나 APE같은 평가를 통해 파악된 개개인의 약점을 보완하는데 중점을 두어야 한다. off시즌동안 일주일에 3회 트레이닝을 실시하며 근육 능력의 발달에 충분할 것이다.

대부분 종목의 에너지 능력 트레이닝은 확고한 유산소 능력 기반을 닦는 데 주력해야 한다. 유산소 능력이 트레이닝 피라미드의 기초를 형성하며 강도 높은 신체 활동을 위한 준비 단계임을 명심해야 할 것이다. 느리고 빠른 pace의 지속적인 운동 fartlek, 그리고 가벼운 pace의 인터벌 트레이닝 등이 통상적으로 포함된다. 여러 가지 다양한 유산소 신체 활동들이 off시즌 트레이닝에 흥미와 다양함을 줄수 있을 것이다. off시즌동안 일주일에 두세번의 에너지 능력 트레이닝이면 아마도 충분할 것이다. 강도가 낮기 때문에 근육과 에너지 능력 트레이닝을 같은 날에 실시할 수 있을 것이다. 스케줄의 보기가 다음과 같다.

| | 근육 능력 | 에너지 능력 |
|---|---|---|
| 일 | | |
| 월 | 웨이트 트레이닝 | 지속적인 느린 pace의 운동 |
| 화 | | |
| 수 | 웨이트 트레이닝 | fartlek |
| 목 | | |
| 금 | 웨이트 트레이닝 | 지속적인 느린 pace의 운동 |
| 토 | | |

선수들의 off시즌 스케줄과 참가하는 스포츠 종목의 특정 체력 요구에 따라 이러한 계획은 변경될 수 있다. 선수들에게 다른 스포츠나 레크리에이션적인 신체 활동 참가를 권장한다. 이 기간은 각 종목 특유의 기술을 연마하기에 이상적인 시간이다.

off시즌 트레이닝의 생리적인 효과 : 몇 주 동안의 근력과 power 트레이닝은 추후의 근육 능력 증가를 위한 굳건한 기반을 조성한다. off시즌동안의 에너지 트레이닝은 slow-twitch 근섬유의 유산소 에너지 생산 과정의 효소들을 발달시킨다. 트레이닝이 계속되면 근육 지방대사 과정의 산소 사용 능력이 증가한다. 트레이닝의 다른 효과는 호흡과 순환계의 기능 증진을 들 수 있다. 심박수가 감소되며 더 많은 양의 혈액이 매 번의 심장 박동에서 박출된다. 혈액량이 증가하고 근육의 모세 혈관 숫자가 증가하여 근육으로서 산소 운반을 더욱 용이하게 해준다. 그 밖의 다른 효과로는 호르몬의 기능이 향상되며 뼈, 인대, 건이 더욱 강해진다.

### Preseason 트레이닝

대부분의 스포츠에 있어 Preseason 트레이닝 기간은 시합 시즌이 시작되기 8-10주전에 시작된다. 이 기간에는 근육과 에너지 능력 트레이닝의 강도가 증가되어야 한다. 근육의 근력과 power를 향상시키는 것 외에도 만일 근지구력이 자신의 종목에서 중요한 요소라면 근 지구력 트레이닝을 실시하여야 한다.

에너지 트레이닝의 강도 증가는 FOG 근섬유를 사용, 단련시키게 된다. 게임, 시합, 경주 등은 스피드에 의해 승패가 좌우되며 스피드를 발휘하기 위해서는 잘 단련된 fast-twitch근섬유가 요구된다. 선수들은 보통 85% 정도의 FOG섬유를 소유하고 있다. 이러한 섬유들에 의한 경기력의 영향을 무시한다는 것은 어리석은 짓일 것이다. Preseason 트레이닝은 여러 가지 빠른 스피드의 트레이닝 방법을 포함하여야만 한다(표 5-5의 트레이닝 방법을 참조할 것). 이러한 방법들은 FOG섬유의 산소 사용 능력을 향상시켜 무산소 역치를 증가시킨다. 트레이닝이 계속됨에 따라 더 많은 FOG섬유가 지구력을 얻게 되면 선수들은 빠른 스피드로 더 먼 거리나 더 오랜 시간동안을 운동할 수 있게 될 것이다.

Preseason 트레이닝의 생리적인 효과 : 보다 높은 강도의 트레이닝은 FOG 섬유를 가동시켜 그러한 섬유들의 산소 사용 능력을 향상시키며 그 결과 무산소 역치가 증가한다. 〈그림 8-1〉에서 볼 수 있듯이 처음 몇 개월 동안 선수들은 자신들의 최대 유산소 능력의 50~60%에서 무산소 역치를 경험하지만 트레이닝이 지속됨에 따라 무산소 역치가 최대 능력의 80% 또는 그 이상의 수준으로 증가한다. 유산소 능력이 중요한 스포츠 종목에 있어서는 이러한 변화가 결정적인 역할을 한다.

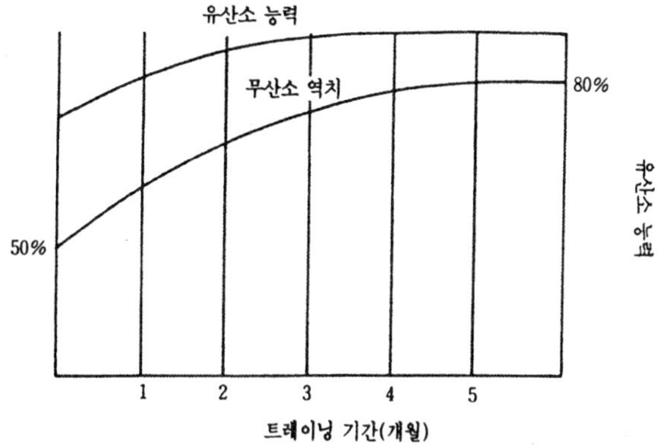


그림 8-1_ 무산소 역치의 증가

무산소 역치 수준이나 그보다 약간 높은 수준에서 트레이닝을 실시하면 가장 좋은 결과를 거둘 수 있음을 연구에서 보여주었다. 이것은 대부분의 선수들이 자신들 최대심박수의 85~90% 수준에서 트레이닝 해야 한다는 것을 의미하며 이러한 수준의 호흡의 상태, 심박수 또는 자신의 느낌으로 판단할 수 있을 것이다. 선수들은 "아주 힘든다" – 17. 또는 170bpm – 의 수준보다 약간 높은 느낌의 상태에서 운동하여야 하며 유산소 에너지 생산 과정을 적절히 가동시키기 위해서는(유산소 시스템이 가능한 한 많이 작동되도록 하기 위해서는) 무산소 역치 수준이나 그보다 약간 높은 수준에서 2분 이상 운동을 실시하여야 한다.

### 시즌 초반기의 트레이닝

시즌 초반기에는 참가하는 스포츠 특유의 power나 스피드 트레이닝을 실시해야 할 시기이다. 중요한 시합 날이 가까워 질 때까지 강도 높은 트레이닝이 계획되어야만 한다. 여러 스포츠 종목, 특히 팀 경기에 있어, 선수들이 최상의 기량을 발휘하도록 계획하는 것은 쉬운 일이 아니다. 그 이유는 선수들이 몇 주간에 걸쳐서 좋은 경기력을 발휘해야 하기 때문이다. 시합 당일마다 선수들이 최상의 기량을 발휘할 수 있도록 주간 트레이닝 프로그램을 디자인해야 할 것이다. 그 밖의 다른 스포츠 예를 들면 육상 경기의 경우, 선수들은 중요한 경기에서 최상의 경기력이 발휘되도록 훈련을 실시한다.

트레이닝 부하를 점진적으로 증가시키며 시즌 초반기의 시합을 트레이닝 목적으로 이용한다. 자신의 스포츠 종목은 이러한 보기와 비교해서 어떠한가? 이러한 차이점들은 선수들의 트레이닝 프로그램을 작성할 때 고려되어야만 할 것이다.

만일 무산소 능력이 자신의 스포츠 종목에서 아주 중요한 요소일 경우 일주일에 2-3번의 강도 높은 무산소 운동을 6~8주 동안 실시한다면 선수들은 무산소 트레이닝 목표를 달성하기에 충분할 것이다. 만일 이 기간 동안 선수들이 시즌 초반기의 경기에 참가한다면 이러한 경기를 강도 높은 훈련으로 취급해야 할 것이다. 인터벌 트레이닝과 여러 가지 다양한 스프린트 트레이닝 방법을 사용하여 무산소 능력 발달에 초점을 맞춘다.

시즌 초반기 트레이닝의 생리적 효과 : 무산소 트레이닝은 근육 글리코겐 분해에 의한 에너지 생성 능력을 향상 시킬 것이다. 보다 강도 높은 스피드 트레이닝 방법은 단기적 에너지 원료(ATP, CP) 저장을 증가시키며 신경근육의 협응성을 향상시킴으로써 스피드를 증가시킨다.

### 시즌 동안의 트레이닝 프로그램

시즌의 절정기에 가까워지면서 근육과 에너지 능력 트레이닝은 스피드의 강도에 초점이 모아진다. 빠른 스피드의 트레이닝은 운동하는 근육에 ATP, CP 공급을 증가시킨다. 또한 스피드 트레이닝은 시즌 종반부의 강도와 열기에 대해 신체를 단련시켜준다. 스포츠 동작은 실제 경기를 상황을 모방하기 위해 빠른 스피드로 연습되어야 한다. 그러므로 스피드 트레이닝은 선수들이 필요로 하는 에너지와 기술을 준비시켜 줄뿐만 아니라 선수들이 좀더 빠르게 동작하도록 도와준다.

시즌동안 대부분 스포츠 종목의 선수들은 빠른 스피드/가벼운 부하의 동작과 스프린트에 주력하여야 한다. 여러 가지 다양한 웨이트 기구 외에도 각 스포츠 종목 특유의 스피드 트레이닝이 포함되어야 한다. 예를 들면, 팔이 약한 야구 선수인 경우 off 시즌동안 웨이트 트레이닝, pre-season 동안에 power 트레이닝, 그리고 시즌동안에는 스피드 트레이닝을 실시할 수 있을 것이다. 웨이트 기구를 사용하면서 던지는 동작을 연습하면 근력을 증가시킬 수 있을 것이다. 무거운 공을 가지고 연습하면

power를 증가시킬 수 있으며 최대한 먼 거리를 던지거나 벽을 향해 최대한 힘껏 공을 던지는 연습은 스피드를 향상시킬 것이다.

시즌동안의 체력유지 : 경기 스케줄이 더욱 바빠지면 아마도 연습 시간의 많은 부분은 기술 단련에 사용될 것이다. 하지만 시합의 참가와 시합에 대비한 기술 훈련은 그전의 트레이닝 기간동안 성취해 놓았던 근육과 에너지 능력의 증가를 계속 유지하기에는 충분하지 않을 것이다. 만일 선수들의 근육 능력이나 에너지 능력이 감소한다면 체력을 유지하기 위한 프로그램을 실시해야 할 것이다. 시즌이 계속 진행됨에 따라 여러 선수들이 근력, 지구력, power, 그리고 그 밖의 다른 체력 요소들을 상실한다고 여러 연구들에서 보여 주었다.

시즌동안의 유지 프로그램의 가장 중요한 점은 운동량이 선수들의 경기력을 유지하기에는 충분하지만 결코 지나치게 많은 양이 되지 않도록 조절하는 것이다. 처방되어지는 운동량은 선수 개개인에 따라 다를 것이며 또한 참가하는 스포츠 종목에 따라 다를 것이다. 하지만 일주일에 한두 번의 체력 단련 연습이면 선수들의 체력 수준을 유지하는 데 충분할 것이다. 과도한 체력 단련 훈련에 의해 선수들이 기진맥진해진 상태로 시합에 임하는 것을 누구도 원치 않을 것이다. 만일 실제적인 경기 상황과 비슷하게 연습을 실시할 수 있다면 이것을 체력 단련 훈련으로 대체할 수도 있을 것이다. 연중 트레이닝 프로그램의 계획 과정에 도움이 되는 내용이 〈표 8-1〉에 나타나 있다.

표 8-1_ 연중 트레이닝의 개요

| off 시즌 | preseason | 시즌 초반기 | 시즌의 절정기 |
|---|---|---|---|
| 특정 스포츠 종목에 사용되는 근육의 근력과 power를 향상시키기 위한 근육 능력 트레이닝.<br>(8주, 3회/주) | 근력, power, 지구력 발달을 위해 근육 능력 트레이닝의 강도를 증가시킨다.<br>(8~10주, 3회/주) | 특정 스포츠 종목의 power 스피드에 주력하면서 높은 강도의 근육과 에너지 능력 트레이닝을 실시 ; 트레이닝의 빈도는 경기 일정에 따라 좌우된다.<br>(1~3회/주) | pace가 빠른 종목의 경우 스피드/가벼운 부하의 동작과 스프린트를 실시.<br>(1~2회/주) |
| 유산소 능력을 증가시키기 위한 에너지 능력 트레이닝 ; 낮은 강도, 계속적인 운동, fartlek, 그리고 인터벌 트레이닝.<br>(8주, 2회/주) | 인터벌과 스프린트를 포함한 높은 강도의 에너지 능력 트레이닝.<br>(8~10주, 3회/주) | 무산소 능력이 필수적이다 ; 높은 강도의 훈련.<br>(6~8주, 2~3회/주) | 시합때의 동작을drill 트레이닝중에 실시. |
| 다른 스포츠와 레크레이션활동에 참가. | 전술, 기술, 그리고 동작을 연습. | 특정 스포츠의 기술, 전술, 그리고 drill을 연습(보다 세부적 사항). | 정규적인 게임으로써 체력단련 시간을 대체한다. |
| 특정스포츠 기술을 연습한다.<br>신체지방을 낮은 수준에 유지. | | | |

## 2. 여러 가지 스포츠 종목의 트레이닝 프로그램 작성

적합한 트레이닝 프로그램을 디자인하는데 도움을 주기 위해 여러 스포츠 종목들을 근육과 에너지 능력의 필요성에 따라 구분을 했다. 〈표 8-2〉는 스포츠 종목들을 비슷한 근력과 에너지 요구에 따라 구분해 놓은 것이다. low, medium, high라고 평가한 것은 근육이나 에너지 능력 발달에 어느 정도의 시간이 투자되어야만 한다는 것을 나타내고 있다.

low의 경우에는 그러한 능력 발달에 약간의 트레이닝 시간이 요구된다. high인 경우에는 많은 양의 체력 단련 트레이닝이 요구된다. low로 평가되는 스포츠의 경우 (예를 들면, 골프) 체력 단련에 그다지 많은 훈련 시간이 필요하지 않다. 하지만 필요한 기술을 개발하고, 완성시키고, 유지하기 위해서는 많은 연습이 요구된다.

### 근육 능력 트레이닝

각 스포츠마다 특유의 근육 능력 필요성이 있다: 이러한 차이는 동작과 사용되는 근육에 따라 좌우된다. 일단 이러한 필요성을 파악한 후에는 각 선수들의 나이, 기술, 그리고 경험에 적합한 트레이닝 운동을 선정하여야 한다. 마지막 단계는 이러한 운동들을 연중 트레이닝 계획 속에 포함시키는 일이다. 트레이닝 원리와 방법들을 매일 매일의 프로그램 실시 과정에서 활용한다.

### 에너지 능력 트레이닝

에너지 능력 트레이닝에 투자되는 시간은 참가하는 스포츠나 포지션에 요구되는 가장 중요한 에너지 능력에 좌우된다. 〈표 8-2〉은 이러한 판단을 내리는데 도움이 될 것이다. low로 평가된 스포츠들은 하루에 겨우 20~30분의 에너지 능력 트레이닝이 요구된다. 수영이나 cycling 처럼 많은 에너지가 소모되는 스포츠는 매일 한두 시간의 트레이닝이 요구될 것이며, 또한 연습 시간을 유산소와 무산소 트레이닝에 적절하게 배분해야 할 필요도 있을 것이다.

선수들의 근육과 에너지 능력의 개인적인 차이는 APE 같은 테스트를 이용하고 선수들을 관찰함으로써 판단할 수 있다. 체력 트레이닝에 필요 이상의 많은 시간을 낭비하는 일이 없도록 주의한다. 미국 올림픽 대표들보다 훨씬 더 힘이 세지만 그들과 같은 수준의 경기력을 보여 주지 못하는 많은 수영선수들과 스키 선수들을 나는 알고 있다.

만일 근력, 지구력, 또는 그 밖의 다른 체력 요소들이 적절한 수준이라면 선수들이 동작이나 심리적인 기술의 향상 같은 트레이닝이 다른 면에 노력을 기울이도록 지도한다. 또한 선수들의 나이, 경험, 그리고 성장 상태의 차이를 고려해야만 한다. 어린 선수들에게 지나치게 많은 운동을 시킬 경우 스포츠 참가의 즐거움을 박탈하며 신체에 부상을 초래할 수 있다.

### 각 종목 특유의 트레이닝 계획보기

여러 스포츠 종목의 근육과 에너지 능력 요구에 적합한 연중 트레이닝 프로그램의 보기가 다음에 소개된다.

이러한 프로그램들을 자신의 프로그램 개발에 활용한다. 이러한 보기들을 프로그램 개발에 참고로 사용하며 자신의 지식과 경험이 증가하면 자신의 생각을 프로그램에 실제로 적용해 보는 것을 두려워해서는 안 된다. 샘플 프로그램은 일반적일 수밖에 없으며 실질적으로 유용하게 만들기 위해서는 첨가되어야만 하는 많은 세부사항들이 결여되어 있다.

자신의 생각들을 경험 많은 코치들의 조언을 얻어 실제로 적용해 본다. 선수 지도에 관해 새로 출판된 책들을 읽고 코치 강습회 등에 참가하여 최신의 트레이닝 방법을 항상 접하도록 노력한다.

모든 스포츠 종목에 있어 연구 결과나 성공한 코치들의 판단에 의해 어느 하나의 가장 효과적인 트레이닝 방법이 제시되는 것은 아니다(하나의 완벽한 프로그램이란 있을 수 없다). 이 장에서 제시되는 샘플 프로그램은 자신이 지도하는 선수들의 각기 다른 요구를 충족시키기 위해서는 변화가 주어져야만 하는 발달 과정의 모델들이다.

프로그램들은 주요 근육 및 에너지 능력의 필요성에 대한 간략한 설명으로 시작한다. 각 시즌의 근육과 에너지 능력 트레이닝의 개략적인 계획이 소개되어 있다. 이러한 계획들은 단지 보기임을 명심할 것, 만일 계획이 자신의 선수들에게 너무 힘들다고 느껴지면 조절한다. 만일 너무 쉬우면 트레이닝의 양이나 강도를 조심스럽게 증가시킨다. 어린 선수들이 어떻게 트레이닝의 스트레스를 감당하고 있는 가를 항시 주의 깊게 관찰한다.

여러 날 동안에 걸친 힘든 트레이닝의 영향이 곧바로 나타나지 않는 경우가 있으며 그러한 영향을 발견할 때쯤이면 선수들은 이미 기진맥진한 상태이다. 트레이닝의 원리들을 규칙적으로 점검하며 9장에 소개되어 있는 overtraining의 예방에 관한 내용을 활용한다.

표 8-2_ 각기 다른 스포츠 종목의 근육 능력과 에너지 능력의 요구에 따른 분류

| 근육능력 | 에너지능력 | Sport of Event |
|---|---|---|
| Low | Low | Archery 양궁 boccie 이탈리아의 잔디볼링 bowling 볼링 equestrian 승마 golf 골프 shooting 사격 |
| Medium | Low | Baseball 야구 bobsled 봅슬레드 cricket 크리켓 fencing 펜싱 football 미식축구 kicker/punter ice hockey goalkeeper 아이스 하키 골키퍼 javelin 창던지기 lacrosse goalkeeper 라크로스 골키퍼 luge 런지 sailing ski jumping 스키 점프 soccer goalkeeper 축구 골키퍼 softball 소프트볼 |
| High | Low | Discus 원반던지기 diving 다이빙 football 미식축구 linemen high jump 높이뛰기 shot 포환던지기 weight lifting 역도 |
| Medium | Medium | Aikido 합기도 badminton 배드민턴 basketball 농구 football 미식축구 offensice and defenside backs, receivers field hockey 필드 하키 frisbee 프리스비 ice hockey 아이스하키 judo 유도 karate 가라데 lacrosse 라크로스 long jump 멀리뛰기 motocross 모터크로스 racquetball 라켓볼 roller skating 롤러 스케이팅 rugby 럭비 skiing 스키 alpine 활강 soccer 축구 speed skating 스피드 스케이팅 sprints 단거리 경주 squash 스쿼시 surfing 파도타기 swimming 수영 synchoronized swimming 수중발레 table tennis 탁구 taekwondo 태권도 team handball 핸드볼 tennis 테니스 triple jump 세단뛰기 volley ball 배구 |
| High | Medium | Boxing 권투 dacathlon 10종 경기 figure skating 피겨 스케이팅 gymnastics 체조 hurdles 허들 100m/400m modern pentathlon 근대 5종 경기 pole yault 장대 높이뛰기 wrestling 레슬링 |
| Medium | High | Biathlon canoeing 카누 cycling 사이클 distance running 장거리 달리기 kayaking 카약 mountineering 등산 orienteering 오리엔티어링 rowing 조정 sking 스키 cross-country ; 크로스 컨트리 swimming 수영 200m 이상 triathlon 3종 경기 water polo 수구 |

## 3. 골프

– 근육과 에너지 능력의 요구가 낮은 스포츠 종목의 트레이닝 프로그램

이 프로그램은 기술적 요구가 높으며 근육과 에너지 능력의 필요성이 낮은low 골프 종목을 위해 디자인된 프로그램이다.

근력과 근지구력 향상은 골프 기술을 자동적으로 향상시키지는 못하지만 오랜 시간 동안의 경기나 토너먼트 중에도 선수들이 그러한 기술들을 유지하도록 해준다.

### 체력 필요성의 결정

근육 능력 : 골프에서 요구되는 근육 능력은 일반적으로 낮다: 하지만 골프 스윙 중에 사용되는 상체의 근육을 발달시키는 운동을 실시함으로써 효과를 거둘 수 있을 것이다. 다리는 보다 덜 중요하지만 먼 거리를 걸어갈 수 있어야만 하며 때로는 골프채가 가득든 가방을 운반해야 한다. 어깨와 허리의 유연성이 특히 중요하며 몸통과 손목 틀기 운동들은 골프 선수들에게는 필수적이다. 밑에 나열된 것은 골프 선수들을 위해 권장된 주요 근육 부위와 웨이트 트레이닝 운동들이다.

표 8-3_ 골프의 근육부위에 따른 웨이트 트레이닝

| 근육 부위 | 웨이트 트레이닝 운동 |
|---|---|
| 등의 아래와 윗부분, 다리 윗부분 | Half squat |
| 팔의 위와 아랫부분 | Arm curl |
| 팔의 윗부분 | Incline press |
| 어깨, 팔의 윗부분 | Military press |
| 어깨, 어깨의 윗부분과 아랫부분 | Parallel bar dips |
| 어깨 | Upright rowing |
| 가슴, 팔의 윗부분 | Bench press |
| 몸통, 견갑대shoulder girdle | Power clean |
| 몸통, 견갑대shoulder girdle | Swing with weighted club |
| 복부 | Bent-knee sit-ups |
| 팔뚝(전완) | Reverse wrist curl |
| 팔뚝(전완) | Wrist curl 또는 Wrist roller |

어린 골프 선수들을 위한 웨이트 트레이닝 프로그램은 위에서 열거한 운동 중에서 8~10개를 선정한다면 충분할 것이다. 흥미를 불러일으키거나 개인적인 요구 사항을 충족시키기 위해 때때로 운동들을 바꾸고 싶을 것이다. 예를 들면, 선수 중의 한 명이 골프채를 잡는 데 문제가 있다면 이것은 기술적인 원인에 의한 것일 수 있으며 또는 손목과 팔뚝 부위 근육의 근력 증가가 필요하다는 것을 암시할 수도 있다. 손목과 팔뚝을 강화시키는 여러 가지 운동기구가 있으며 간단한 한 가지 방법은 반복적으로 고무공을 움켜쥐는 것이다. 또는 골프 스윙을 모방할 수 있도록 트레이닝 기구를 변경시키는 것이다. 예를 들면, 헌 골프채를 웨이트 기구에 매달아서 스윙을 연습한다.

에너지 능력 : 에너지 능력의 필요성은 적지만 오랜 시간동안의 토너먼트 중에 높은 수준의 경기력을 유지하기 위해서는 어느 정도의 지구력이 요구된다. 골프의 에너지 능력 요구에 대한 분석에 의거하여 다음의 에너지 트레이닝 방법들이 〈표 8-4〉에 표시되어 있다.

① 지속적인 느린 달리기
② 언덕달리기
③ 등에 가방을 메고 하이킹을 실시(〈표 8-4〉에는 각 종목 특유의 웨이트 트레이닝 방법들은 열거되어 있지 않다)

off시즌동 안에도 선수들이 가벼운 강도의 운동으로 유산소 체력을 유지하도록 지도한다. 등에 가방을 메고 언덕길을 걷는 것은 종목 특유의 효과적인 트레이닝 방법이다. 달리기, 자전거 타기, 수영 같은 보다 전통적인 방법 외에도 하이킹이나 등산을 off시즌동안의 신체 활동으로 고려해 본다.

### 트레이닝 프로그램의 디자인

골프 선수들을 위한 근육과 에너지 능력의 권장 사항들을 연중 프로그램에 반영시켜 〈표 8-4〉를 작성했다.

이러한 샘플 프로그램을 기초로 하여 각 선수들의 요구를 충족시킬 수 있는 보다 세부적인 프로그램을 개발할 수 있어야 하겠다. 앞에서 언급된 일반적인 트레이닝 원칙들을 준수하면서 훈련을 다양하게 실시하도록 노력한다. 골프 선수들은 어느 정도의 체력은 소유하여야 하지만 그보다 더 중요한 것은 기술의 향상이다.

자신이 양궁이나 사격처럼 아주 기술적인 스포츠를 지도한다면 선수들의 체력 단련 프로그램은 골프와 비슷한 형태의 발달 과정을 밟아야 할 것이다.

표 8-4_ 골프의 샘플 연중 트레이닝 프로그램

| | off-season | preseason | competitive season |
|---|---|---|---|
| 근육 능력 | 트레이닝의 중점 : 근력 (3회/주)<br>1. 웨이트 트레이닝<br>- half squat<br>- arm curl<br>- military press<br>- bent-knee sit-ups<br>- wrist curl<br>- incline press<br>- upright rowing | 트레이닝 중점 : power (3회/주)<br>1. 웨이트 트레이닝<br>- power트레이닝의 원리를 적용<br>2. 부하(weight)와 전신체조로 circuit training<br>3. power를 발달시키기 위해 등속성 기구를 사용(예를 들면 골프 스윙에 저항을 가한다)<br>4. 유연성 운동을 규칙적으로 실시. 특히 허리와 어깨 부위 | 트레이닝 중점 : 기술, 근육 능력의 유지<br>1. 필요하다면 근육 능력 유지 프로그램을 실시(최대 1~2회/주) |
| 에너지 능력 | 트레이닝 중점 : 유산소 기반 (2회/주)<br>1. 지속적인 달리기<br>2. 하이킹, backpacking<br>3. 레크리에이션의 목적으로 노젓기, cycling, 수영을 실시 | 트레이닝 중점 : 유산소 능력의 유지(2~3회/주) | 트레이닝 중점 : 유산소 능력의 유지(1회/주)<br>1. 경기후에는 relaxation의 목적으로 지속적인 운동을 실시한다 |
| 기술 | 1. 새로운 golf 기술을 배우고 익힌다 | 1. 기술을 연습/숙달시킨다 | 1. 기술의 향상에 주력한다<br>2. 정규적으로 경기에 참가<br>3. 경기때와 같은 상황이 일어나는 연습을 실시drill |

## 4. 야구

– 중간 수준의 근육 능력과 낮은 에너지 능력이 요구되는 스포츠 종목의 트레이닝 프로그램

이 프로그램은 높은 기술이 요구되는 또 다른 하나의 스포츠인 야구를 위한 것이다. 과거에는 높은 기술을 보유한 많은 직업 선수들이 아주 적은 양의 off시즌 트레이닝만으로도 배겨낼 수 있었지만 이러한 상황은 달라지고 있다. 오늘날에는 모든 수준의 선수들이 경기력을 향상시키고 부상의 위험을 최소화하기 위해 근육과 에너지 능력 트레이닝을 실시하고 있다.

### 체력 필요성의 결정

근육 능력 : 야구의 근육 능력 필요성은 골프보다 더 크다. power가 아마도 가장 중요한 요소이므로 달리기, 던지기, 그리고 hitting에 사용되는 근육의 근력, 스피드, 그리고 power트레이닝이 강조되어야 한다. 그리고 모든 선수들은 유연성을 유지해야 할 필요가 있다. 〈표 8-5〉에 야구 경기력 향상에 중요한 근육 부위와 운동들이 제시되어 있다.

표 8-5_ 야구의 근육부위에 따른 웨이트 트레이닝

| 근육 부위 | 웨이트 트레이닝 운동 |
|---|---|
| 등의 아래와 윗부분, 다리 윗부분 | Half squat |
| 다리 윗부분 | Knee(leg) extension |
| 다리 윗부분 | Leg curl |
| 종아리 | Heel raise |
| 가슴 | Bench press |
| 가슴 | Bent-arm pullover |
| 가슴 | Strait-arm pullover |
| 팔의 윗부분 | Incline press |
| 팔의 위와 아랫부분 | Arm curl |
| 어깨, 팔의 윗부분 | Military press |
| 어깨, 팔의 윗부분 | Triceps extension |

| | |
|---|---|
| 어깨 | Upright rowing |
| 복부 | Bent-knee sit-ups<br>(양옆으로 들어 올리기를 포함) |
| 몸통, 견갑대 | Power clean |
| 몸통, 견갑대 | Swing with weight bat |
| 팔뚝(전완) | Reverse wrist curl |
| 팔뚝(전완) | Wrist curl 또는 Wrist roller |

이 중에서 자신이 지도하는 야구 선수들의 요구를 가장 잘 충족시키는 8~10개의 운동을 선정한다. 만일 등속성 트레이닝 기구를 이용할 수 있다면 상체 근육의 power를 발달시키는데 이러한 기구들을 사용한다. 이러한 많은 기구들은 야구의 hitting이나 던지기 동작을 모방할 수 있도록 변경시켜 사용할 수 있다. 골프의 경우처럼 던지기나 스윙 동작에 저항을 가할 수 있는 방법을 생각해 본다.

에너지 능력 : 야구는 기본적으로 무산소적 신체 활동이다. 대부분의 야구 play는 강도 높은 신체 활동이 겨우 몇 초 동안밖에 지속되지 않는다.

하지만 야구 경기는 몇 시간동안 계속되며 강도 높은 신체 활동 후에는 빨리 회복되는 능력이 요구되므로 선수들은 적절한 유산소 능력을 소유하여야만 한다.

〈표 8-5〉에 나타나 있는 야구의 효과적인 에너지 능력 트레이닝 방법은 다음과 같다.

① 지속적인 운동 : 느린 pace와 빠른 pace

② 단거리의 무산소 인터벌

③ 스프린트

④ Starts

⑤ Shuttle 달리기

야구는 빠른 반사 작용과 동작의 시작 및 중지가 급작스럽게 이루어지는 경기이다. 장거리 달리기에 의해 발달되는 지구력 형태는 야구 선수들한테 부적합하다. off 시즌동안 가벼운 강도의 지속적인 달리기나 fartlek이 유산소 체력을 유지하고 체중을 조절하는데 있어 이상적이다. 또한 선수들을 그 다음 단계에서 실시될 보다 강도 높은 운동에 대비시켜 준다. 위에서 언급한 스피드 트레이닝 방법의 변형은 선수들의 허리에 벨트를 묶은 다음 자신이(코치) 뒤에서 줄을 잡아당기면서 스프린트를 시키는 것이다. 선수들로 하여금 베이스 런닝을 하도록 만들거나, 내야에서의 각종 연습 play 견제에 걸린 상황의 연습, 그 밖의 다른 play를 연습함으로써 스피드 훈련을 더욱 실제의 경기 상황에 접근시킨다.

### 트레이닝 프로그램의 디자인

근육과 에너지 능력 트레이닝 프로그램의 구성에 관한 좋은 생각과 제안들이 〈표 8-6〉의 야구 연중 트레이닝 계획에 반영되어 있다.

자신이 지도하는 선수들의 나이와 능력에 적합한 프로그램을 디자인하는 과정에 이러한 일반적인 계획을 활용한다. 선수에 따라 어떤 특정 포지션의 개별적인 트레이닝을 고려해볼 수도 있다. 투수와 포수의 경우 다리, 팔, 그리고 어깨의 추가 근력과 power는 도움이 된다.

어떻게 이러한 생각들을 프로그램에 적용하는가에 대해 의문이 생기면 앞 장의 내용을 다시 참조한다.

앞에서 설명된 트레이닝 원칙들을 준수하면서 자기 자신의 생각을 추가로 적용시킨다. 근육 능력의 요구가 중간 정도 되며 에너지 능력 요구가 적은 스포츠 종목을 지도하는 코치들은 야구의 모델을 이용하여 자신의 프로그램을 개발한다.

표 8-6_ 야구의 샘플 연중 트레이닝 프로그램

| | off-season | preseason | competitive season |
|---|---|---|---|
| 근육 능력 | 트레이닝의 중점 : 근력 (3회/주)<br>1. 웨이트 트레이닝<br>- half squat<br>- bench press<br>- incline press<br>- triceps extension<br>- bent-knee sit-ups<br>- power clean<br>- wrist roller<br>2. 등속성 근력 운동<br>3. 규칙적인 유연성 운동 | 트레이닝 중점 : power (3회/주)<br>1. 웨이트 트레이닝<br>- power트레이닝의 원리를 적용<br>2. 부하weights와 전신체조로 circuit training<br>3. power를 발달시키기 위해 등속성 기구를 사용(예를 들면 던지기와 스윙 동작에 저항을 준다)<br>4. 유연성 운동을 규칙적으로 실시 특히 허리와 어깨 부위 | 트레이닝 중점 : 기술, 근육 능력의 유지<br>1. 필요하다면 근육 능력유지 프로그램을 실시(최대 1~2회/주) |
| 에너지 능력 | 트레이닝 중점 : 유산소 기반(2회/주)<br>1. 지속적인 달리기-느린 pace와 빠른 pace를 다양하게 실시<br>2. fartlek<br>3. 유산소 능력을 유지하고 체중을 유지하기 위해 다른 레크리에이션 활동에 참가 | 트레이닝 중점 : 무산소 능력(2회/주)<br>1. 스피드 연습의 전환점이 되게끔 fartlek의 강도를 증가시킨다<br>2. 인터벌 트레이닝, hollow sprints, starts, 그리고 shuttle 달리기<br>3. 스포츠 종목 특유의 연습 | 트레이닝 중점 : 무산소 능력의 유지(1회/주)<br>1. 완전히 회복될 수 있도록 시합 며칠 전에 높은 강도의 무산소 유지 프로그램을 스케줄해 놓는다<br>2. 경기스케줄이 바쁠 경우 무산소 훈련을 제외시킨다<br>3. 여행 기간 동안이나 시합이 없는 날에 가벼운 유산소달리기 |
| 기술 | 1. 새롭고 개인적인 기술을 배우고 익힌다 | 1. 개인과 팀 기술을 연습/숙달한다<br>2. 전술의 개발과 연습<br>3. 경기 때와 같은 상황이 일어나는 연습을 실시 | 1. 시합의 반복<br>2. 경기와 비슷한 상황에서 연습을 실시<br>3. 팀 전술과 개인의 경기력 약점을 보강 |

## 5. 태권도

– 중간 수준의 근육 능력과 높은 수준의 에너지 능력이 요구되는 스포츠 종목의 트레이닝 프로그램

태권도는 강도 높은 에너지 능력과 기술이 중요한 역할을 차지하며, 유산소와 무산소 능력을 요구하는 스포츠이다. 태권도는 발차기에 대한 스피드와 파워는 반복트레이닝이 중요하며, 타켓의 정확성과 힘을 위해 샌트백sandbag이나 미트mitt을 이용한 트레이닝 방법이 중요하다.

태권도의 발차기 및 여러 기술들의 힘의 근원은 척추의 유연함과 힘 그리고 근육의 빠른 수축이완 이기 때문에 이에 맞는 트레이닝이 필수적인 요소이다.

### 체력 필요성의 결정

근육능력 : 태권도 선수들은 몇 분 동안 전력을 다할 수 있는 근육능력과 지구력은 선수들의 트레이닝에 필수적이다. 그리고 태권도는 상체에 비해 하체의 근육이 많이 사용되므로 대퇴부 트레이닝이 중요한 역할을 한다. 팔과 어깨 근육은 태권도 경기에서 주먹 득점으로 이어지며, 다리근육은 스텝과 발차기 득점으로 이어지는 역할을 하므로 하체 트레이닝을 꾸준히 하는 것이 중요하다.

표 8-7_ 태권도의 근육부위에 따른 웨이트 트레이닝

| 근육 부위 | 웨이트 트레이닝 운동 |
|---|---|
| 다리 윗부분 | Leg curl |
| 다리 윗부분 | Knee(leg) extension |
| 등, 다리 윗부분 | Half squat |
| 가슴 | Bench press |
| 가슴 | Strait-arm pullover |
| 가슴 | Strait-arm pullover |
| 팔의 윗부분 | Incline press |
| 팔의 윗부분과 어깨 | Bar dips |
| 허리 | Back extension |
| 복부 | Bent-knee sit-ups |

| | |
|---|---|
| 종아리 | Heel(toe) raise |
| 어깨 | Press behind neck |
| 어깨 | Shoulder shrug |
| 어깨 | Upright rowing |
| 어깨, 팔의 윗부분 | Military press |
| 어깨, 팔의 윗부분 | Triceps extension |
| 팔뚝 | Reverse wrist curl |
| 팔뚝(전완) | Wrist curl 또는 Wrist roller |

이 중에서 자신이 지도하는 태권도 선수들의 요구를 가장 잘 충족시키는 8-10개의 운동을 선정한다. 태권도 운동은 경기력 측면에서 체력요인을 분석한다면 유산소성 파워보다는 무산소성 파워를 더 요구하는 운동이라 할 수 있다. 그러나 성장하는 또는 체력을 단련하는 목적으로는 태권도장을 이용하는 일반인에게 한쪽에 치우치는 체력향상은 문제가 있다고 볼 수 있다. 따라서 유산소성 파워, 즉 심폐 지구력 향상을 위한 운동 프로그램이 계획되고 실시해야 한다.

에너지 능력 : 태권도 경기를 에너지 공급 및 활동차원에서 살펴본다면 고강도에 의한 간헐적 운동양식이라 평가할 수 있다. 즉 강도가 높은 운동을 운동 중간에 불완전 휴식을 가지면서 운동을 실시하는 운동양식이라는 것이다. 태권도 운동을 통하여 일반인이 체력 향상을 목적으로 실시한다면 무산소성 시스템인 인원질 시스템과 젖산 시스템에 의한 운동형태를 실시하며 이와 함께 충분한 산소를 섭취하며 심폐기능이 향상될 수 있는 산소 시스템에 의한 유산소 운동을 계획하여 양쪽 다 운동시 실시한다면 매우 효과적이라 할 수 있다.

### 연중 트레이닝 프로그램의 디자인

태권도 선수들의 근육 능력과 에너지 능력을 향상시키는 데 도움이 되는 지침들이 〈표 8-8〉의 연중 트레이닝 프로그램에 반영되어 있다. 태권도의 운동양식에 따른 에너지 공급방법은 무산소성 에너지 체계에 의한, 즉 해당과정lactic system에 의한 에너지 공급이 많은 비중을 차지한다고 할 수 있다. 그러나 유산소성 파워는 태권도의 경기력 측면과 관련해 본다면 무산소성 파워보다는 관여도가 적다고 할 수 있으나 전반적인 체력을 향상시키기 위해 체력단련을 목적으로 도장을 이용하는 일반인에게는 꼭 필요한 체력인 만큼 지도자는 이러한 점을 감안하여 유산소성 파워 향상을 위한 트레이닝 방법에 대해 프로그램을 계획하고 지도하여야 한다.

태권도 선수의 경우 경기력 향상을 위한 무산소성 운동능력을 향상시키기 위해 강한 부하에 의한 트레이닝 및 순간적으로 발휘되는 파워를 오랫동안 경기시간 내내 발휘할 수 있도록 무산소성 파워를 증가시키기 위해 이용되는 훈련으로는 인터벌 트레이닝Interval Training이 효과적이라 할 수 있다. 즉 개개인 선수에게 설정된 부하를 이용하여 최대운동을 중간휴식을 취하면서 반복적으로 실시하는 양식의 트레이닝으로 이때 부하결정은 체력수준에 맞는 설정에 의해 실시되어야 한다.

따라서 태권도 선수의 경우 운동과 휴식 시간을 조정하여 개인의 무산소성 운동능력을 향상시키는 트레이닝 방법론을 찾는 일은 지도자에게 매우 필요한 훈련방법 설정이라 할 수 있다. 그러나 일반인의 경우 건강을 목적으로 태권도 운동을 수련할 때에는 이러한 운동보다는 근력, 유연성, 심폐지구력의 증가를 위한 수련진행 방법을 위한 트레이닝 프로그램 설정이 더 바람직하다고 본다.

표 8-8_ 태권도의 샘플 연중 트레이닝 프로그램

| | off-season | preseason | competitive season |
|---|---|---|---|
| 근육 능력 | 트레이닝 중점 : 근력<br>1. 웨이트트레이닝<br>- Bench Press<br>- Press(incline, decline)<br>- Fly<br>- Back Extention<br>- Dead Lift<br>- Lunges<br>- Squat<br>- Knee Extention<br>- Leg Press<br>- Crunch<br>- Crunch with Twist<br>2. 등속성 근력운동<br>3. 규칙적인 유연성운동 | 트레이닝중점 : Power와 지구력<br>1. 웨이트트레이닝<br>- Power와 지구력 트레이닝의 원리를 적용하여 훈련을 실시<br>2. 무게와 calisthenice를 이용하여 circuit training을 실시<br>3. 등속성기구를사용하여 Power를 발달<br>4. 규칙적인 유연성 운동<br>5. 여러가지 다른 기구를 이용하여 운동 | 트레이닝중점 : Speed, 순발력<br>1. 근육 능력 유지 프로그램<br>2. 경기때와 같은 강도로써 종목 특유의 Power와 스피드, 순발력훈련 |

| | | | |
|---|---|---|---|
| 에너지 능력 | 트레이닝 중점 : 유산소<br>1. 지속적인 달리기 (느린 pace, 빠른 pace)<br>2. 지속적인 계단 오르기 | (운동강도증가)<br>1. 심폐지구력(인터벌 트레이닝 acceleration sprinte, sprinte starts, 그리고 shuttle달리기)<br>2. 스피드연습의 전환점이 되게끔fartlek의 강도를 증가 시키다.<br>3. 다양함을위해 언덕 달리기나 계단 달리기<br>4. 민첩성훈련(왕복달리기)<br>5. 순발력훈련(서전트점프)<br>6. 유연성훈련(스트레칭) | 트레이닝중점 : 무산소능력 유지<br>1. 완전히 회복 될 수 있도록 시합전에 높은 강도의 프로그램을 계획한다.<br>2. 경기 스케줄이 많을 경우 시합을 연습으로 대처한다.<br>3. 휴식일에는 가볍게 유산소 운동으로 대처한다. |
| 기술 | 1. 새로운 기술을 배우고 연습한다. | 1. 태권도기술연습/숙달 (여러종류의 발차기기술)<br>2. 태권도스텝 응용기술<br>3. 태권도 트레이닝실시 (지구력 증가)<br>4. 겨루기 기술연습 | 1. 경기에 참가<br>2. 경기때와 같은 운동 강도의 기술 연습<br>3. 경기와 비슷한 상황의 연습 실시 |

## 6. 테니스

– 중간 수준의 근육 능력과 높은 수준의 에너지 능력이 요구되는 스포츠 종목의 트레이닝 프로그램

테니스는 경기력 향상을 위한 방법으로 최대근력 트레이닝을 통해 기본적인 체력의 순발력과 근지구력의 기반을 강화할 필요가 있다. 최대근력트레이닝에는 등장성, 등속성, 등척성, 신장성의 운동 방법이 있는데 테니스 같은 운동종목에는 스피드, 파워, 파워지구력, 단시간 근지구력 향상, 근 비대를 최소화할 수 있는 등장성트레이닝을 실시하는 것이 좋다.

### 체력 필요성의 결정

근육운동: 테니스는 어깨를 많이 사용하는 스포츠이고, 라켓을 강하게 휘두르는

위해서 가슴이나 등, 팔의 힘이 많이 요구되는 운동이다. 그 뿐만 아니라 옆으로 움직이는 동작이 많고 자세를 빠르게 고쳐야 하고 몸을 비트는 동작이 많기 때문에 신체의 부상을 줄이기 위해서 등과 어깨운동, 하체를 중심적으로 웨이트 트레이닝 이 중요하다.

표 8-9_ 테니스의 근육부위에 따른 웨이트 트레이닝

| 근육 부위 | 웨이트 트레이닝 운동 |
|---|---|
| 다리 윗부분 | Leg curl |
| 다리 윗부분 | Knee(leg) extension |
| 등, 다리 윗부분 | Half squat |
| 종아리 | Heel(toe) raise |
| 가슴 | Bench press |
| 가슴 | Strait-arm pullover |
| 가슴 | Strait-arm pullover |
| 팔의 윗부분 | Incline press |
| 팔의 윗부분과 어깨 | Bar dips |
| 허리 | Back extension |
| 종아리 | Heel(toe) raise |
| 어깨 | Press behind neck |
| 어깨 | Shoulder shrug |
| 어깨 | Upright rowing |
| 어깨, 팔의 윗부분 | Military press |
| 어깨, 팔의 윗부분 | Triceps extension |
| 팔뚝 | Reverse wrist curl |
| 팔뚝 | Wrist curl 또는 Wrist roller |

이 중에서 8~10개의 운동을 선정하여 선수들의 운동프로그램에 적용시킨다. 등속성 트레이닝 기구를 이용할 경우 상체 근육의 power를 발달시키기 위해서는 등속성 운동이 필요하다. 등속성 기구를 이용할 경우 스윙동작을 취할 때 저항을 가하여 훈련할 수 있다.

에너지 능력 : 테니스는 기본적으로 무 · 유산적 신체 활동이다. 대부분의 테니스 스윙동작이 간결하고 짧은 것으로 몇 초 동안의 지속적 운동인 발현된다.

하지만 테니스 경기는 1시간 이상의 지속적인 경기로 강도 높은 신체활동 후에는 빨리 회복되는 능력이 요구되므로 선수들은 근지구력 등 향상을 위한 유산소적 능력을 소유하여야 한다.

테니스 트레이닝 프로그램은 스피드, 민첩성, 밸런스, 반응시간, 순발력, 파워 및 손과 협응동작을 혼합하는 것이다. 훈련은 이것들을 발달시키기 위해 행하고, 모든 훈련은 시합 플레이를 모방한 상황에서 행해야 한다. 연습은 지근섬유와 속근섬유가 같이 발달 되도록 해야 한다. 테니스는 종목의 특성상 시합기에 유지해야 할 근 기능의 비중은 파워전환(60%), 파워지구력(30%), 근지구력(10%)으로 두고 유지 훈련을 해야 한다. 이 같은 근력 트레이닝을 하는 이유는 트레이닝이 중단되면 근육의 수축성은 감소하고 그 결과 근육의 역할이 감소되는 현상을 없애주기 위함이다. 위에 제시한 운동을 실시하면 되는데 파워전환트레이닝은 반복횟수가 적기 때문에 2~4세트를 하도록 하고 근지구력 트레이닝은 반복횟수가 많기 때문에 1~2세트가 적당하며 근지구력 트레이닝은 시합기에 실시하는 기술, 전술 및 컨디셔닝 프로그램으로 어느 정도 발달이 이루어지므로 반복횟수를 20~30회를 초과하지 않도록 해야 한다. 단 휴식인터벌은 정상적인 트레이닝에서의 시간보다 선수가 완전히 회복할 수 있도록 보다 더 길어야 한다. 유지기의 목적은 경기력을 안정시키는데 있지 피로를 더 가중시키는데 그 목적이 있지 않기 때문이다.

off시즌과 preseason 초반기의 트레이닝은 이동능력과 스윙동작의 빠른 전개를 위한 무산소적 운동을 위한 빠른 pace의 지속적인 트레이닝을 포함해야 한다. 시합시즌이 다가오면 높은 강도의 무산소 · 유산소적 운동에 치중하고 짧은 거리를 빠른 스피드로 움직이는 동작은 경기력을 향상시킬 수 있을 것이다.

### 연중 트레이닝 프로그램의 디자인

테니스 선수들의 근육 능력과 에너지 능력을 향상시키는 데 도움이 되는 지침들이 〈표 8-10〉의 연중 트레이닝 프로그램에 반영되어 있다.

경기기술의 습득과정과 경험에 따라 선수 개인별 특성에 맞는 강도와 빈도를 증가 또는 감소시켜 변화를 위한 연중 트레이닝 프로그램을 적용시킬 수 있다. 이러한 프로그램의 변화를 통해 체력적 욕구를 충족시킬 수 있을 것이다. 또한 높은 수준의 근육 능력의 발현과 장시간에 걸친 경기력 향상과 회복을 위한 방법적 측면에서 스포츠를 지도하는 코치는 테니스 프로그램을 참고해야 한다.

표 8-10_ 테니스의 샘플 연중 트레이닝 프로그램

| | off-season | preseason | competitive season |
|---|---|---|---|
| 근육 능력 | 트레이닝 중점 : 근력<br>1. 웨이트트레이닝<br>- Bench Press<br>- Press(incline, decline)<br>- Fly<br>- Back Extention<br>- Military Press<br>- Behind the Head Press<br>- Upright Rowing<br>- Seated Rowing<br>- Bend Over Rowing<br>- Dead Lift<br>- Lunges<br>- Squat<br>- Leg Press<br>- Crunch<br>- Crunch with Twist | 트레이닝중점 : Power와 지구력<br>1. 웨이트트레이닝<br>- Power트레이닝의 원리를 적용하여 훈련을 실시<br>2. 등속성기구나 다른 트레이닝 기구를 사용해서 운동<br>3. circuit training실시<br>4. 규칙적인 유연성 운동 | 트레이닝중점 : Speed, 순발력<br>1. 근육 능력 유지 프로그램<br>- 개인의 지구력이나 스피드의 필요성에 따라 조절하다. |
| 에너지 능력 | 트레이닝 중점 : 유산소<br>1. 지속적인 달리기<br>(느린 pace, 빠른 pace)<br>2. 유산소 능력을 유지하기 위해 다른 레크리에이션을 실시 | 트레이닝 중점 : 무산소<br>1. 심폐지구력(인터벌 트레이닝 acceleration sprinte, sprinte starts, 그리고 shuttle달리기)<br>2. 다양성을 위해 언덕을 달리기나 계단 달리기를 실시 | 트레이닝 중점 : 무산소능력유지<br>1. 완전히 회복 될 수 있도록 시합전에 높은 강도의 프로그램을 계획한다.<br>2. 경기 스케줄이 많을 경우 시합을 연습으로 대처한다.<br>3. 휴식일에는 가볍게 유산소 운동으로 대처한다. |
| 기술 | 1. 새로운 기술을 배우고 연습한다. | 1. 서비스, 포앤드, 백핸드, 발리, 스매싱, 임팩트 연습<br>2. 경기때와 같은 상황이 일어나는 연습을 실시 | 1. 경기에 참가<br>2. 경기때와 같은 운동 강도의 기술 연습<br>3. 경기와 비슷한 상황의 연습 실시 |

## 7. 배드민턴

– 중간 수준의 근육 능력과 높은 수준의 에너지 능력이 요구되는 스포츠 종목의 트레이닝 프로그램

배드민턴은 어느 훈련 보다 중요시 여기는 훈련 방법이며, 심폐지구력, 근지구력 뿐 아니라 신체의 유연성 및 조정력을 향상시켜 배드민턴 기술을 발휘하기 위한 기초 체력훈련으로 적합한 프로그램으로 구성해야 한다. 트레이닝 프로그램은 주기와 월별, 년별로 나누어 규칙적으로 하고 훈련 강도를 조절함으로 그 효과를 점차 가중시켜 실시해야 한다.

### 체력 필요성의 결정

근육운동 : 배드민턴은 악력이나 손목 운동을 제외하고는 라켓을 사용하지 않는 것이 보통이다. 악력을 강화하기 위해서 스매시, 디펜스, 백핸드, 클리어 그리고 드라이브 등 순간적인 타구 동작이 필요하거나 강하게 타구해야 하는 기술에는 강한 악력이 있어야 한다. 타구 순간 라켓을 강하게 할 수 있는 트레이닝이 필요하다. 또한 손목이 많이 쓰임으로 기구를 통한 운동이나 라켓을 이용한 운동 트레이닝을 필수적이다.

① 악력 훈련

스매쉬, 디펜스, 넷트킬, 백핸드 크리어 그리고 드라이브 등 순간적인 타구 동작이 필요하거나 강하게 타구해야 하는 기술에는 강한 악력이 있어야한다. 타구순간 라켓을 강하게 쥘 수 있는 힘이 있어야 타구를 강하게 할 수 있는 것이다.

② 손목 훈련

손목 사용법을 알고 느끼는 것이 배드민턴을 하는 동호인이나 선수에게는 가장 중요하다

② 스텝훈련

배드민턴 스텝동작을 분석해 이를 반복함으로서 실제경기에 원활히 움직일 수 있기 위한 목적을 가지고 있다.

③ 민첩성 및 순발력 훈련

배드민턴셔틀콕이 예측하지 못하는 각도로 오는 것에 따라 디자인된 여러 가지 움직임이며 동시에 파워, 순발력, 스피드 그리고 민첩성을 기르기 위한 동작들이다. 아래 나열된 것 말고도 많은 종류가 있지만 지면관계상 대표적인 것을 선택했다.

빠른 경기 흐름과 다양한 변화로 이루어져 있는 배드민턴 경기는 어느 스포츠보다도 고도의 기술과 함께 민첩성, 순발력, 지구력 등의 체력을 요구하는 격렬한 스포츠이다.

### 연중 트레이닝 프로그램의 디자인

배드민턴 선수들의 근육 능력과 에너지 능력을 향상시키는 데 도움이 되는 지침들이 〈표 8-11〉의 연중 트레이닝 프로그램에 반영되어 있다. 배드민턴은 심폐지구력, 근지구력, 유연성, 순발력 등의 체력을 필요로 하는 운동 강도가 높은 운동종목이다. 소비되는 에너지의 양이 매우 많으며 체력증진의 효과가 큰 운동이다.

따라서 지도자는 선수들의 운동능력에 적합한 프로그램을 디자인하는 과정에서 이러한 일반적인 계획을 활용하여야 한다. 선수들의 수준에 따라 트레이닝의 강도와 빈도를 증가 또는 감소시켜야 할 것이다. 하지만 이러한 변화는 연중 트레이닝 프로그램을 쉽게 적용시킬 수 있다. 약간의 변화로 대부분 배드민턴 선수들의 체력 요구를 충족시킬 수 있는 프로그램을 구상할 수 있다. 또한 높은 수준의 포괄적인 경기기능과 높은 수준의 에너지 능력이 요구되는 스포츠를 지도하는 코치들은 배드민턴 프로그램을 참고해야 한다.

표 8-11_ 배드민턴의 샘플 연중 트레이닝 프로그램

| | off-season | preseason | competitive season |
|---|---|---|---|
| 근육 능력 | 트레이닝 중점 : 근력<br>1. 웨이트트레이닝<br>- Bench Press<br>- Press(incline, decline)<br>- Lunges<br>- Squat<br>- Leg Press<br>- Wrist Curl<br>- Wrist Extensor<br>- Crunch<br>- Crunch with Twist | 트레이닝중점 : Power와 지구력<br>1. 등속성기구나 다른트레이닝 기구를 사용해서 운동<br>2. circuit training실시<br>3. 규칙적인 유연성 운동 | 트레이닝중점 : Speed와 순발력<br>1. 근육 능력 유지 프로그램 실시 |
| 에너지 능력 | 트레이닝중점 : 유산소<br>1. 지속적인 달리기 (느린 pace, 빠른 pace)<br>2. 유산소 능력을 유지하기 위해 다른 레크리에이션을 실시 | 트레이닝중점 : 무산소<br>1. 심폐지구력(인터벌 트레이닝 acceleration sprinte, sprinte starts, 그리고 shuttle달리기)<br>2. 다양함을 위해 언덕 달리기나 계단 달리기 | 트레이닝 중점 : 무산소 능력유지<br>1. Fartlek 트레이닝<br>2. 완전히 회복 될 수 있도록 시합전에 높은 강도의 프로그램을 계획한다.<br>3. Repetition Pace를 변화시켜 기술연습 |
| 기술 | 1. 새로운 기술을 배우고 연습한다. | 1. Serve, Clear Smash, Drop Short Drive, Push, Hair Pin 연습<br>2. 경기 때와 같은 상황이 일어나는 연습을 실시 | 1. 경기에 참가<br>2. 경기때와 같은 강도의 연습<br>3. 경기와 비슷한 상황의 연습 실시 |

## 8. 축구

- 높은 수준의 근육 능력과 높은 수준의 에너지 능력이 요구되는 스포츠 종목의 트레이닝 프로그램

축구는 강도 높은 에너지 능력과 기술적인 측면이 매우 중요하게 요구되며, 심폐지구력, 근지구력 뿐 아니라, 신체의 유연성 및 민첩성 등 다양한 경기기능을 향상시

켜 축구 기술을 발휘하기 위한 기초 체력훈련으로 적합한 프로그램으로 구성해야 한다. 트레이닝 프로그램은 주기와 월별, 년별로 나누어 규칙적으로 실시하고 훈련 강도를 조절함으로 그 효과를 점차 가중시켜 실시해야 한다.

### 체력 필요성의 결정

근육운동 : 축구경기는 축구는 90분간 뛰는 운동이면서도 포지션을 정해서 하는 경기이기 때문에, 계속해서 뛰지는 않는다. 자신이 맡은 지역에 공이 오게되면 선수는 순간적인 스피드를 발휘하여 경기에 임해야 한다. 그런 만큼 축구는 90분간 꾸준히 계속 뛸 수 있는 체력을 요구하기보다는 순간적으로 폭발적인 스피드를 낼 수 있고, 그 후에 빨리 정상 수준의 호흡으로 회복할 수 있는 능력이 요구된다. 그렇기 위해서 필요한 훈련은 웨이트 트레이닝과 인터벌 달리기이다.

웨이트 트레이닝은 몸을 탄탄하게 만들어 줌으로서 몸싸움을 해야하는 선수들에겐 특히 밀리지 않는 튼튼한 몸이 필요하다. 단순히 체격이 큰 것이 중요한 것이 아니라 체구는 작더라도 웨이트 트레이닝을 통해 몸을 단련시키는 것이 몸싸움에 밀리지 않는 비결이라고 할 수 있다. 2002년 월드컵에서 한국 선수들이 몸집이 큰 유럽 선수들에게 밀리지 않은 이유도 혹독한 웨이트 트레이닝의 결과라고 할 수 있으며, 이를 실현하기 위한 부위별 웨이트 트레이닝은 〈표 8-12〉와 같다.

표 8-12_ 축구경기의 근육부위에 따른 웨이트 트레이닝

| 근육 부위 | 웨이트 트레이닝 운동 |
|---|---|
| 다리 윗부분 | Knee(Leg) extension |
| 다리 윗부분 | Leg curl |
| 등, 다리 윗부분 | Half squat |
| 종아리 | Heel(toe) raise |
| 가슴 | Bench press |
| 가슴 | Strait-arm pullover |
| 가슴 | Strait-arm pullover |
| 팔의 윗부분 | Incline press |
| 팔의 윗부분과 어깨 | Bar dips |
| 허리 | Back extension |
| 종아리 | Heel(toe) raise |
| 어깨 | Press behind neck |

| | |
|---|---|
| 어깨 | Shoulder shrug |
| 어깨 | Upright rowing |
| 어깨, 팔의 윗부분 | Military press |
| 어깨, 팔의 윗부분 | Triceps extension |
| 등의 윗부분 | Ben-over rowing |
| 등의 윗부분 | Pulldown-lat machine |
| 몸통, 등의 윗부분 | Power clean |
| 팔의 윗부분과 아랫부분 | Arm curl |
| 팔뚝 | Reverse wrist curl |
| 팔뚝 | Wrist curl 또는 Wrist roller |

축구경기에서 실시되는 여러 가지 다양한 동작 때문에 운동의 목록이 다양하다. 자신의 포지션별 요구되는 동작을 발달하는데 가장 적합한 운동을 선택해야 한다. 지도자(코치)의 역할 또한 중요하고 각 선수들의 장점과 단점을 파악한 다음 이러한 정보에 근거하여 트레이닝 프로그램을 디자인해야 한다.

에너지 능력 : 축구경기는 무산소적 성향을 포함하고 있으므로 play는 빠른 스피드로 짧은 시간동안 지속된다. 하지만 이 말은 적절한 수준의 유산소적 운동의 기반을 무시해도 좋다는 것은 결코 아니다. 선수들은 다양한 경기흐름에 적응할 수 있는 만반의 준비가 되어 있어야 한다. 따라서 축구경기에서 요구되는 에너지 트레이닝 방법은 다음과 같다.

① 지속적인 달리기 : 느린 pace와 빠른 pace
② 언덕달리기
③ fartlek
④ 단거리의 무산소 인터벌
⑤ 스프린트
⑥ shuttle 달리기와 starts

off시즌과 preseason 초반기의 트레이닝에는 추후에 실시될 무산소 운동에 선수들을 준비시키기 위해 빠른 pace의 지속적인 달리기와 fartlek 같은 운동들이 포함되어야만 한다. 시합 시즌이 다가오면 높은 강도의 운동에만 치중해야 하며, 강한 체력을 바탕으로 한 빠른 스피드의 움직임은 경기력을 향상시킬 수 있을 것이다.

### 연중 트레이닝 프로그램의 디자인

축구 선수들의 근육 능력과 에너지 능력을 향상시키는 데 도움이 되는 지침들이 〈표 8-13〉의 연중 트레이닝 프로그램에 반영되어 있다. 축구경기는 심폐지구력, 근지구력, 유연성, 순발력 등의 강한 체력을 필요로 하며, 운동 강도가 높은 운동종목이다. 소비되는 에너지의 양이 매우 많으며 체력증진의 효과가 큰 운동이다.

지도자는 선수들의 수준에 따라 트레닝의 강도와 빈도를 증가 또는 감소시켜야 할 것이다. 따라서 운동능력에 적합한 프로그램을 디자인하는 과정에서 이러한 일반적인 계획을 활용하여야 한다. 약간의 변화로 대부분 축구선수들의 체력 요구를 충족시킬 수 있는 프로그램을 구상할 수 있다. 또한 높은 수준의 포괄적인 경기기능과 높은 수준의 에너지 능력이 요구되는 스포츠를 지도하는 코치들은 이러한 프로그램을 참고해야 한다.

표 8-13_ 축구경기의의 샘플 연중 트레이닝 프로그램

| | off-season | preseason | competitive season |
|---|---|---|---|
| 근육 능력 | 트레이닝 중점 : 근력(3회/주)<br>1. 웨이트트레이닝<br>- Half squat<br>- Bench Press<br>- Back extension<br>- Heel raise<br>- Press behind neck<br>- Neck flexion and extension<br>- Arm curl<br>- Incline press<br>2. 등속성 근력운동<br>3. 규칙적인 유연성 운동 | 트레이닝중점 : Power, speed(3회/주)<br>1. 웨이트 트레이닝<br>- power트레이닝의 원리를 적용<br>- 운동을 변화시켜 다양성을 유지하고 또한 개인적인 부족함을 보강<br>2. 무게와 calistenics를 이용하여 circuit training을 실시<br>3. 등속성 기구를 사용하여 중요한 근육의 power를 실시한다.<br>4. 종목의 동작 연습에 사용되는 여러 가지 기구를 이용한다(예. blocking seld)<br>5. 유연성을 유지 | 트레이닝중점 : Speed와 순발력의 유지<br>1. 근육 능력 유지 프로그램 실시(1~2회/주) |

| 에너지 능력 | 트레이닝중점 : 유산소 능력(2회/주)<br>1. 지속적인 달리기 (느린 pace, 빠른 pace)<br>2. fartlex(preseason의 시작에 즈음하여 운동강도를 증가)<br>3. 유산소 능력을 유지하기 위해 다른 레크리에이션을 실시 | 트레이닝중점 : 무산소 능력(2회/주)<br>1. 인터벌 트레이닝 : 심폐지구력(인터벌 트레이닝 acceleration sprinte, sprinte starts, 그리고 shuttle달리기)<br>2. 다양함을 위해 언덕 달리기나 계단 달리기 | 트레이닝 중점 : 무산소 능력유지(1회/주)<br>1. Fartlek 트레이닝<br>2. 완전히 회복 될 수 있도록 시합전에 높은 강도의 프로그램을 계획한다.<br>3. Repetition Pace를 변화시켜 기술연습 |
|---|---|---|---|
| 기술 | 1. 새로운 기술을 배우고 연습한다. | 1. 개인과 팀 기술 및 전술을 연습/숙달한다.<br>2. 경기때와 같은 상황이 일어나는 연습을 실시 | 1. 시합의 참가<br>2. 경기와 비슷한 상황의 연습을 실시하지만, 부상을 피하기 위해 육체적 접촉을 제한한다.<br>3. 팀 전술을 향상시키기고 경기력 약점을 약점 |

## 9. 농구

– 중간 수준의 근육 능력과 중간 수준의 에너지 능력이 요구되는 스포츠 종목의 트레이닝 프로그램

대부분의 농구 선수들은 오랜 시간동안의 코트 위에서의 연습을 통해 자신들이 기술을 발달 시켰다. 하지만 현재는 농구 경기의 강도가 너무나 증가하였기 때문에 시합만으로는(코트 위에서의 연습만으로는) 요구되는 체력을 감당하기에 충분하지 않게 되었다. 경기에서 최상의 기량을 과시할 수 있도록 선수들을 준비시키기 위해서는 근육과 에너지 능력 트레이닝이 필수적으로 요구된다.

### 체력 필요성의 결정

근육 능력 : 점프, 슈팅, 패스, 그리고 리바운드에 사용되는 근육을 발달시키는 것이 농구 선수들이 근육 능력 요구를 충족시키는데 있어 가장 중요한 요소이다. 팔과

어깨 근육이 슈팅, 패스, 리바운드에 사용되며 다리 근육은 점프와 달리기에 필수적이며; 인체의 거의 모든 근육이 치열한 리바운드 싸움 중에 사용된다. 근력, 지구력, power, 그리고 스피드 모두가 (농구경기의) 중요한 신체적 특질이다.

농구 경기에서 기량을 과시하기 위해 요구되는 여러 가지 기술들은 모든 방면의 신체적 발달을 필요로 한다.

표 8-14_ 농구의 근육부위에 따른 웨이트 트레이닝

| 근육 부위 | 웨이트 트레이닝 운동 |
|---|---|
| 다리 윗부분 | leg curl |
| 다리 윗부분 | knee(leg) extension |
| 등, 다리 윗부분 | half squat |
| 가슴 | bench press |
| 가슴 | bent-arm pullover |
| 종아리 | heel(toe) raise |
| 어깨 | lateral arm raise |
| 어깨 | upright rowing |
| 견갑대 | pulldown-lat machine |
| 어깨, 팔의 윗부분 | military press |
| 어깨, 팔의 윗부분 | triceps extension |
| 몸통, 견갑대 | power clean |
| 복부 | bent-knee sit-ups |
| 팔의 윗부분과 아랫부분 | arm curl |
| 팔뚝(전완) | reverse wrist curl |
| 팔뚝(전완) | wrist curl 또는 wrist roller |

이 중에서 8~10개의 운동을 선정하여 선수들이 프로그램에 포함시킨다. 점프 능력이 농구 경기에서는 아주 중요하므로 plyometrics로 power를 발달시키는 방법을 고려해 볼 수도 있다. 좋다고 생각되는 모든 운동들을 종합해서 circuit 트레이닝을 구성할 수 있다.

에너지 능력 : 농구는 계속적으로 움직임이 진행되는 과정 중에 짧은 순간동안의 강도 높은 활동이 요구되는 스포츠의 전형적인 보기이다. 계속해서 신체를 움직이고 또한 강도 높은 신체활동으로부터 빨리 회복되기 위해서는 탄탄한 유산소 능력이 농

구 선수들에게 요구된다. 하지만 트레이닝의 일차적인 목표는 시합 중의 중요한 play 과정에 에너지를 공급하는 무산소 시스템의 발달에 둔다.

농구에 적합한 트레이닝 방법은 다음과 같다.

① 지속적인 운동 : 느린 pace와 빠른 pace
② 언덕 달리기
③ Fartlek
④ Repetition
⑤ 단거리의 유산소 인터빌
⑥ 중거리와 단거리 무산소 인터빌
⑦ Shuttles run

off시즌동안에는 지속적인 달리기와 fartlek으로 유산소 능력을 탄탄하게 다지며 preseason으로 접어들면서 운동 강도를 증가시켜 선수들을 스피드 운동에 대비시킨다. 운동장의 계단과 언덕길에서의 운동을 첨가시켜 훈련을 다양하게 만든다. preseason이 끝날무렵에는 달리기와 종목 특유의 연습으로 무산소 체력을 향상시키는데 주력한다.

### 연중 트레이닝 프로그램의 디자인

농구 선수들의 근육 능력과 에너지 능력을 향상시키는 데 도움이 되는 지침들이 〈표 8-15〉의 연중 트레이닝 프로그램에 반영되어 있다.

선수들의 기술과 경험에 따라 각기 다른 포지션에 요구되는 체력을 충족시키기 위해서는 트레이닝 프로그램에 약간의 변경이 필요할 것이다. 예를 들면, 가드guard의 점프 능력과 포워드forward의 스피드를 중점적으로 향상시키고 싶을 것이다. 조심스럽게 운동을 선정한다면 이러한 목표를 달성할 수 있을 것이다.

키는 크지만 근육 발달이 뒤진 어린선수가 있다면 트레이닝 프로그램을 개별화하는 것이 농구에 있어 특히 중요하다. 자신이 지도하는 종목의 체력 요구가 농구와 비슷하다면(중간 정도의 근육 능력과 에너지 능력) 농구 프로그램을 자신의 경우에 맞도록 변경시켜 사용한다.

〈표 8-15〉 농구의 샘플 연중 트레이닝 프로그램

| | off-season | preseason | competitive season |
|---|---|---|---|
| 근육 능력 | 트레이닝 중점 : 근력 (3회/주)<br>1. 웨이트 트레이닝<br>- leg curl<br>- bent-arm<br>- heel raise<br>- half squat<br>- pulldown<br>- arm curl<br>- wrist roller<br>- bench press<br>2. 등속성 근력운동<br>3. 규칙적인 유연성 운동 | 트레이닝중점 : power, endurance(3회/주)<br>1. 웨이트 트레이닝<br>- power와 지구력 트레이닝의 원리를 적용<br>- 운동을 변화시켜서 다양성을 유지<br>- 무게와 calisthenics를 이용하여 circuit training을 실시<br>3. 등속성 기구를 사용하여 power를 발달<br>4. plyometrics<br>5. 규칙적인 유연성 운동 | 트레이닝 중점 : speed, power(1~2회/주)<br>1. 높은 강도의 근육 능력 유지 프로그램 |
| 에너지 능력 | 트레이닝 중점 : 유산소 기반(2회/주)<br>1. 지속적인 달리기 (느린 pace, 빠른 pace)<br>2. fartlek<br>3. 재미 위주의 연습 게임<br>4. 유산소 능력을 유지하기 위해 다른 레크리에이션을 실시 | 트레이닝 중점 : 무산소 능력(2회/중)<br>1. fartlek(운동 강도 증가)<br>2. 인터벌 트레이닝<br>3. hollow sprints<br>4. sprints, starts, 그리고 shuttles<br>5. 다양함을 위해 언덕 달리기나 계단 달리기 실시 | 트레이닝 중점 : 무산소능력 유지(1~2회/주)<br>1. 완전히 회복 될 수 있도록 시합 여러 날 전에 높은 강도의 트레이닝을 스케줄해 놓는다.<br>2. 경기 스케줄이 아주 바쁠 경우에는 시합을 연습으로 대체한다.<br>3. 여행 일이나 휴식 일에는 가벼운 유산소 달리기를 실시 |
| 기술 | 1. 새로운 기술을 배우고 연습한다 | 1. 개인과 팀 기술을 연습/숙달<br>2. 경기 전술을 연습/숙달<br>3. 경기 때와 같은 상황이 일어나는 연습을 실시 | 1. 시합의 참가<br>2. 경기와 비슷한 상황의 연습을 실시(예,하프 코트 게임)<br>3. 팀의 전술을 향상 그리고 개인의 경기력 약점을 보완 |

## 10. 레슬링

– 높은 수준의 근육 능력과 중간 수준의 에너지 능력이 요구되는 스포츠 종목의 트레이닝 프로그램

레슬링에서 요구되는 높은 수준의 근육 능력을 달성하는 가장 좋은 방법은 실제로 시합을 하는 것이다.

하지만 시즌이 시작되기 전에 잘 선택된 근력, power, 그리고 지구력 트레이닝을 실시함으로써 선수들을 경기에 보다 잘 대비시킬 수 있다.

### 체력의 필요성을 결정

근육 능력 : 레슬링 선수들은 전력을 다한 노력을 몇 분동안 지속할 수 있도록 단련되어 있어야 한다. 그러므로 근육 능력, 특히 근지구력과 power는 레슬링 선수들의 트레이닝에 필수적이다. 레슬링은 전신 운동이므로 상대방을 잡고, 들고, 던지는 데 사용되는 상체와 하체의 근육을 운동시킬 수 있는 체계적인 프로그램이 구성되어야만 한다. 레슬링 선수들이 단련시켜야 하는 근육들은 아래와 같은 웨이트 트레이닝 운동이 권장되고 있다.

표 8-16_ 레슬링의 근육부위에 따른 웨이트 트레이닝

| 근육 부위 | 웨이트 트레이닝 운동 |
|---|---|
| 다리 윗부분 | Knee(leg) extension |
| 등의 아래와 윗부분, 다리 윗부분 | Half squat |
| 가슴 | Bench press |
| 팔의 윗부분과 아랫부분 | Arm curl |
| 허리 | Back extension |
| 어깨, 팔의 윗부분 | Parallel bar dip |
| 어깨, 견갑대 | Military press |
| 어깨, 견갑대 | Pulldown-lat machine |
| 몸통, 어깨 | Bent-over rowing |
| 몸통 | Twisting motion with pulley weight |

| | |
|---|---|
| 목 | Neck flexion과 extension |
| 복부 | Bent-knee sit-ups |
| 팔뚝 | Reverse wrist curl |
| 팔뚝 | Wrist curl 또는 Wrist roller |

여러 가지 다른 운동으로 같은 부위를 운동시킬 수 있다. 실시할 운동의 이러한 선택의 여지는 선수들이 같은 운동을 매일 반복할 때 흔히 나타나는 지루함을 감소시키며 다양함을 증가시켜 준다. 또한 각 선수들의 요구를 충족시킬 수 있도록 프로그램의 개별화가 가능하다. 만일 한 선수는 다리 근력의 강화가 요구되고 다른 선수는 상체가 빈약하다면 각기 다른 프로그램을 디자인해야만 할 것이다. off시즌 동안의 지구력 증가를 위해서는 카누나 카약canoe, kayak, 보트를 젓는 운동rowing, 수영, 자전거 페달을 손으로 돌리는 운동(이러한 운동을 할 수 있는 특수한 자전거가 요구된다), 그리고 그밖의 다른 지속적인 상체 운동을 실시할 수 있다.

에너지 능력 : 경기 지속 시간이 짧은 레슬링은 인체의 무산소 시스템에 많이 의존한다. 하지만 경기와 경기 사이의 빠른 회복을 촉진시키고 하루 종일 실시되는 토너먼트동안에 에너지를 계속 유지하기 위해서는 유산소 능력이 요구된다. 달리기, cycling, rowing이 이상적인 트레이닝 운동이다. 표 8-17에 아래의 트레이닝 방법이 레슬링 선수들에게 권장되고 있다.

① 지속적인 운동 : 느린 pace와 빠른 pace
② 언덕 달리기
③ 단거리의 유산소 인터벌
④ 중거리와 단거리의 무산소 인터벌

off시즌과 preseason의 초반기동안 탄탄한 유산소 기반을 닦아서 추후에 실시 될 힘든 훈련에 선수들을 대비시킨다. fartlek과 지속적인 운동이 가장 이상적인 준비 과정이다. 하지만 트레이닝의 일차적인 강조는 무산소 에너지 생산 과정에 주어져야 하며 preseason과 시합 시즌동안에 이러한 면에 주력한다.

### 연중 트레이닝 프로그램의 디자인

레슬링 선수들의 근육 능력과 에너지 능력을 향상키는 데 도움이 되는 지침들이 <표 8-17>의 연중 트레이닝 프로그램에 반영되어 있다. 이러한 프로그램의 활용은 자기 자신의 프로그램 개발 과정에 있어서의 출발점 역할을 한다. 선수들의 능력에 합당하며 실질적으로 적용할 수 있는 프로그램을 자신이(코치) 개발하여야 한다.

앞 장 들에서 주어진 조언들을 참고하여 적합한 수준의 운동 강도를 결정할 수 있어야만 한다. 앞에서 설명된 기본적인 원리가 적용되고 있는 트레이닝 방법들을 이미 많이 알고 있을 것이다.

이러한 일반적인 원리를 적용하고, 다른 코치나 과거의 경험으로부터 얻은 아이디어를 첨가한다면 성공적인 프로그램의 작성에 필요한 모든 재료가 준비된 셈이다. 높은 근육 능력과 중간 수준의 에너지 능력이 요구되는 종목을 지도하는 코치들은 레슬링의 모델에 따라서 자신들의 트레이닝 프로그램을 디자인해야 할 것이다.

표 8-17_ 레슬링의 샘플 연중 트레이닝 프로그램

| | off-season | preseason | competitive season |
|---|---|---|---|
| 근육 능력 | 트레이닝 중점 : 근력 (3회/주)<br>1. 웨이트 트레이닝<br>- knee extension<br>- half squat<br>- bench press<br>- arm curl<br>- back extension<br>- parallel bar dip<br>- pulldown-lat machine<br>- bent-knee sit-ups<br>2. 등속성 근력 운동 | 트레이닝 중점 : power, 지구력(3회/주)<br>1. 웨이트 트레이닝<br>- power와 지구력 트레이닝의 원리를 적용하여 훈련을 실시<br>- 운동을 변화시켜서 다양성을 유지<br>2. 무게와 calisthenics를 이용하여 circuit taraining을 실시<br>3. 등속성 기구를 사용하여 power를 발달<br>4. 규칙적인 유연성 운동<br>5. 여러 가지 다른 기구를 이용하여 운동 | 트레이닝중점 : speed, power(1~2회/주)<br>1. 근육 능력 유지 프로그램<br>2. 경기때와 같은 수준의 운동 강도로써 종목 특유의 power와 스피드 훈련 |

| | | | |
|---|---|---|---|
| 에너지 능력 | 트레이닝 중점 : 유산소 기반(2회/주)<br>1. fartleck<br>2. 지속적인 달리기 (느린 pace, 빠른 pace)<br>3. rowing,cyling,수영등의 레크리에이션 | 트레이닝 중점 : 무산소 능력(2회/주)<br>1. fartleck(운동강도증가)<br>2. 인터벌 트레이닝, acceleration sprints, hollow sprints, sprints starts, 그리고 shuttle 달리기<br>3. 다양함을위해 언덕 달리기나계단 달리기 실시 | 트레이닝 중점 : 무산소 능력 유지(1~2회/주)<br>1. 완전히 회복 될 수 있도록 시합 여러 날 전에 높은 강도의 트레이닝을 계획해 놓는다.<br>2. 경기 스케줄에 아주 바쁠 경우에는 시합을 연습으로 대체한다<br>3. 여행일이나 휴식 일에는 가벼운 유산소 달리기를 실시 |
| 기술 | 1. 새로운 기술을 배우고 연습한다. | 1. 기술을 연습/숙달<br>2. 종목 특유의 에너지 트레이닝을 실시(스포츠 기술을 실시하면서 동시에 지구력도 증가) | 1. 시합의 참가<br>2. 경기 때와 같은 운동 강도의 기술 연습 |

## 8. 수영(400m 자유형과 그 이상)

– 중간 수준의 근육 능력과 높은 수준의 에너지 능력이 요구되는 스포츠 종목의 트레이닝 프로그램

수영은 에너지 능력이 중요한 역할을 차지하는 스포츠의 좋은 보기이다. 달리기, cross-country skiing, 그리고 다른 지구력 스포츠처럼 수영은 많은 시간의 에너지 트레이닝이 필요하다. 많은 양의 지구력 훈련을 어린 선수들이 감당할 수 있는 것처럼 보여진다. 달리기 선수들이 운동량을 증가시킬 경우에 나타나는 성가신 부상들로부터 수영 선수들은 대체로 자유스러운데 이것은 아마도 물이라는 특수한 환경에서 운동하기 때문일 것이다.

### 체력의 필요성 결정

근육 능력 : 물 속에서 몸을 앞으로 당기기 위해서는 근력이, 계속해서 동작을 수

행하기 위해서는 지구력이, 그리고 빠른 스피드로 동작을 수행하기 위해서는 power와 스피드가 수영 선수들에게 요구된다. 팔, 어깨, 그리고 등 근육의 트레이닝이 강조되어야 한다.

표 8-18_ 수영의 근육부위에 따른 웨이트 트레이닝

| 근육 부위 | 웨이트 트레이닝 운동 |
|---|---|
| 등의 아래와 윗부분, 다리 윗부분 | Half squat |
| 가슴 | Bench press |
| 가슴 | Bent-arm pullover |
| 허리 | Back extension |
| 어깨 | Upright rowing |
| 어깨, 팔의 윗부분 | Military press |
| 어깨, 팔의 윗부분 | Triceps extension |
| 어깨, 견갑대 | Bent-over rowing |
| 어깨, 팔의 윗부분과 아랫부분 | Parallel bar dip |
| 몸통 | Leg raise |
| 몸통 | Bent-knee sit-ups |

이러한 웨이트 트레이닝 운동 외에도 많은 수영 코치들은 수영 선수들만을 위한 특별한 트레이닝을 개발하였다. 탄력 있는 고무밴드, 수영 벤치, 그리고 여러 가지 다른 기구들을 사용하여 수영의 거의 모든 동작을 연습할 수 있다. 레슬링 선수와 마찬가지로 off시즌동안에는 상체를 운동시키는 운동 즉, 카누, 노젓기rowing, 또는 kyaking 등이 수영 선수들에게 가장 적합하다.

에너지 능력 : 수영의 에너지 능력 요구는 참가하는 시합의 거리에 좌우된다. 짧은 거리(50-200m)는 스피드와 무산소 능력을 요구한다. 200m 이상의 거리는 유산소와 무산소의 복합적인 능력을 필요로 하며 거리가 길어질수록 유산소 능력의 중요성이 증가한다. 에너지 트레이닝은 운동장보다는 수영장에서 실시되어야 하며 연습 중의 수영거리는 선수의 주 종목과 일치하도록 조심스럽게 선정되어야만 한다. 400m 자유형 선수들을 위한 트레이닝 방법은 아래와 같다.

① 지속적인 운동 : 느린 pace와 빠른 pace

② Fartlek

③ Repetition

④ 장거리와 단거리의 유산소 인터벌

⑤ 중거리와 단거리의 무산소 인터벌

⑥ 스프린트

⑦ Srarts

이 정도의 수영 거리에 있어서는 지구력 또는 유산소 능력이 좋은 경기력 발휘에 필수적이다. 하지만 대부분의 수영 경기는 상당히 빠른 pace로 진행된다. off시즌동안에는 최소한의 유산소 능력을 유지할 목적으로 느리게 수영하는 것은 좋지만 이러한 트레이닝은 경기력 향상에 도움이 될 정도로 특징적이지는 못하다. 수영거리가 400m 이상 되면 우수한 선수들은 자신의 유산소 능력 상한선에서 운동하고 있다. 그러므로 경기 중의 강도 높은 신체 활동을 유지하기 위해서는 무산소 역치를 증가시키는 것이 중요하다.

느린 pace 수영의 또 다른 하나의 약점은 동작이 경기 때와 같은 스피드에서 이루어지지 않기 때문에 실제로 경기 중에 요구되는 동작을 근육이 연습할 수 없다는 것이다. 이 점은 모든 코치들에게 강조할 만한 가치가 있다; 경기 때와는 다른 스피드에서 동작을 연습하는 것은 가장 핵심적인 트레이닝 원리인 특수성을 무시하는 것이다.

### 연중 트레이닝 프로그램의 디자인

400m 수영 선수들의 근육 능력과 에너지 능력을 향상시키는 데 도움이 되는 지침들이 〈표 8-19〉의 연중 트레이닝 프로그램에 반영되어 있다. 수영과 이제까지 살펴보았던 스포츠 종목과의 다른 점은 수영의 에너지 능력 트레이닝은 경기 중에 사용되는 기술을 동시에 연습하다는 것이다. 이러한 점은 달리기, cycling, rowing, 그리고 skiing처럼 에너지 능력 트레이닝 과정 중에 기술이 발달되는 다른 스포츠 종목과 같다. 에너지 능력과 기술이 함께 향상된다. 일주일에 2~5번의 에너지 트레이닝이 실시되어야만 하는 이유를 이제는 뚜렷이 알 수 있을 것이다.

수영 코치들은 기술과 체력 두 가지 모두가 적절한 속도로 향상될 수 있도록 연습의 빈도와 강도를 끊임없이 조절해야 하는 중요한 임무를 지니고 있다. 트레이닝 프로그램을 조심스럽게 디자인하지 않을 경우, 트레이닝으로 선수들의 체력은 향상 될 수 있지만 기초적인 기술 부족은 바로잡지 못할 것이다. 그와는 반대로 기술은 향상되지만 체력 단련에는 효과가 없는 프로그램이 될 수 있다. 체력 단련 트레이닝과 기술 발달을 구분할 수 있어야만 하겠다. 트레이닝이 그 효과를 나타내기 위해서는 기술의 숙련이 필수적일 수 있다(체력 단련만으로는 경기력에 별로 영향을 미치지 못할 수 있다).

이러한 형태의 스포츠에서는 overtraining의 위험이 특히 많으며 이 주제에 대해서는 다음 장에 설명되어 있다. 트레이닝은 선수의 나이와 경험에 맞도록 구성되어야 한다. 수영, 달리기, cycling, 스케이팅, 그리고 rowing 같이 동작이 끊임없이 반복되는 스포츠 종목은 지루함과 burnout(흥미를 잃어버림)으로 잘 알려져 있으므로 여러 가지 형태의 게임이나 릴레이를 포함시켜서 연습을 흥미있도록 유지한다. 운동량이 가벼운 날이나 휴식일을 프로그램에 규칙적으로 포함시켜 선수들의 의욕이 상실되지 않도록 한다. 시합 시즌이 되면 스케줄을 가볍도록 조절한다. 코치라면 선수들이 연습 중에 (시합 중이 아니라) 최상의 경기력을 발휘하는 것을 원치 않을 것이다(너무 많은 양의 트레이닝은 오히려 경기력을 저하시킨다. 5장의 내용 참조).

마지막 주의 사항으로, 만일 자신이 어린 선수들을 지도하고 있다면 어린 나이에 어느 한가지 수영 영법에 전문화하는 것을 권장해서는 안된다. 어린 선수들은 모든 영법에 능숙해야만 한다. 나이가 증가하면서 오는 한 가지 영법에 뛰어나기 시작하면 이 때가 바로 전문화를 허용할 시기일 것이다. 하지만 선수들의 잠재력을 파악하거나 분리하기란 그리 쉽지 않다. 평범하던 선수가 영법을 바꾼 후에 또는 심지어 운동 종목을 바꾼 후에 자신들의 잠재력을 십분 발휘할 수 있었다는 이야기를 흔히 들을 수 있다.

표 8-19_ 400m 자유형 수영 선수의 샘플 연중 트레이닝 프로그램

| | off-season | preseason | competitive season |
|---|---|---|---|
| 근육 능력 | 트레이닝 중점 : 근력 (3회/주)<br>1. 웨이트 트레이닝<br>- half squat<br>- ben-arm pullover<br>- back extension<br>- bent-over rowing<br>- triceps extension<br>- leg raise<br>- bench press<br>- parallel bar dip<br>2. 등속성 근력 운동 | 트레이닝 중점 : power, 지구력(3회/주)<br>1. 웨이트 트레이닝<br>- power와 지구력 트레이닝의 원리를 적용하여 훈련을 실시<br>- 운동을 변화시켜서 다양성을 유지하고 개인의 단점을 보완<br>2. 수영 선수들을 위한 등속성 기구나 다른 트레이닝 기구를 사용해서 운동<br>3. circuit 트레이닝 실시<br>4. 규칙적인 유연성 운동 | 트레이닝 중점 : 지구력, speed(1~2회/주)<br>1. 근육 능력 유지 프로그램<br>- 개인의 지구력이나 스피드의 필요성에 따라 조절한다 |
| 에너지 능력 | 트레이닝 중점 : 유산소 기반(2~3회/주)<br>1. 빠른 pace의 지속적인 수영<br>2. fartleck<br>(지상과 수영장안)<br>3. 수영장에서의 인터벌 트레이닝(보통정도의 강도)<br>4. 레크리에이션 목적으로 kayaking, rowing, canoeing | 트레이닝 중점 : 유산소/무산소 역치(3회/주)<br>1. fartleck<br>2. 인터벌 트레이닝<br>3. repetition(85%HRmax) 시합의 거리나 시간에 의거하여 연습계획을 작성. 시합때의 강도로써 실시 | 트레이닝 중점 : 무산소 역치 유지(2~5회/주)<br>1. fartleck<br>2. 인터벌 트레이닝<br>3. repetition<br>- pace를 변화시켜서 기술을 강조(팔, 다리, turns, 등) |
| 기술 | 1. 새로운 기술을 배우고 연습한다 | 1. 기술을 연습/숙달 | 높은 강도로 시합 연습함<br>1. 시합의 참가<br>2. 경기때와 같은 강도의 연습 |

[요 약]

1. 이 장에서는 스포츠 생리학의 이론과 원리를 어떻게 실제 상황에 적용하는가를 보여주었다.

2. 모든 코치들은 자신이 지도하는 스포츠 종목의 근육과 에너지 능력의 필요성 및 선수들의 각기 다른 신체적 특성에 따라 체력 단련 프로그램을 작성해야 한다.

3. 각 시즌의 차이점들이 고려되어야만 한다. 연중 트레이닝을 네 가지로 구분할 수 있으며 각 트레이닝 단계에서 중점적으로 노력을 기울여야 하는 요소는 다르다. 이러한 네가지는 off시즌, preseason, 시즌 초반기, 그리고 시즌의 절정기이다.

4. 여러 가지 스포츠 종목의 연중 트레이닝 프로그램 작성 과정이 설명되었으므로 코치들은 자신의 선수들에게 적합한 프로그램을 디자인하는데 자신감을 가질 수 있을 것이다.

제9장

# 최상의 경기력

최상의 경기력, 자신의 종전기록 갱신, 그리고 자신의 최고기록 수립 등은 결코 우연히 이루어지는 것이 아니다. 그러한 경기력은 오랜 기간 동안 주의를 기울여서 조심스럽게 시합에 대비한 결과이다. 잘 계획된 트레이닝 프로그램을 충분히 실행함으로써 최상의 경기력을 발휘할 수 있다. 마지막 장에서는 선수들의 경기력 발휘에 많은 영향을 끼칠 수 있는 그 밖의 다른 요소들에 대해서 살펴보겠다.

## 1. 트레이닝의 목표를 설정

근육과 에너지 능력의 증진을 이룩하기 위해서는 상당한 시간이 요구된다. 트레이닝의 목표를 설정하는 것은 트레이닝에 대한 선수들의 흥미를 계속 유지하게 만드는 데 효과적이다. 목표 설정 과정의 가장 좋은 방법은 코치와 선수들이 트레이닝의 목표에 대해 서로 의견을 교환하여 체력의 증가 정도를 합리적으로 설정하는 것이다. 목표 설정에 있어 가장 중요한 점은 항상 실천 가능성을 고려하는 것이다. 만일 선수들이 도달할 수 없는 목표를 향해 끊임없이 노력을 기울여야 한다면 이것은 선수들의 의욕을 불러일으키는 것이 아니라 선수들을 실망시키고 얼마 안 가서 흥미를 잃어버리게 만들 것이다.

또한 목표는 자신의 종목과 관련이 있어야만 한다. 장거리 달리기 선수의 경우 그들의 목표는 일주일동안의 트레이닝 시간 또는 거리로 설정하는 것이 적절할 것이다. 따라서 선수들의 의욕을 불러일으킬 수 있는 현실적인 목표를 설정함과 동시에 선수들에게 흥미를 불러일으키면서도 또한 실현 가능한 정도(계획)의 향상 속도를 각 개인과 함께 결정해야 한다.

## 2. 기록의 유지

트레이닝의 목표는 단기간 내에 달성할 수 없기 때문에 장기적인 트레이닝 목표를 향한 매일 매일의 진전 상태를 기록하도록 하고 선수들을 격려한다. 이러한 기록들은 매일의 운동량을 적은 단순한 메모이든지, 또는 매일의 트레이닝 프로그램을 자세하게 묘사하며 그날그날의 진전 상태, 근력이나 근 지구력의 증가, 체중의 변화, 휴식과 운동 중의 심박수 등을 포함한 것일 수도 있다.

심리학자들은 feedback과 motivation을 증가시키는데 있어서의 기록 유지의 중요성을 강조한다. 적절한 feedback은 바람직한 행동을 강화시켜 준다. 또한 선수들에게 기록을 보존하도록 격려하는 것은 그들의 트레이닝 의욕을 증가시킬 수도 있다. 의욕이 충만한 선수들은 그렇지 않은 선수들보다 트레이닝을 방해하는 장애 요소들을 극복하는데 잘 준비되어 있다. 예를 들면, 팀의 한 선수가 일주일 정도 집을 떠나 있어야만 할 경우 트레이닝의 스케줄이 충실히 이행되겠는가? 하지만 선수들이 매일 매일 자신의 트레이닝 기록부를 볼 경우에는 스케줄이 지켜질 가능성이 커진다. 스포츠에 있어서의 성공은 인생도 마찬가지지만 설정한 목표를 향해 끊임없이 노력하는 굳은 의지를 지닌 사람에게 주어진다.

코치들은 선수들이 주간, 월간, 시즌, 그리고 연중 트레이닝 목표를 설정하는 데 도움을 주는 것 외에도 그들의 향상을 기록하여 보존해 주어야 한다. 만일 부상이나 질병으로 인해 트레이닝 계획에 차질이 생긴다면 자신의 기대치를 재조정한 다음 트레이닝을 재개하도록 지도한다. 이러한 일들(부상, 질병)은 모두에게 발생한다는 사실을 이해시킨다. 만일 목표가 처음부터 현실적으로 수립되었다면 설정된 목표는 아직까지도 실현 가능할 수 있을 것이다.

## 3. 최상의 경기력

모든 사람은 최상의 경험과 스릴과 쾌감을 추구한다. 인생에 있어 자신의 최대 운동능력을 발휘하고 경기를 최대로 잘 수행하는 것보다 더 큰 만족은 없을 것이다. 만약 그러한 느낌을 경험했었다면 절대로 잊지 못할 것이다. 선수들은 어떻게 그러한 최선의 수준에 도달할 수 있는가? 일단 도달한 다음에는 어떻게 그 수준을 가능한 한 오랫동안 유지할 수 있는가? 적절하게 선수들을 단련시키는 것이 이러한 과정의 시작이다.

## 4. 신체적인 준비(체력)

최상의 경기력을 유지할 수 있는 기간은 그다지 길지 않다. 한 달 이상 유지되는 경우란 거의 없다. 세계적인 선수들도 최상의 경기력을 오랜 기간 동안 유지하려고 시도하지 않는다. 그 대신 그들은 1년 동안 몇 개의 시합을 선정하여 그 기간동안에 최상의 경기력을 발휘할 수 있도록 노력한다.

선정한 시합 외에도 경기를 계속 갖지만(선정한 시합 때와) 같은 정도의 신체적, 심리적 준비 태세와 강도로 경기에 임하는 것은 아니다. 실제로, 많은 세계적인 선수들이 그렇게 중요하지 않은 시합에서 때때로 지는 경우가 있다. 하지만 큰 시합이 다가오면 그들은 어김없이 최상의 경기력을 발휘할 준비가 되어 있다.

자신의 선수들이 최상의 경기력을 발휘해야 할 시기는 언제인가? 얼마동안 그러한 수준을 유지해야 할 필요가 있는가? 만일 5월 15일이 그러한 시기라면 그들의 마지막 신체적 준비는 6~8주 전에 시작이 되어야만 한다. 트레이닝의 강도는 증가되어야만 하며 시합에 앞서 실시되는 경기들은 그들의 경기력을 가다듬는 기회로 활용되어야 한다. 선수들에게 경기의 승패보다는 경기 중 자신이 쏟는 노력의 정도에 더 신경을 기울이도록 지도하고 동작을 가다듬고 스피드에 주력하도록 만든다. 트레이닝의 양을 줄이고, 충분한 휴식을 취하며, 또한 적절한 영양 섭취를 취하도록 선수들을 지도한다. 이러한 점들은 경기일이 다가올수록 더 중요해진다. 끝으로, 선수들은 자신의 체중을 항상 점검하여야 하며, 마지막 몇 주를 최선의 경기력 발휘에 적합한 체중으로 만드는 데 사용한다.

### 운동량의 감소 기간Taper Period

경기 시작 7~14일 전에 선수들은 자신의 운동량을 더욱 감소시켜야만 한다. 운동량을 점진적으로 감소시켜 완전한 회복이 이루어지도록 한다. 많은 선수들이 부상으로 인해 어쩔 수 없이 휴식을 취한 후 자신의 최고 기록을 수립하였다. 운동량의 감소 기간 동안 선수들은 이제까지의 강도 높은 트레이닝의 부담과 사소한 부상으로부터 회복할 수 있는 여유를 가질 수 있으며 또한 시합에 대한 선수들의 의욕이 되살아난다. 현명한 코치들은 중요한 경기에서 선수들이 최선의 기량을 발휘하고, 그들이 계속해서 건강을 유지할 수 있도록 운동 감소의 기간을 계획한다.

경기 전 며칠 동안은 가벼운 스트레칭과 동작 연습을 하도록 스케줄을 작성하고, 마지막 며칠동안에는 아스피린과 항히스타민제를 포함한 모든 의약품의 복용을 금지하도록 지시한다. 그리고 경기 전 날에는 커피나 차와 같은 자극성 있는 물질을 삼가하도록 해서 그들이 충분한 휴식을 취하도록 만든다(평소보다 더 많이 잠을 자거나 또는 적게 자도록 해서는 안된다). 너무 흥분되어 잠이 안 오더라도 선수들은 불안해 할 필요가 없다.

### 시합당일

시합 전에 음식을 먹을 경우 식사시간과 경기시간 사이에 최소한 3시간 정도의 여유가 있어야 한다. 준비운동을 충분히 하고 또한 기상 상태와 운동기구, 그리고 경기력에 영향을 미칠 수 있는 그 밖의 다른 요소들은 점검하도록 주의시킨다. 신발끈은 단단히 묶었는가? 피부의 물집은 어떤 조치가 필요한가? 사소한 것일지라도 결코 선수들이 무심코 지나치지 않도록 지도한다(심지어 마지막 순간에 화장실에 들르는 것까지).

시합에 필요한 모든 것을 준비했는가를 확인하기 위해 선수들이 친구 또는 동료와 함께 checklist를 점검하는 것은 아주 좋은 방법이다. 이러한 방법은 Mike가 시합날 경험한 것과 같은 실수를 선수들이 되풀이하는 것을 방지할 수 있다.

Mike는 50km 크로스 컨트리 스키 마라톤에 대비하여 수개월동안 트레이닝을 실시하였다. 경기 당일 그는 일찍 일어나서 아침을 먹고 그 날의 시합에 대비하여 준비하기 시작하였다. 장거리 경기에 적합하도록 자신의 스키 장비에 모든 필요한 조처를 취하였다. 모든 것이 다 준비되자 그는 출발선으로 가서 스키의 상태를 점검하고 준비 운동을 하기 시작하였다. 출발 신호가 울리기 몇 초 전 아나운서가 선수들이 자신들의 경기번호표를 가슴에 부착하였는지를 확인하도록 안내 방송을 하자 Mike는 자신의 번호표를 호텔 방에 놓고 온 것을 깨달았다. 번호표를 가져오기 위해 호텔을 향해 죽어라고 달리는 중에 그는 출발신호를 들었다. 몇 분 후 실망은 하였지만 그는 먼저 출발한 선수들을 향해 경기를 시작했다.

어떤 종목의 경우 선수들은 예상하지 못한 변화에(예를 들면 날씨 같은) 대비할 준비가 갖추어져 있어야만 한다. 많은 미식축구 팀은 미끄러운 경기장에(눈이나 비가 온 날씨에) 알맞은 신발을 준비하지 않았기 때문에 경기에 졌다. 코치들은 선수들이 필요로 할지 모르는 모든 것을(여분의 음식, 물, 의복, 또는 운동기구를 포함해서) 사전에 검토하여야만 한다.

## 5. 정신적인 준비

정신적인 준비 태세를 갖춤으로써 긍정적인 효과를 거둘 수 있다. 경기에 대비하여 정신적인 준비 태세를 갖추는데 도움이 되는 심리적인 방법들이 있다. 이 중에는 relaxation(전신이완 : 전문적인 지도를 받는 것이 효과적일 것이다) 정신집중, 그리고 연상기술imaging skill 등이 있다(보다 자세한 내용은 전문 서적을 이용하도록 한다).

### 트레이닝의 스트레스

선수가 overtraining의 상태에 있는지 또는 선수가 점차 맥이 빠지고staleness 있는지를 어떻게 판단할 수 있는가? 캐나다의 유명한 과학자인 Hans Seyle(1956)는 스트레스에 대해 선구적인 연구를 수행한 사람이다. 그는 여러 가지의 stressors(스트레스를 일으키는 요인), 예를 들면 병균의 감염, 감정의 혼란, 또는 극도의 피로는 신체의 기능에 큰 영향을 미칠 수 있음을 발견하였다.

만일, 가해지는 stressors의 정도가 심각한 수준이거나 또는 오랜 기간동안 지속되면 신체의 저항 능력은 약해지고 해로운 부작용이 나타난다. 그러므로 모든 코치들은 맥빠진 상태, overtraining, 그리고 스트레스의 증세와 증상을 인식하는 것이 중요하다.

### 맥 빠진 상태staleness

"맥빠지다staleness" 라는 용어는 어떤 것이 오래 되거나 또는 그 성능이 감소하는 것을 의미한다. 운동이 재미가 없어지거나 또는 다른 요인들이 선수의 흥미를 감소시킬 때 맥 빠진 상태가 나타나게 된다. 아래에 나열한 것은 맥빠진 상태의 보편적인 원인과 그 증상들이다.

#### staleness의 보편적인 증상과 원인

| 증상 | 원인 |
|---|---|
| 만성적인 피로 | 불충분한 휴식과 수면 |
| 화를 잘낸다 | 매일 매일의 훈련에 변화가 없다 |
| 흥미를 잃는다 | 감정적인 문제 |
| 체중의 감소 | 지나친 작업 또는 공부 |
| 스피드, 근력, 지구력이 감소 | 불충분한 영양 섭취 |
| 반사작용이 느려진다 | overtraining |
| 경기력, 학습능력, 또는 업무능력이 감소한다 | |

여러 가지 요인들이 맥 빠진 상태를 초래할 수 있다. 부적절한 음식 섭취는 여러 형태로 맥빠진 상태를 초래할 수 있다. 예를 들면, 어느 1.6km 달리기 선수는 시즌동안 기록이 계속해서 나빠지는 것을 발견했다. 마침내 그는 자신이 시험삼아 먹고 있는 채식주의적인 음식섭취가 그 원인임을 알아차렸으며 예전의 식단으로 되돌아온 후 자신의 경기력이 다시 향상되기 시작하였다. 특별한 식단을 시행할 경우에는 특별한 지식이 필요하다는 것을 어렵게 배운 하나의 보기이다.

또한, 적절하지 못한 음식 섭취는 저혈당hypoglycemia을 초래하기도 한다. 저혈당의 증상으로는 안절부절, 피로, 성급해짐, 어지러움, 그리고 정신적 혼돈 등을 들 수 있다. 몇 가지 간단한 식단의 변화로 이러한 문제점들을 해소할 수 있으며 선수들을 원래의 궤도로 되돌려 놓을 수 있다. 선수들의 영양섭취에 관해서는 "스포츠 영양학 (코치들을 위한 영양학과 체중 조절 : 이정숙, 장경태 공역, 대한미디어 1993)" 을 참조할 것.

맥 빠진 상태의 다른 원인으로는 감기, 기관지염, 몸살과 같은 낮은 단계의 감염이나 또는 알레르기 반응에 의한 것을 예로 들 수 있다. 심리적인 원인으로는 개인적인 문제, 너무 많은 활동에 참여하거나, 또는 선수의 학습량과 업무량이 지나칠 경우 등이 있다. 이러한 모든 요인들은 선수들의 집중력을 저해하고 또 그들의 정신적 육체적 에너지를 고갈시킬 수 있다.

## Overtraining

선수들이 지속적인 향상을 경험할 수 있도록 overtraining의 증세에 주의를 기울인다. 휴식시의 심박수, 체중, 그리고 체온 같은 간단한 측정치는 overtraining이나 병균 감염의 상태를 알려줄 수 있다.

적절한 시기에 강제적으로 취해진 휴식은, 휴식을 취하지 않음으로써 나중에 초래 될 수 있는 많은 시간적 낭비를 방지할 수 있다. 그 외에도 증세들은, 즉 사소한 부상 같은 것은, 곧 닥치게 될 극한 상황을 암시하고 있다.

자신들의 몸이 말하는 소리를 듣고 또 들은 것을 받아들이도록 선수들을 지도한다. 피곤하다고 느껴지면 연습을 하지 않는 것이 바람직하며 오랜 시간동안의 힘든 연습을 감당할 준비가 되어있지 않다고 선수들이 느낀다면 그보다 쉬운 대체 연습을 지시한다. 〈표 9-1〉에 자신의 생리적 컨디션을 추적하는 데 선수들이 이용할 수 있는 6개의 overtraining지표가 있다. 몇 주 동안 선수들이 이러한 지표들을 이용하도록 지시한다: 그런 다음 자신에게 가장 유용한 지표들을 선택한다. 코치와 선수간의 숨김없는 대화가 필수적으로 요구된다. 선수들의 이야기에 주의를 기울여야 하며, 그들의 생리적 한계가 초과되도록 방치함으로써 그들의 건강이 위협받는 일이 일어나서는 결코 안 된다.

생리학자들은 overtraining의 보다 확실하고 정밀한 지표를 찾기 위해 연구하고 있다. 백혈구의 숫자는 감염 여부를 알려 준다. 혈액 젖산의 농도는 운동의 강도를 암시하며 혈액 속의 효소 농도는 근육의 파괴를 주고 그리고 호르몬의 농도는 과도한 stress임을 암시해 준다. 이러한 지표들과 그 밖의 다른 지표들은 올림픽 참가 선수들에게는 적용할 수 있겠지만, 대부분의 선수들에게는 이용이 불가능하며 또한 그렇게 결정적인 지표들도 아니다.

신체는 자신에게 언제 쉬어야만 하는가를 알려주는 독특한 방법이 있다. 선수들이 그들의 신체가 말하는 것을 받아들이고 또한 코치들이 선수들의 말에 주의를 기울인다며 여러 가지 문제들을 피할 수 있다.

표 9-1_ overtraining 지표들

| 지 표 | 평 가 방 법 |
|---|---|
| 맥 박 수 | 매일 아침 자리에서 일어나기 전에 1분 동안 맥박수를 잰다.<br>여러 날 동안의 평균치를 계산한다. 평균보다 5회 이상 높을 때에는 overtraining이나 질병의 가능성을 암시한다. |
| 체 온 | 한 주일 동안 매일 아침 체온을 측정하여 자신의"정상" 체온을 파악한 다음, 맥박수가 상승할 때마다 이용한다. 고열은 대부분의 경우감염을 의미하며 하루 정도 휴식을 취한다. |
| 체 중 | 체중을 매일 측정한다(아침식사 전 대소변을 끝낸 다음). 자신의 평균치를 파악한다. 급작스러운 체중의 감소 또는 계속적인 체중의 감소는 잘못된 음식 섭취, 수분 섭취 부족, 신경과민, 또는 과도한 피로에 의한 문제 발생을 예고하는 것이다. |
| 수분섭취 | 하루의 모든 일이 끝난 후에는 그날의 음료수 섭취에 대해 평가한다.<br>손실된 수분을 재공급하지 않게 되면 수분 탈수에 의한 기진맥진을 초래하게 된다.<br>5 - 평균보다 아주 많은 양<br>4 - 평균보다 많은 양<br>3 - 평균 정도<br>2 - 평균보다 적은 양<br>1 - 평균보다 아주 적은 양 |
| 수 면 | 일주일 동안 매일 아침마다 자신의 수면에 대해 평가한다. 얼마나 쉽게 잠들 수 있는가.<br>상당 기간 동안 계속해서 숙면을 취할 수 없다든가 또는 잠의 양이 부족할 경우는 휴식이 필요함을 암시하는 것이다.<br>5 - 평균보다 아주 많은 양<br>4 - 평균보다 많은 양<br>3 - 평균 정도<br>2 - 평균보다 적은 양<br>1 - 평균보다 아주 적은 양 |

| | |
|---|---|
| 피 로 | 아침에 일어난 후에 자신의 느낌을 평가한다. 지속적으로 피로를 느낀다면 휴식이 필요함을 암시하는 것이다.<br>1 – 곧 쓰러질 정도로 피곤하다<br>2 – 굉장히 피곤하다<br>3 – 아주 피곤하다<br>4 – 약간 피곤하다<br>5 – 보통 때와 비슷하다<br>6 – 약간 힘이 난다<br>7 – 아주 힘이 난다<br>8 – 펄펄 힘이 난다<br>9 – 힘이 넘쳐 흐른다 |

## Stress

감정적인 스트레스는 선수들의 열의를 상실시키고 에너지를 고갈시킨다. 경기가 제공하는 스릴의 스트레스를 즐기기 때문에 사람들은 경쟁적인 스포츠 종목에 참가하지만 지나친 스트레스는 악영향을 미친다. 생활의 여러 가지 변화는, 좋은 일이든 나쁜 일이든 간에, 스트레스를 불러일으킨다. 한꺼번에 너무 많은 스트레스가 가해지면 폭발하게 된다burn out. 심각한 스트레스를 일으킬 수 있는 원인으로 다음과 같은 것들이 있다.

① 가족의 사망
② 심각한 질병 또는 부상
③ 부모의 이혼
④ 경제적인 문제
⑤ 학교에서의 문제(학업 성적)
⑥ 범법 행위를 저질렀을 때

그리 심각해 보이지 않는 변화, 심지어는 좋은 일까지도 스트레스를 누적시킬 수 있다. 예를 들면 다음과 같다.

⑦ 공휴일

⑧ 휴가

⑨ 사교적인 모임이나 레크리에이션 습관의 변화

⑩ 이사 또는 전학

⑪ 개인적으로 어떤 힘든 일을 성취했을 때

그 외에도 선수들은 다음과 같은 스트레스를 발생시키는 상황에 노출된다.

⑫ 여행, 시간대가 다른 지역으로의 이동

⑬ 수면의 방해 및 수면의 부족

⑭ 힘든 경기 또는 힘든 연습

⑮ 개인적인 문제, 대인 관계, 주거 환경 조건

코치들은 이러한 stressors들에 주의를 기울여야 한다. 필요하다면 변화와 조절을 망설여서는 안 된다. 사소한 변화만으로도 스트레스를 감소시킬 수 있음을 흔히 발견할 수 있다. 만일 선수가 과도하게 연습을 했다면, 휴식하도록 지시한다. 똑같은 생활의 반복을 선수들이 지겨워한다면, 새로운 훈련 방법이나 훈련 처방을 소개한다. 훈련과 시합으로 인한 심리적인 스트레스가 지나치면, 다른 여가활동으로 누적된 스트레스를 해소시킨다.

코치들은 선수들의 해소를 도와줄 책임이 있다; 선수들 자신이 처한 상황을 분석하도록 도와주고, 가능한 해결책을 제시하고, 그런 다음 적절한 대응책을 선정하여 실행하도록 도와준다. 학업, 부업, 가족, 친구, 그리고 운동의 부담이 선수들에게 너무 지나치다고 생각되면 현재의 입장에서 무엇이 가장 중요한지를 결정하도록 도와주며 그러한 결정이 선수의 생활에 반영되도록 선수들을 격려한다. 선수들이 자신의 교사, 가족, 친구, 그리고 동료 선수들에게 왜 자신들이 원하는 만큼의 시간을 그들과 함께 보낼 수 없음을 설명할 수 있도록 선수들을 지도한다.

[ 요 약 ]

1. 최상의 경기력은 오랜 시간동안의 철저한 준비의 결과로 발휘된다.

2. 선수들은 자신들을 이끌어가고 또한 자신이 노력한 결과를 점검할 수 있도록 트레이닝의 목표를 설정하여야 하며, 그리고 성취에 대해 매일 매일의 기록을 유지해야만 한다.

3. 중요한 시합에서 선수가 최고의 기량을 발휘할 수 있도록 트레이닝 프로그램을 계획하여야 한다.

4. 경기 당일에는 checklist를 활용하여 선수와 코치가 만반의 준비를 갖출 수 있도록 한다.

5. 심리적인 트레이닝은 정신적 준비 상태를 강화시킬 수 있다.

6. 지나친 스트레스는 경기력을 저하시킬 수 있다. 스트레스로 인한 부정적인 결과를 방지하기 위해서는 코치와 선수들은 맥 빠진 상태, overtraining, 그리고 스트레스의 발생요인 및 그 증상에 대해 주의를 기울인다.

제10장

# 근육능력 트레이닝과 스트레칭 및 고지 훈련

근육능력을 향상시키기 위해서 웨이트트레이닝방법을 활용한다면 보다 더 효과적인 근육능력을 획득할 수가 있다. 〈표 10-1〉을 참고하여 근육능력에 따른 훈련지침을 찾아 트레이닝 한다면 선수들이나 일반인들도 손쉽게 근육능력을 개선시킬 수 있을 것이다.

표 10-1_ 근육 능력 트레이닝 지침

| | 최대 반복횟수(RM) | 세트 | 빈도(회)/주 |
|---|---|---|---|
| 근력 | | | |
| 웨이트 | 6~8 RM | 3* | 3 |
| 등속성 운동 | | | |
| 느린 동작 | 8 | 3 | 3 |
| 빠른 동작 | 15 | 3 | 3 |
| 미용체조 | 6~8 RM | 3 | 3 |
| 지구력 | | | |
| 단기적 | 15~25 RM | 3 | 3 |
| 중기적 | 30~50 RM | 2 | 3 |
| 장기적 | 100+** | 1 | 3 |
| 순발력 | | | |
| 가벼운무게 | | | |
| 30%근력 FAP | 15~25 RM*** | 3 | 3 |
| 무거운 무게 | | | |
| 60% 근력 FAP | 10~15 RM | 3 | 3 |

＊ 8~12주 후에는 4 set로 그리고 결국에는 5 set로 증가시킨다.
＊＊달리기, 싸이클링, 수영, 그리고 크로스칸츄리스키 같은 경우
＊＊＊최대한 빠르게

## 1. 웨이트 트레이닝과 부하운동

### Arm Curls

● 근육 : 이두박근

① 앉거나 선 자세에서 실시한다.

② 손바닥을 위로 해서 봉을 잡는다.

③ 팔꿈치를 굽혀서 봉을 어깨로 들어올린다.

④ 팔로 동작을 실시해야 하며 몸이 흔들려서는 안 된다(앉아서 실시할 경우에는 신체의 흔들림을 방지하기가 쉽다).

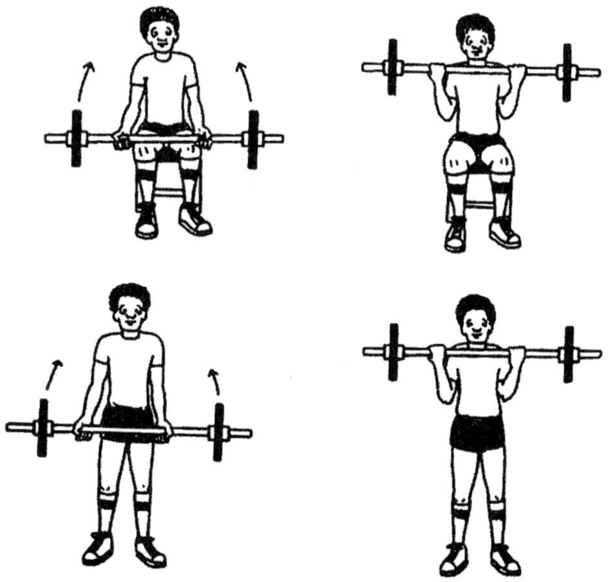

## Back Extension

● 근육 : 등의 근육(허리)

① 엉덩이를 받쳐주고 발을 고정시킬 수 있는 벤치를 사용한다(파트너 하여금 다리를 접도록 하는 것도 한 가지 방법이다).

② 머리 뒤에 손가락을 깍지 낀 다음 상체를 아래로 내린다.

③ 상체를 들어올린다. 이때 상체가 수평선을 지나치거나 또는 허리모양이 아치 형태가 되어서는 안된다. 서서히 상체를 내린다.

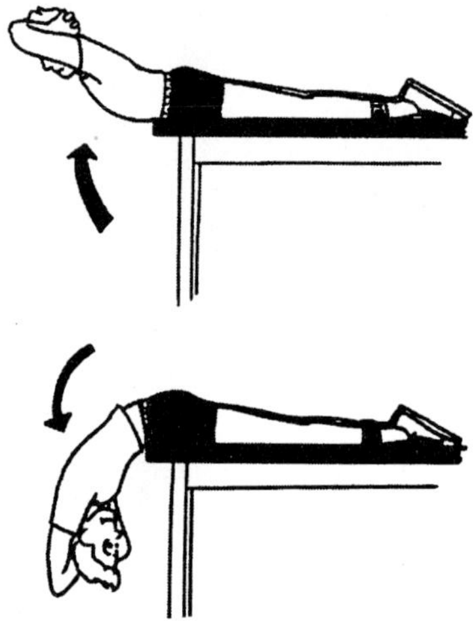

## Bench Press

● 근육 : 가슴, 어깨, 그리고 팔

① 어깨 넓이보다 약간 넓게 봉을 잡는다.

② 보조자가 손의 위치를 점검해 준다.

③ 봉을 가슴으로 내린 다음 어깨 위로 밀어 올린다.

④ 발, 엉덩이, 그리고 머리를 벤치와 접촉한 채로 동작을 실시한다.

⑤ 동작이 끝난 후 봉을 제자리에 올려놓을 때 보조자가 도와준다.

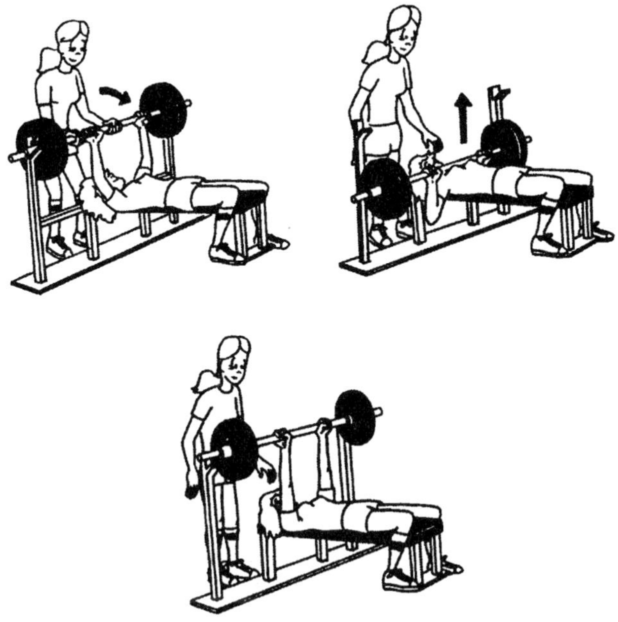

Bent-Arm Pullover

● 근육 : 가슴, 어깨, 그리고 팔

① 벤치 위에 누워 머리와 어깨를 지지한다.

② 손을 뻗어 벤치 위에 놓여 있는 봉을 잡는다.

③ 봉을 잡은 양손의 간격을 좁게 한다.

④ 머리 위로 들어 올려서 가슴으로 내민다.

⑤ 동작의 처음부터 끝까지 팔꿈치를 머리 가까이에 둔다.

· 변형 동작 : 봉 대신에 덤벨을 사용한다.

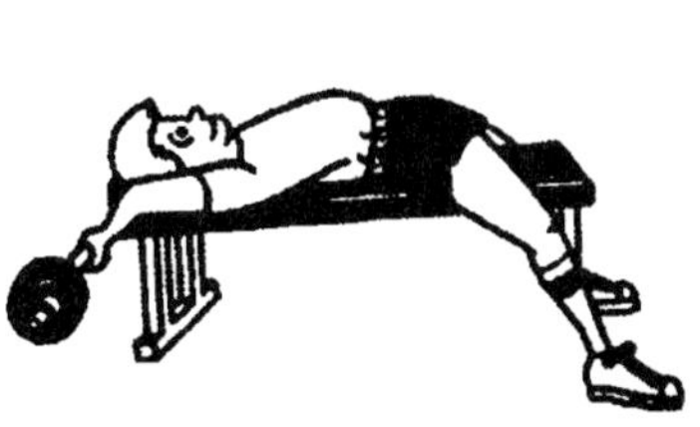

## Bent-Knee-Sit-Ups

● 근육 : 복부

① 무릎을 굽힌 상태에서 팔로 가슴을 싸며 턱을 안으로 당긴다.

② 머리, 어깨, 그리고 상체의 나머지 부분을 들어올리는 순서로 동작을 실시한다.

③ 팔꿈치로 무릎을 접촉한 다음 원래의 자세로 돌아간다.

④ 동작을 천천히 실시하며 상체의 반동으로 동작을 실시하지 않도록 주의한다.

- 변형 동작 : 가슴에다 무게를 올려놓고 실시하면 동작이 더 힘들어 진다.

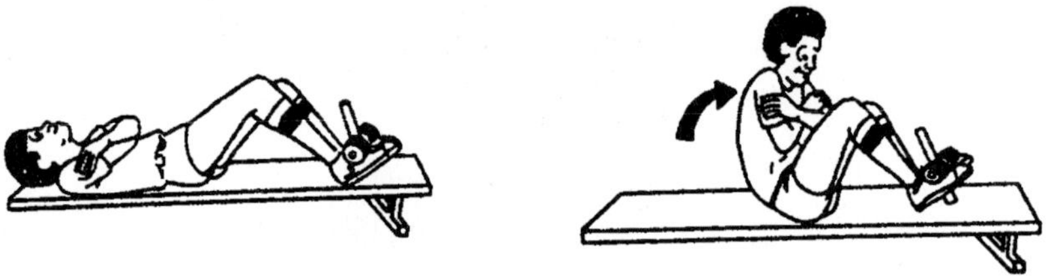

## Bent-Over Rowing

● 근육 : 등 뒤쪽 근육

① 봉을 어깨보다 약간 넓게 잡는다.

② 발을 벌려 선 자세에서 허리를 굽혀서 상체가 바닥과 거의 수평이 되게 만들며 머리는 상체와 일직선을 유지한다.

③ 무릎을 약간 구부려서 허리의 부담을 덜도록 한다.

④ 봉을 가슴 쪽으로 들어 올린 다음 내린다.

● 변형 동작

① 덤벨을 이용해서 할 수도 있다.

② 봉을 가슴의 다른 부위 쪽으로도 들어올린다.

③ 머리를 받침대에 대고서 실시하면 상체의 요동을 막으며 또한 허리의 부담을 덜어주는데 도움이 된다.

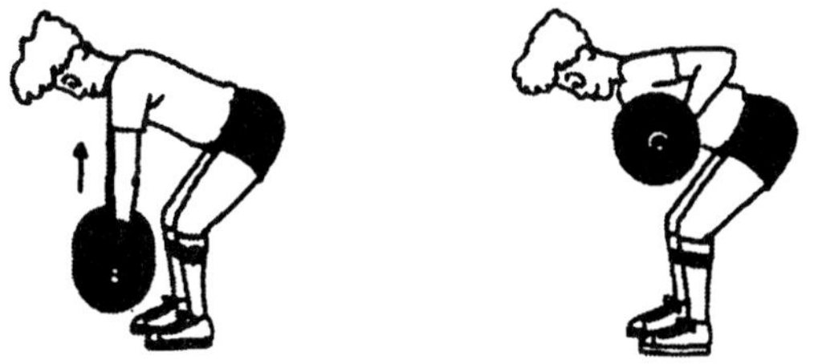

Half Squat

● 근육 : 등, 허리, 허벅지 앞 부분

① 허리 벨트를 항상 착용해야 하며 free weight를 사용할 경우에는 자신을 보조해 줄 수 있는 사람이 필요하다.

② 봉을 어깨 높이보다 약간 낮은 위치에 놓는다.

③ 봉 밑으로 가서 어깨 넓이보다 약간 넓게 발을 벌리며 발가락은 바깥쪽을 향한다.

④ 허리를 곧게 하고 머리를 든다(천정에 있는 한 지점을 계속 주목하는 것도 한 가지 방법이다).

⑤ 봉을 걸이대에서 들어 올린 다음 허벅지가 바닥과 평행이 될 때까지 무릎을 굽힌다.

⑥ 다리와 엉덩이 근육이 힘으로 무게를 들어 올리면서 무릎을 편다.

⑦ 동작의 과정 중에 등을 곧게 세운 상태를 유지하고 머리를 바로 든다.

● 주의 사항

동작을 충분히 익히기까지는 가벼운 무게를 사용한다. 무릎이 90°이상 굽혀지지 않도록 주의한다.

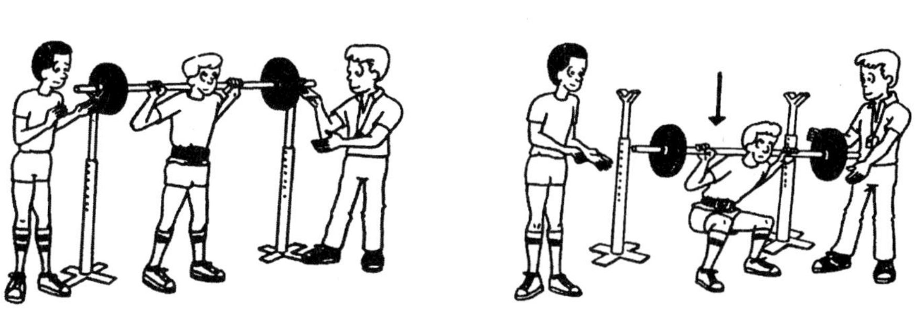

Heel Raise

● 근육 : 종아리

① 발 받침대 위에 발의 앞부분을 올려놓고 발 뒤꿈치는 허공에 둔다.

② 무릎을 편 상태를 유지하면서 발 뒤꿈치를 최대한 높이 들어올린다.

③ 발 뒤꿈치를 받침대는 높이보다 아래로 내린다.

● 변형 동작

기구를 사용해서 이 동작을 실시할 수도 있다. 봉을 사용할 경우 봉을 허벅지에 붙여서 실시하거나 어깨 위에 올려놓고 실시할 수 있다.

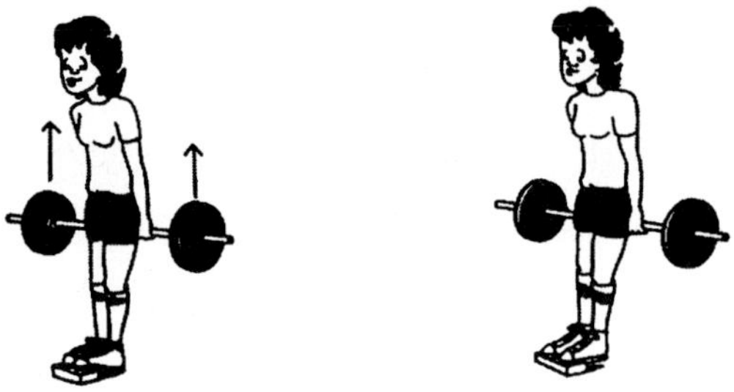

Incline Press

● 근육 : 가슴, 어깨, 팔

① Inclined된 벤치에 앉아서 봉을 어깨 넓이로 잡는다.

② 보조자의 도움을 받아서 봉을 운동 시작 자세에 위치시킨다(아래 또는 위에서 시작할 수 있다).

③ 봉을 가슴 위로 바로 밀어 올린다. 팔꿈치를 몸에 가깝게 유지한다.

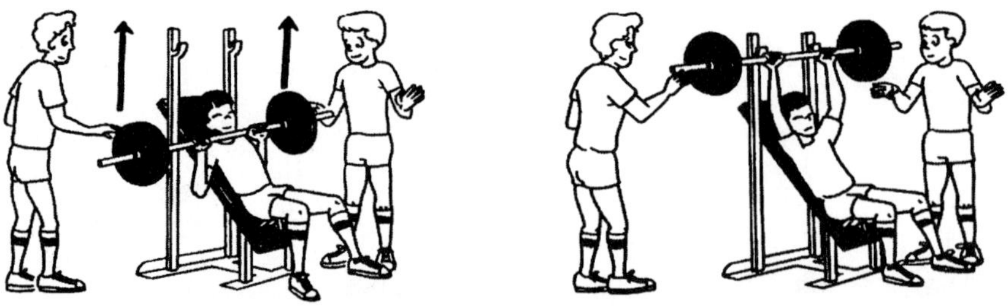

## Knee Extension

● 근육 : 허벅지의 앞쪽 근육

① leg extension 기구를 사용한다.

② 양손으로 벤치를 잡고 무게를 위로 들어올린다.

③ 동작은 smooth해야 하며 상체를 움직이지 않는다.

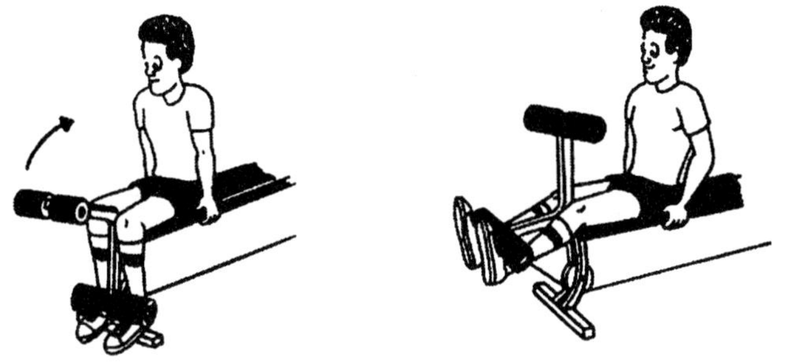

## Lateral Arm Raise

● 근육 : 어깨

① 손바닥이 몸쪽으로 향하게 해서 덤벨을 잡는다. 이 때 다리를 약간 벌린 자세이다.

② 덤벨을 머리 높이까지 올린다. 주먹이 위쪽에 있어야 한다.

③ 동작을 잠깐 멈추었다가 무게를 천천히 내린다. 반복한다.

④ 동작 중에 몸을 반동을 이용하여 무게를 들어 올리는 것을 방지하기 위해 앉아서 운동을 실시할 수 있다.

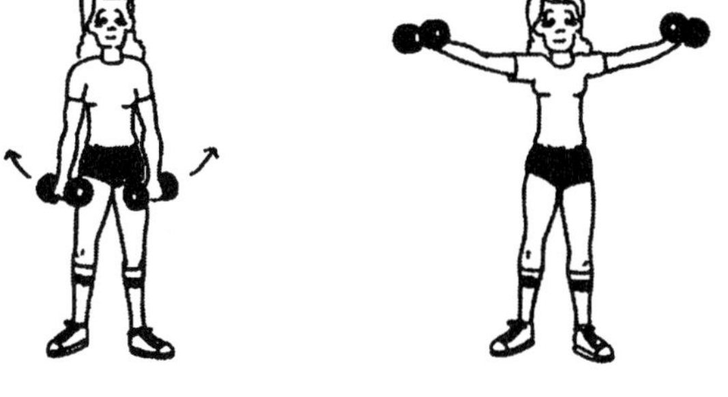

## Leg Curl

● 근육 : 다리 윗부분(허벅지 뒷부분)

① 기구에다 배를 대고 엎드린다.

② 들어 올리는 봉 밑으로 다리를 뻗는다.

③ 다리를 최대한 굽힌다.

④ 무게를 천천히 내린 다음 동작을 반복한다.

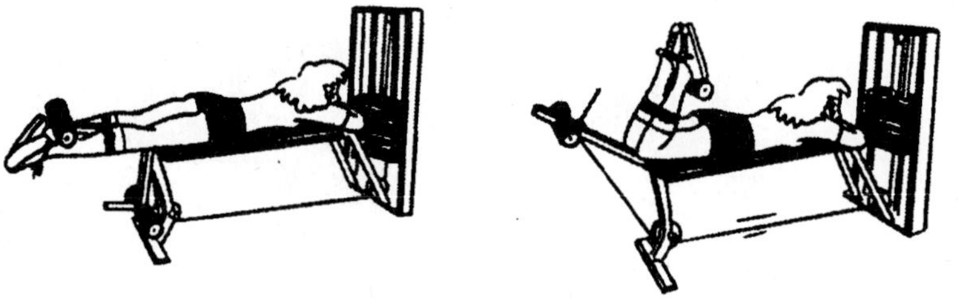

## Leg Raise

● 근육 : 몸통

① 손바닥이 밖을 향하게 해서 봉을 잡는다.

② 다리를 바닥과 평행할 때까지 들어올린다.

③ 다리를 내린 다음 다시 동작을 반복한다.

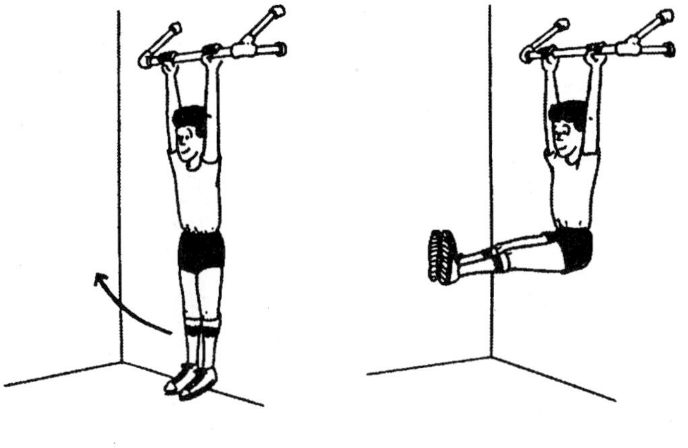

## Military Press

● 근육 : 어깨, 가슴 위쪽, 등

① 봉을 어깨 넓이로 잡는다.

② 봉을 가슴의 견갑골 높이에 둔 상태에서 동작을 시작한다.

③ 팔과 어깨 근육을 사용하면서 봉을 위쪽으로 밀어 올린다.

④ 등을 곧게 유지한다.

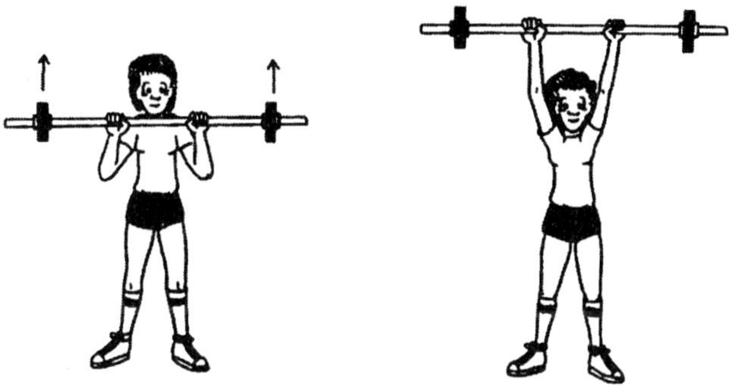

## Neck Flexion and Extension

● 근육 : 목

① 목 운동 기구를 이용하여 동작을 실시한다.

② 앉은 자세에서 손을 허벅지에 놓고서 몸을 곧게 세운다.

③ 무게를 들어 올리고 내린다.

- 변형 동작 : 목의 근육을 강화시키는 운동을 할 수 있는 여러 가지 기구들이 판매되고 있다.

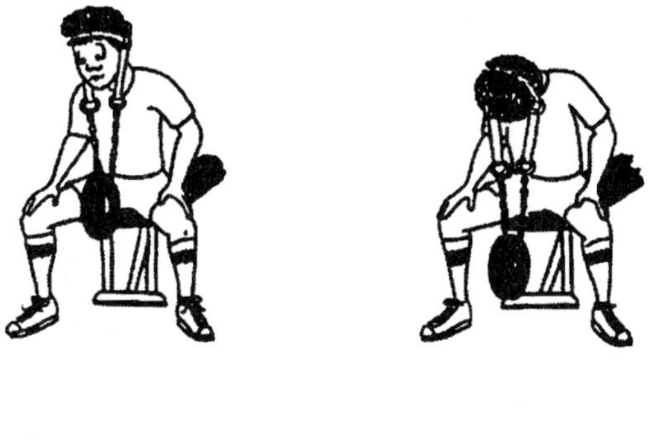

## Parallel Bar Dip

● 근육 : 어깨, 팔

① 팔을 편 자세에서 몸을 지탱한다.

② 가슴이 봉과 같은 높이가 될 때까지 몸을 내린다.

③ 몸을 시작 자세로 밀어 올린다.

• 변형 동작 : 허리 벨트에 무게를 달아 저항을 증가시킨다.

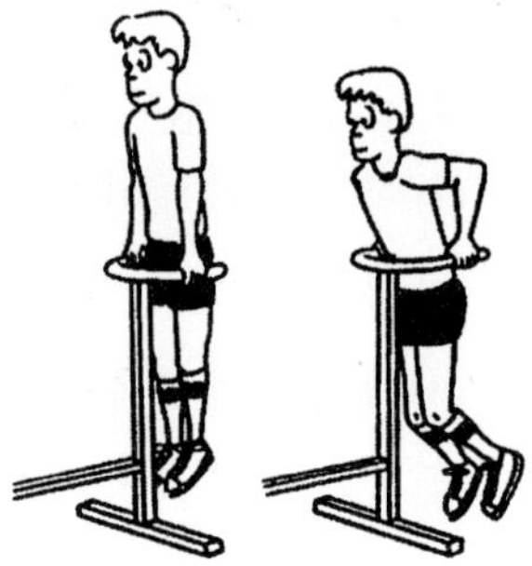

## Power Clean

● 근육 : 몸통, 견갑대, 그리고 다리

① 이 동작을 할 때에는 항시 허리 벨트를 착용해야 한다.

② 손바닥을 밑으로 해서 봉을 어깨 넓이로 잡는다.

③ 등과 팔은 편 상태이고, 엉덩이는 낮추어져 있으며, 그리고 눈은 앞을 바라본다.

④ 다리와 엉덩이로부터 동작이 시작되며 팔은 펴진 상태를 유지하면서 봉을 몸쪽에 가깝게 둔다.

⑤ 몸이 완전히 펴지고 엉덩이가 앞으로 나가면서 팔을 굽히기 시작한다.

⑥ 무릎을 재빨리 굽히고 팔꿈치가 봉의 밑에서 앞쪽으로 나가면서 "catch" 동작이 일어난다.

⑦ 봉을 허벅지 높이로 낮춘 다음 바닥에 내린다.

● 주의

이 동작은 웨이트 트레이닝에 단련된 사람이 실시하는 동작이므로 초보자나 어린 선수들에게는 적합하지 않다.

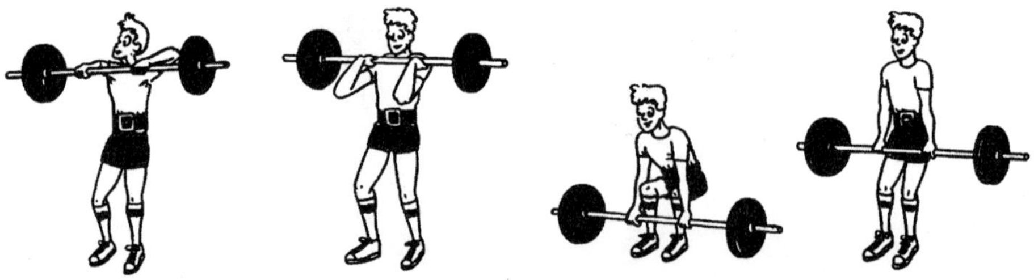

Press Behind Neck

● 근육 : 어깨 그리고 삼두박근

① 봉을 어깨 넓이로 잡는다.

② 발을 약간 벌린 상태에서 봉을 어깨 위에 놓고서 동작을 시작한다.

③ 어깨와 팔의 근육을 사용하여 봉을 위로 밀어올린다.

④ 등은 편 자세를 유지한다.

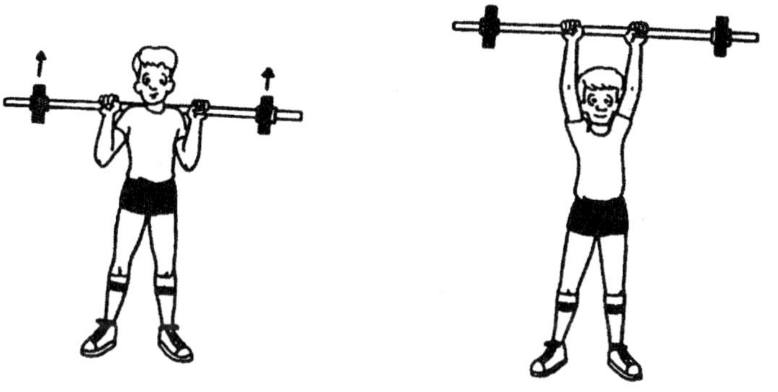

Pulldown

● 근육 : 등의 윗부분과 아랫부분

① 앉거나 무릎을 굽힌 자세에서 봉을 넓게 잡는다.

② 봉이 어깨에 닿을 때가지 목 뒤로 잡아당긴다.

③ 봉을 시작 상태로 되돌린 다음 다시 반복한다.

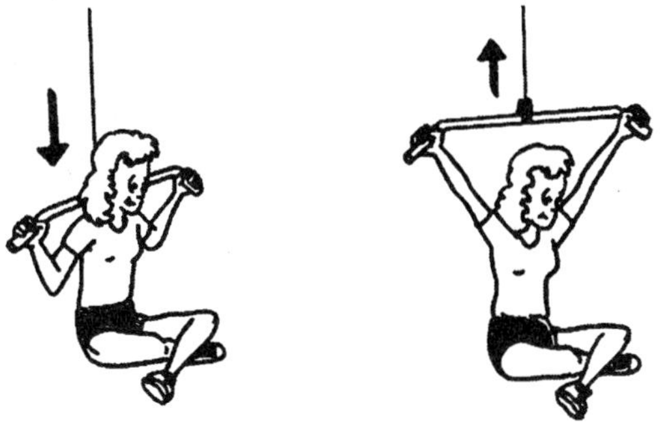

### Reverse Curl

● **근육 : 팔뚝의 근육**wrist extensor**과 상완굴근**(팔꿈치를 굽히는 근육)

① 앉거나 선 자세에서 실시한다.

② 손바닥을 아래로 해서 봉을 잡는다.

③ 팔을 굽혀서 봉을 어깨 높이로 들어올린다.

④ 팔의 힘으로 봉을 움직인다. 몸을 흔들어서 봉을 들어 올려서는 안 된다(앉은 자세에서 이 동작을 실시한다면 이러한 잘못을 방지하기가 쉽다).

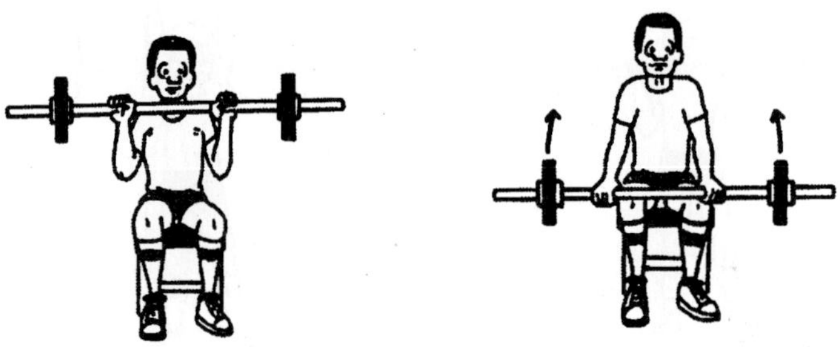

### Reverse Wrist Curl

● 근육 : 팔등의 근육

① 손바닥을 밑으로 해서 봉을 어깨 넓이로 잡는다.

② 앉은 자세에서 팔뚝을 무릎 위에 놓는다.

③ 팔꿈치를 굽힌 상태에서 손목을 위로 굽히면서 봉을 최대한 들어올린다.

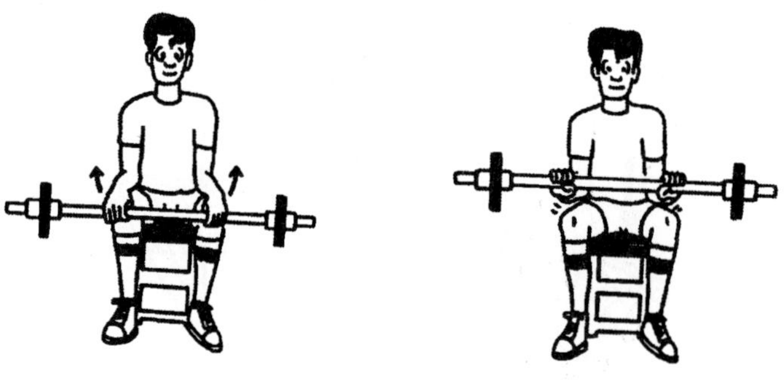

## Shoulder Shrug

● 근육 : **견갑대**shoulder girdle

① 손바닥을 밑으로 해서 어깨 넓이로 봉을 잡는다.

② 봉을 허벅지 높이에 둔 상태에서 어깨를 움츠려서 귀 쪽으로 최대한 당긴다.

③ 전체 동작하는 동안 팔은 편 상태를 유지한다.

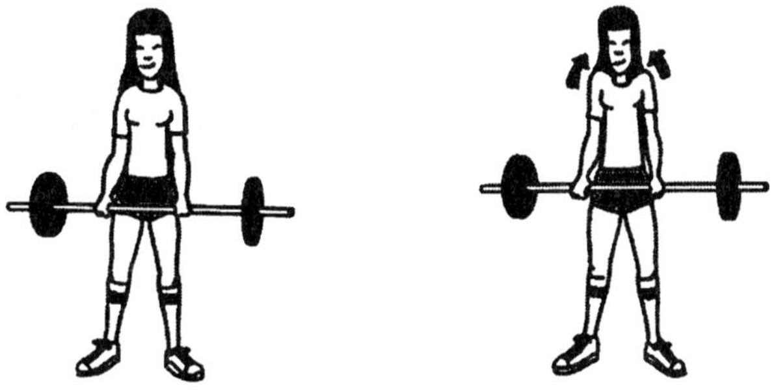

## Straight Arm Pullover

● 근육 : 가슴, 어깨, 그리고 삼두박근

① 벤치 위에 누워 머리와 어깨를 지지한다.

② 봉을 어깨 넓이로 잡는다.

③ 팔을 편 상태에서 무게를 가슴 위에 위치시킨다.

④ 팔이 바닥과 평행해 질 때까지 봉을 천천히 내린 다음 시작 자세로 봉을 되돌린다.

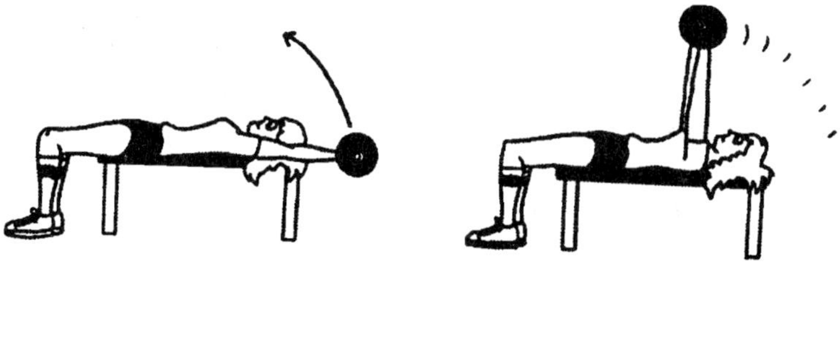

Triceps Extension

● 근육 : 어깨와 삼두박근

① 양손을 가깝게 해서 봉을 잡는다.

② 팔을 뻗은 상태에서 무게를 머리 위에 위치시킨다.

③ 무게를 머리 뒤로 내린다. 이 때 팔꿈치를 계속해서 머리에 가깝게 둔다.

④ 무게를 시작 자세로 되돌린 다음 다시 동작을 반복한다.

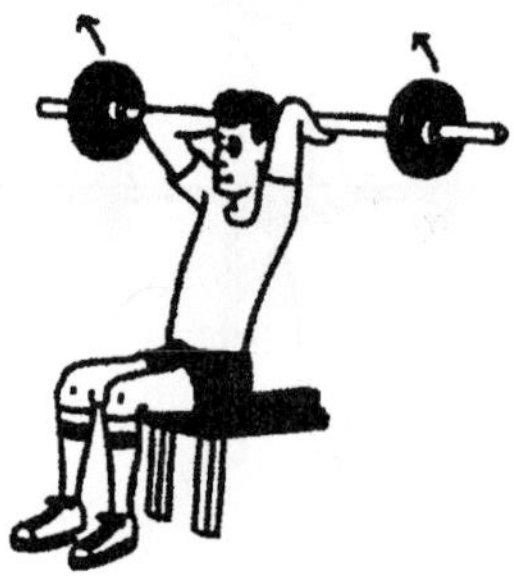

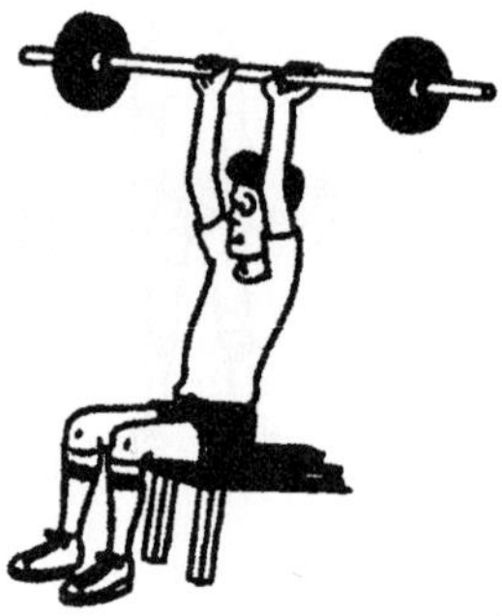

Upright Rowing

● 근육 : 어깨와 상완굴근

① 양손을 가깝게 해서 봉을 잡는다.

② 봉을 턱까지 잡아당기며 팔꿈치를 항시 봉보다 높게 유지한다.

③ 봉을 허벅지 높이로 내린 다음 동작을 반복한다.

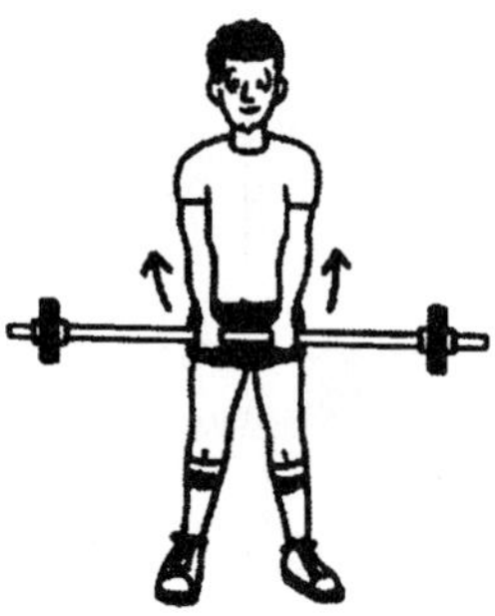

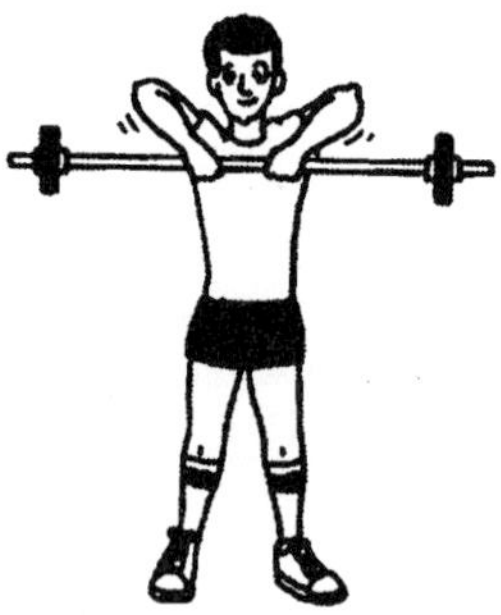

## Wrist Curl

● **근육 : 팔뚝의 근육**wrist flexors

① 손바닥이 위를 향하며 어깨 넓이로 봉을 잡는다.

② 앉은 자세에서 팔등을 허벅지 위에 놓는다.

③ 팔꿈치를 굽힌 상태에서 손목을 위로 굽히면서 봉을 최대한 들어올린다.

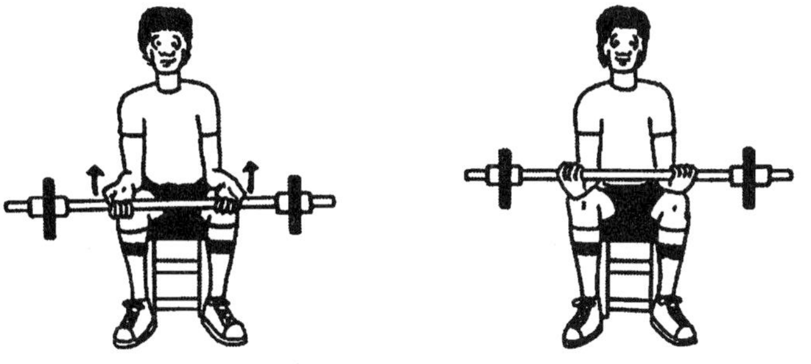

## Wrist Roller

● **근육 : 팔뚝의 근육**

① 가벼운 무게를 로프로 나무봉에 연결시킨 기구를 이용한다.

② 손목을 들려서 로프를 나무봉에 감게 되면 무게가 위로 올라온다.

③ 줄을 푼 다음 동작을 다시 반복한다.

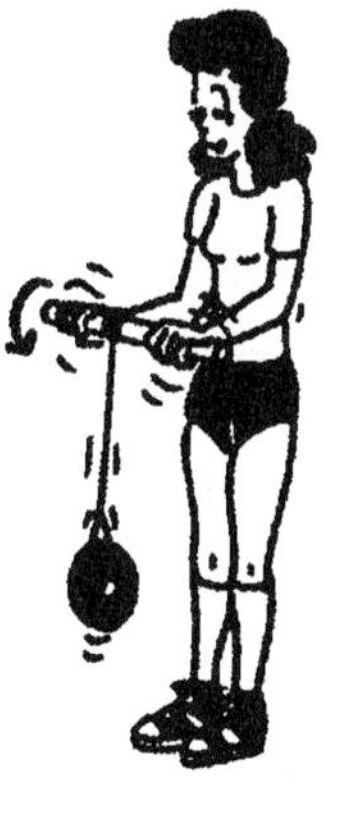

## 2. 스트레칭

### 스트레칭을 실시하는 이유

① 근육의 긴장을 부드럽게 하는 것보다 일층의 리렉스Relax감을 준다.

② 협응성의 향상에 도움을 주며 그전 보다 더 동작이 자유스럽고 부드럽게 유연성이 향상된다.

③ 관절에 가동성을 준다.

④ 근육상해와 같은 스포츠 상해를 예방한다. 스트레칭한 근육은 스트레칭하지 않은 근육보다 저항력이 크다.

⑤ 스트레칭으로 준비운동을 하면 런링, 씨름, 테니스, 수영과 사이클 등과 같은 격한 운동을 즐겁게 할 수 있다. 이것은 움직이려는 근육에 신호Signal을 보낼수 있기 때문이다.

⑥ 몸의 감각을 향상되게 한다. 때때로 신체의 각부를 스트레칭 할 때는 그 부위에 의식을 집중해 그 부위의 상태를 항상 느낄 수 있게 한다. 그렇게 함으로써 자신이 몸 전체의 상태를 잘 이해할 수 있게 된다.

⑦ 스트레칭은 몸의 대한 정신적 컨트롤을 부드럽게 할 수 있으며 경쟁이나 다른 사람을 의식해서 하는 것이 아니기 때문에 신체가 부드럽고 또는 유연하게 움직일 수 있게 된다.

⑧ 혈액순환을 촉진하게 한다.

⑨ 기분을 경쾌하게 한다.

### 스트레칭의 실시방법

스트레칭은 정확하고 좋은 방법과 나쁜 방법이 있다. 정확한 방법은 신전〈늘어나는〉 근군群에 의식을 집중시키면서 이완Relax되게 한다. 나쁜 방법은 난동을 부친다는가 또한 아픔이 있을 때까지 신전하는 것이다. 이 방법은 유익한 것보다도 오히려 장해를 가져다준다. 스트레칭을 정확하고 규칙적으로 행하면 전체의 동작이 이전보다 용이하게 될 수 있다. 경직한 근육과 근군을 부드럽게 하는데는 시간이 걸린다. 그러나 스트레칭으로 기분이 경쾌하게 되기 시작하면 실시하는 시간 같은 것은 잊어버리게 되는 것이다.

### ●안락한 스트레칭

스트레칭을 시작 할 때는 안락한 스트레칭으로 20초간 유지하게 한다. 반동을 붙여서는 안된다. 가벼운 긴장이 느낄때까지 스트레칭을 유지시키면서 이완시킨다. 스트레칭 할 때의 근육이 늘어나는 것은 자세를 유지하고 있는 사이에 부드럽게 된다. 만약 근육이 늘어나는 것이 부드럽게 안 되면 조금 신전을 다시 해서 쭉 뻗는 느낌과 시원한 느낌이 갈 수 있도록 한다. 이 안락한 신전은 근육이 딱딱하고 뭉쳐진 곳을 풀어주며 발전된 신전을 위하여 근육조직의 준비가 된다.

### ●발전적 신전

안락한 신전 후 천천히 발전적 신전으로 옮긴다. 여기서도 반동을 붙이는 것은 금물이다. 안락한 신전을 할 때보다는 약간 〈1인치inch의 몇분의 1정도〉 크고 가볍게 뻗는다는 감각을 느낄 때까지 신전하고 20초간 유지시킨다. 신전이 지나치지 않게 주의하여야 하며, 또한 안락한 신전할 때와 같이 최초의 스트레칭은 부드럽게 하여 신전이 부드럽게 되면 다시 반복된다. 발전적 신전은 근육에 컨디션을 높이며 유연성을 향상되게 한다.

### 스트레칭중의 시간을 재는 방법

처음은 스트레칭에 따라 소리를 내지 않고 초수를 센다. 그렇게 하면 스트레칭에 필요한 시간만 근육을 신전되게 할 수 있다. 습관이 되면 수를 세는 것을 잊어버리게 되는 것이 아니라 감각에 따라서 스트레칭 할 수 있게 된다.

### ●신전반사

근육은 신전반사라고 불리우는 기구에 의해 신경반사의 활동으로 근육에 신호가 보내져 근육은 신전을 한다. 이 기구에 의하여 근육의 상해를 예방할 수 있다. 따라서 많이 신전되면 스트레칭 하려고 하는 근육을 딱딱하게 만들어 버린다. 크게 스트레칭 한다든가 반동을 붙여서 위 아래로 실시하면 근육이 긴장하며 신전반사를 일으킨다. 과거에는 신체를 개선하기 위해 통증이 있을 때까지 한 적이 있다.

즉 아픔과 통증이 근육에 자극이 많으면 많을수록 운동이 많이 된다고 배워왔다.

정확한 스트레칭은 근육에 아픔과 자극이 없다. 아픔과 근육에 심한 자극은 어딘가에 나쁜 것이 있다는 것을 나타낸다. 전장에서 말한 안락한 신전과 발전적 신전은 신전 반사를 일으키지도 않으며 아픔도 생겨나지 않는다. 좋은 스트레칭의 개념을 이해하기 위해서 다음에 소개하는 그림은 근육의 결합조직에 실행 가능한 스트레칭을 표시한 것이다. 최초는 안락한 신전, 다음은 발전적 신전을 하는 것으로서 유연성은 자연히 향상되는 것이며 기분이 좋고 아픔과 근육에 심한 자극이 오지 않는다. 정확히 스트레칭을 규칙적으로 정확하게 행함으로서 현재의 한계를 넘어서 기능을 높일 수가 있다.

표 10-2_ 스트레칭 순서

| 안락한 신전 | 발전적 신전 | 과격한 신전 |
|---|---|---|
| 시간 20초 ──► | 20초 ──► | 과격한 신전으로 Stretching를 하면 안된다. |

### 체력유지 및 증진을 위한 스트레칭

위와 같은 스트레칭의 실시 목적에 의해 아래와 같은 스트레칭을 소개한다.

① 〈그림 10-1〉팔을 머리 위로 뻗쳐 이완Relax하고 손바닥을 합쳐 상 · 후방에 팔을 스트레칭 시킨다. 쌍방에 팔을 위로 뻗치면서 호흡을 내쉬며 스트레칭은 20초로 한다. 이것은 팔, 어깨, 흉부의 근육의 외측부위에 상당히 좋은 스트레칭이다. 근육에 긴장을 준다든가 이완Relax 감각을 얻는다든가 몸의 컨디션을 조절하기 위하여 이 동작은 언제 어디서나 가능한 것이다.

② 〈그림 10-2〉어깨와 등의 상부중앙을 스트레칭하기 위해서는 팔을 가슴 앞에서 평행으로 들어올려 팔꿈치의 반대의 어깨 편으로 천천히 잡아당긴다. 스트레칭은 20초간 실시한다.

③ 〈그림 10-3〉이것은 상완삼두근과 정점을 스트레칭 하는 것인데 양팔을 머리 위에 올려 한쪽 팔꿈치로 머리의 후방에 천천히 잡아당기면서 스트레칭 한다. 20초간 천천히 실시한다. 유연하게 실시하며 급격히 힘을 주면 안 된다. 또한 양쪽 모두 실시하여 걸어가면서도 할 수 있는 스트레칭이다.

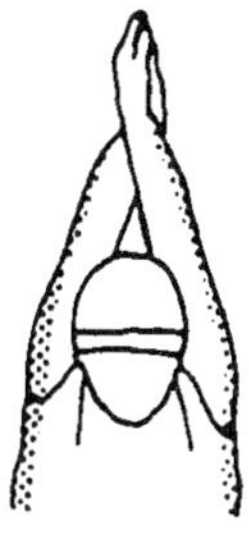

그림 10-1

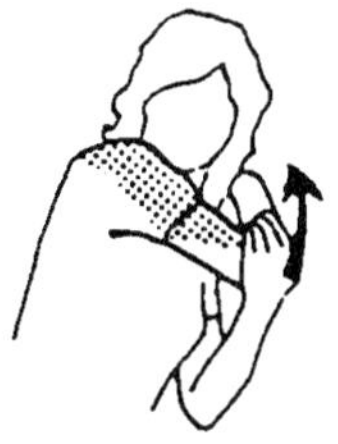

그림 10-2

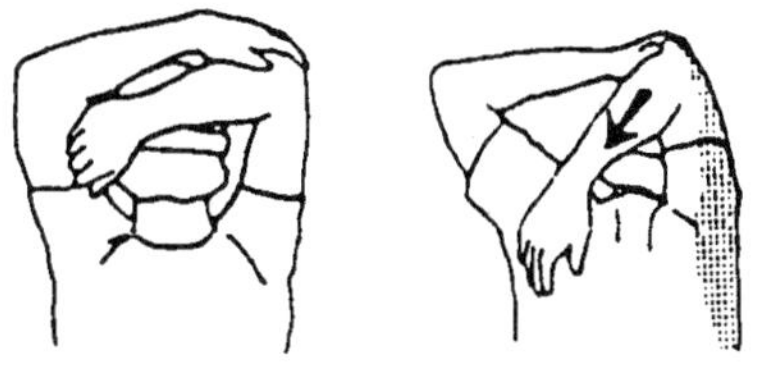

그림 10-3

④ 〈그림 10-4〉 최초의 스트레칭으로서 팔을 뻗치면서 팔꿈치를 천천히 내측에 들면서 실시한다.

⑤ 〈그림 10-5〉가 되면 팔, 어깨 혹은 가슴에 스트레칭을 느낄 수 있도록 뒤에서 팔을 위로 올린다. 안락한 신전으로 20초간 실시하며 이것은 어깨와 앞부분이 피로하였을 때 하는 것이 좋으며 가슴을 펴고 턱을 쭉 빼고 목을 좌측 어깨의 방향으로 굽힌다.

⑥ 〈그림 10-6〉목 부분과 어깨위를 스트레칭하기 위하여 몸의 위에서 좌측 손으로 우측 손을 잡아당기면서 목을 좌측 어깨의 방향으로 굽힌다. 안락한 신전으로 10초간 실시하며 양쪽방향 모두 스트레칭을 실시한다.

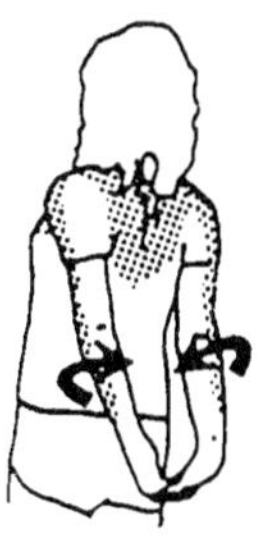

그림 10-4

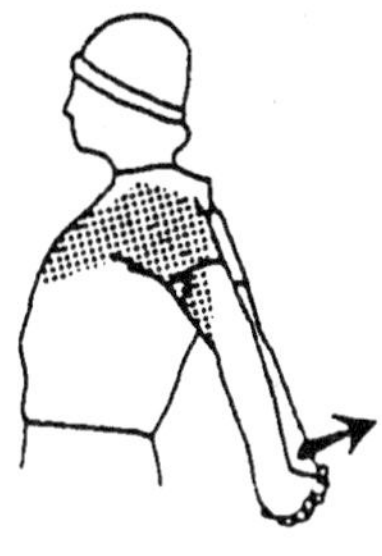

그림 10-5

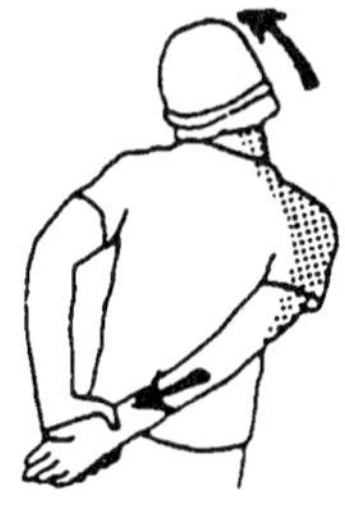

그림 10-6

⑦ 〈그림 10-7〉 팔을 펴들고 양다리를 벌려 무릎은 조금(2.5cm)정도 돌린 상태에서 한쪽 손을 허리에 대고서 몸을 유지한다. 다른 쪽에  손을 뻗치어 머리위에 올린다. 그리고 천천히 허리를 받친 손의 방향에 가슴을 West에서 구부려 온다.

스트레칭을 실시하는 시간을 20초 실시하며 급하게 굽힌다든가 빨리 굽히면 안된다.

⑧ 〈그림 10-8〉 양손을 머리위에 올리며 좌측 손으로 우측 손을 잡고, 우측 손을 가볍게 머리 위에서 옆으로 잡아당긴다. 그리고 좌측의 몸을 천천히 굽힌다. 과다 스트레칭Over Stretching이 안 되게 주의하며 20초간 실시하며, 상체의 스트레칭은 척추에 따라 근육을 옆으로 신전하는 것이다.

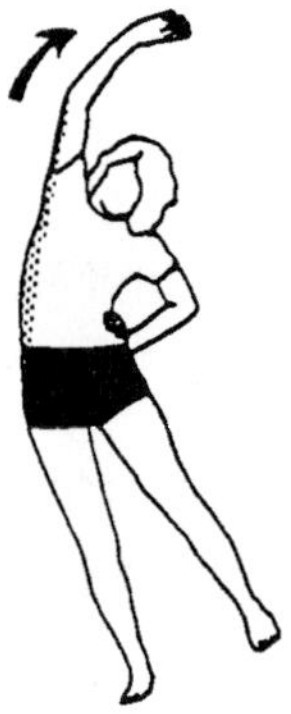

그림 10-7

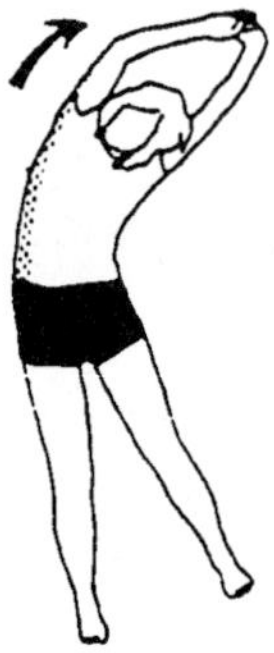

그림 10-8

⑨ 〈그림 10-9〉 그림과 같이 양손으로 발목을 잡고 손으로 가볍게 저항을 주면서 발목을 시계방향으로 돌리며 또한 반대방향으로 돌린다. 발목을 돌리는 운동은 굳어 있는 인대를 부드럽게 스트레칭한다. 양쪽 방향에 20초 정도 반복 실시하며 발목에 염좌에 있으면 가볍고 약하게 실시한다.

⑩ 〈그림 10-10〉 다음은 손으로 발가락을 잡아당겨 발가락의 인대를 스트레칭하며 안락한 신전에서 20초 정도 2회 반복 실시한다.

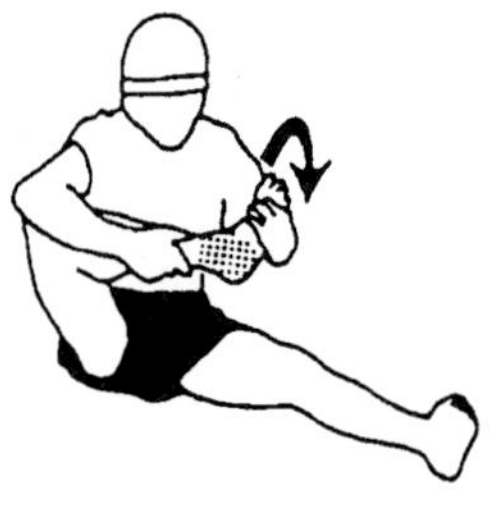

그림 10-9

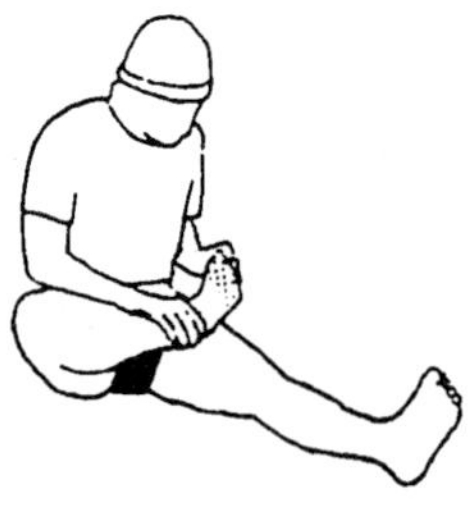

그림 10-10

⑪ 〈그림 10-11〉 무릎을 세워 몸을 전방에 뻗쳐 손바닥으로 지면을 가볍게 누르면서 팔을 뻗친다. 이 스트레칭은 한쪽 팔씩 실시해도 좋으며,양쪽 팔 모두 실시해도 좋다. 이것은 어깨, 팔, 고아배근, 혹은 상체측면, 배중의 상부 그리고 요부까지 스트레칭 된다. 처음은 어깨와 팔만 스트레칭 하는 느낌이드나 몇 회 계속 하는 동안 다른 부분도 스트레칭이 된다. 이것은 엉덩이를 전후, 좌우 어느 쪽을 조금씩 움직이므로 해서 스트레칭이 많고 적게 컨트롤할 수 있다. 힘을 넣지 않고 이완Relax해서 20초씩 2회 실시한다.

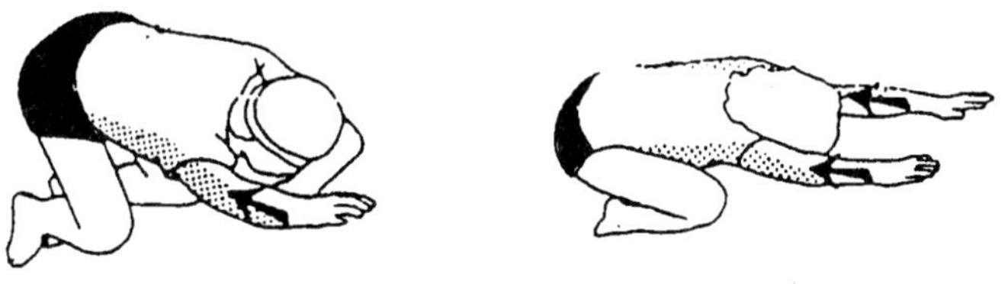

그림 10-11

⑫ 〈그림 10-12〉 전완과 발목의 스트레칭, 손과 무릎으로 몸을 유지시키며 손가락을 무릎방향으로 향하여 엄지손가락은 외측에 향한다.

이 자세에서 전완의 전면을 스트레칭 하기 위해 손가락을 마루에 부착시킨채 몸을 뒤로 당긴다. 안락한 신전으로 20초간 실시하며 이완Relax하여 다시 한번 반복 실시한다.

⑬ 〈그림 10-13〉 이 자세는 일반적으로 이완Relax하기 어려운 신체의 부위를 신전시키는 스트레칭이다. 무릎을 굽혀 발바닥을 마주하여 이완한다.

이것은 서경부를 스트레칭하는 데 20초간 스트레칭한다.

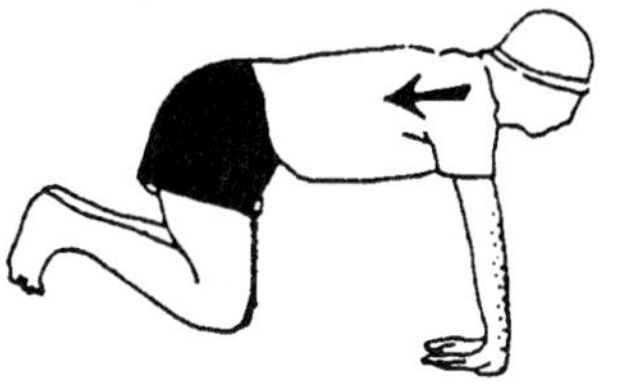

그림 10-12

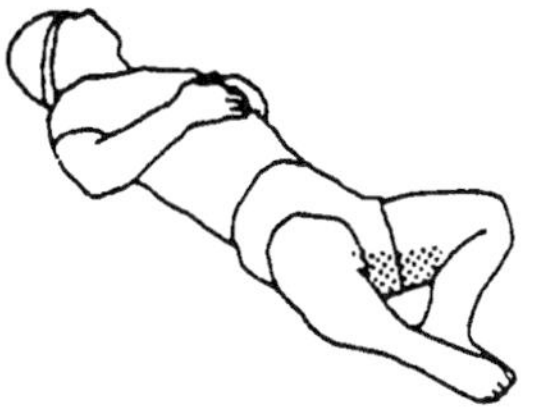

그림 10-13

⑭ 〈그림 10-14〉 천장을 향하여 〈그림 10-13〉 누운 스트레칭의 자세에서 양다리를 이완하여 10~20초 정도 좌우로 히프의 정점을 기점으로 해서 동작을 취하여 실시한다.

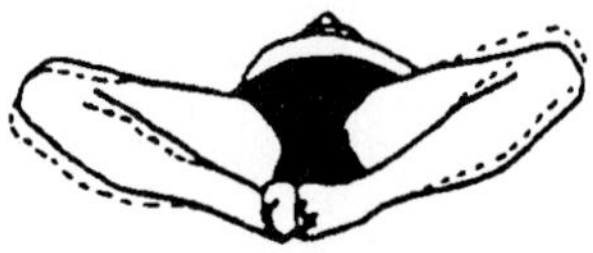

그림 10-14

⑮ 〈그림 10-15〉 전의 〈그림 10-14〉를 가볍게 스트레칭하며 다음은 무릎을 세워 발바닥을 마루에 부착시킨다. 머리위에 손을 마주잡고 팔을 마루위에 붙인다. 다음은 좌측다리를 우측 무릎위에 올려놓고 B의 자세에서 히프의 측면에 따라서 기분좋은 스트레칭을 느낄 때까지 한다.

우측에 마루의 방향에 좌측다리에서 잡아당겨 스트레칭하여 이완한다. 그리고 c와 같이 등과 머리의 후면, 어깨, 팔꿈치는 마루에 붙인 상태에서 20초간 스트레칭을 실시한다.

이 스트레칭 자세는 좌골 신경통이 있는 사람에서 상당히 효과적이다. 만약 좌골 신경통이 있는 사람은 기분이 좋을 정도의 스트레칭에서 나야 되며, 아픔이나 통증자극이 심할 때 까지 해서는 안 된다. 이 동작을 좌 · 우로 실시한다.

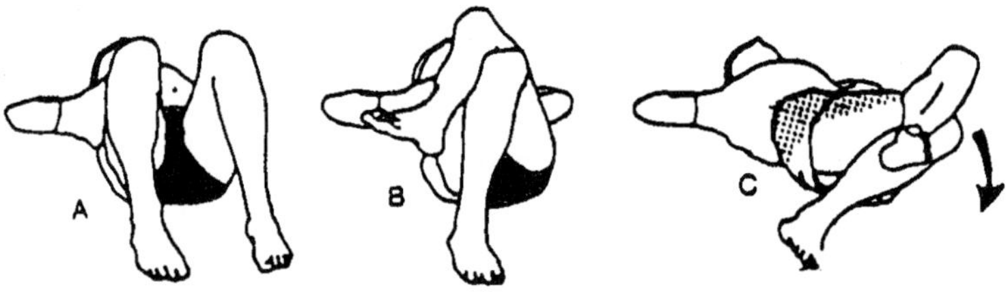


그림 10-15

⑯ 〈그림 10-16〉 허리와 다리를 자연스럽게 벌린다. 몸을 좌로 대퇴굴근과 등의 우측을 스트레칭하기 위하여 허리부터 천천히 좌측다리 방향으로 굽힌다. 그리고 턱

을 당겨 등을 쭉 뻗고 실시하는데 필요에 따라서는 수건을 사용해도 좋다.

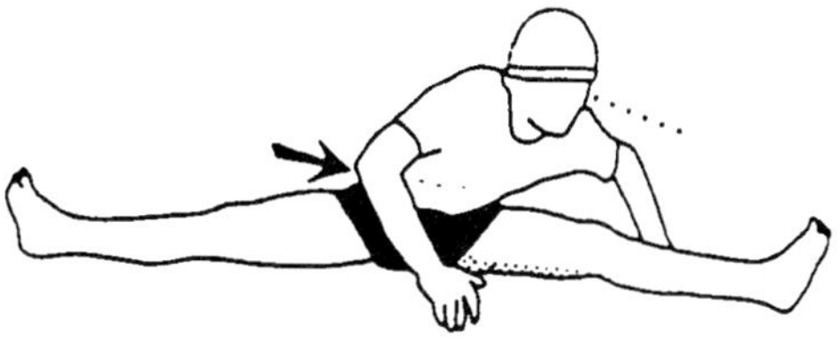

그림 10-16

⑰ 〈그림 10-17〉 몸의 사체를 숙여 좌측손으로 우측다리를 잡는다. 우측손은 밸런스를 잡기위하여 우측에 놓고 대퇴굴근 스트레칭을 실시하여 견갑골 밑은 히프까지 스트레칭한다.

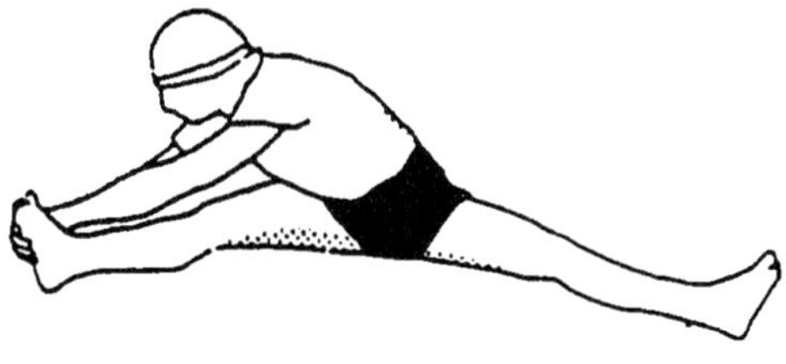

그림 10-17

⑱ 〈그림 10-18〉 손을 머리위에 뻗치고 옆으로 굽혀 반대 측의 다리를 잡는다. 다른 한 팔은 몸 앞에 붙여 이완시킨다. 이것은 몸 측과 다리의 옆 방향에 스트레칭 시키며 20초간 좌, 우 반복하며 과다 스트레칭에 주의할 것.

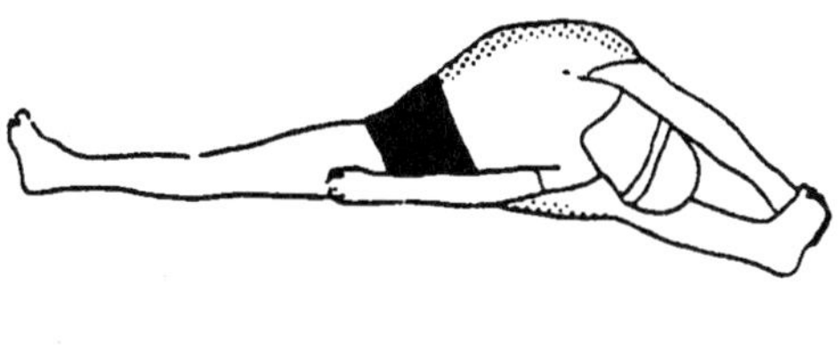

그림 10-18

⑲ 〈그림 10-19〉 이것을 14, 15, 16까지 실시한 후 몸의 전, 좌, 우를 실시해보는 것이 좋으며 시간은 20초씩 실시한다.

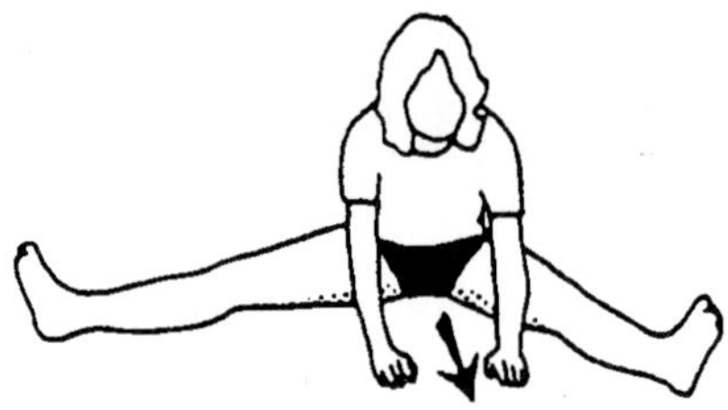

그림 10-19

⑳ 〈그림 10-20〉 대퇴사두근의 스트레칭에 히프를 돌려 다리를 구부리며 전근에 힘을 넣는다. A, B는 히프의 전면의 스트레칭이 되며 대퇴전면전체의 스트레칭이 된다. 전근을 동시에 5~8초간 유지시켜 힘을 빼고 이완시킨다. 히프를 내밀면서 20초간 대퇴사두근에 스트레칭을 하는 사이는 양방의 전근을 마루에 붙이는 연습을 하고 좌 · 우 측으로도 행한다.

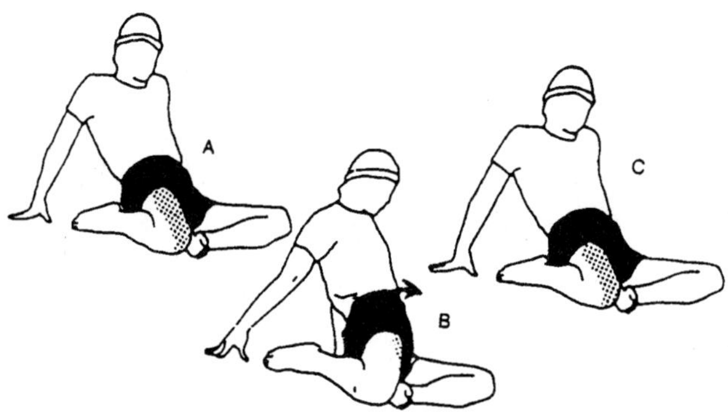


그림 10-20

㉑ 〈그림 10-21〉 손과 무릎으로 몸을 지탱한다. 손가락은 전완과 전면에 스트레칭 하기 위하여 손바닥을 지면에 부착시킨 채 몸을 뒤로 뺀다. 안락한 신전으로 20초간 유지시킨 뒤 이완한다.

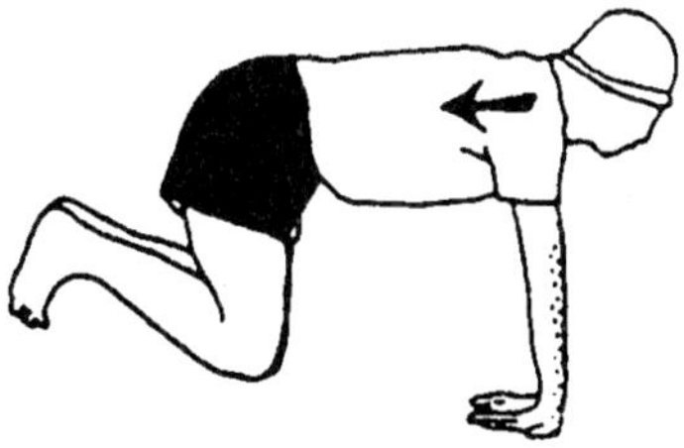

그림 10-21

㉒ 〈그림 10-22〉 무릎을 굽힌 자세를 유지하며 재차 무릎을 조금(2.5m)굽혀 상체를 숙인다. 반동을 주어서는 안된다. 이렇게 하면 전 보다도 조금 크게 굽힐 수가 있게 된다. 이것을 20초간 유지한다. 스트레칭 할 때는 안정된 자세로 해야 한다.

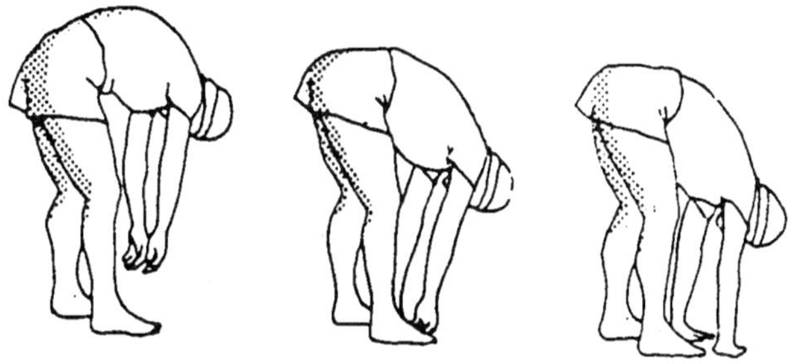

그림 10-22

㉓ 〈그림 10-23〉 어깨 높이로 팔을 앞으로 뻗치고 양손의 손가락을 잡는다. 팔을 전방에 뻗치면서 손바닥을 앞으로 돌려 어깨 등의 상부중앙, 팔, 손, 손가락, 손쪽에 스트레칭이 될 수 있도록 실시한다. 안락한 신전으로 20초간 유지한 후 이완해서 다시 한 번 반복한다.

㉔ 〈그림 10-24〉 머리위에서 양손의 손가락을 잡는다. 그렇게 한 후 손바닥을 위의 방향으로 향하여 팔을 조금 뒤 방향으로 밀어 올려 팔, 어깨 등이 상부에 스트레칭이 될 수 있도록 20초 유지한다. 이것은 어느 곳에서나 어깨가 피로했을 때 할 수 있는 상당히 좋은 스트레칭이다.

스트레칭의 시간은 20초 2회 실시되는 것이 효과적이다.

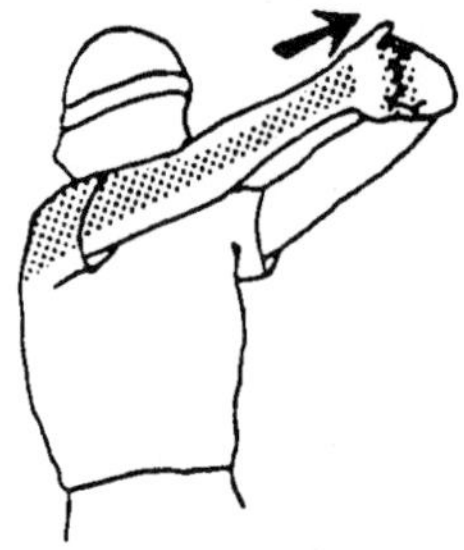

그림 10-23

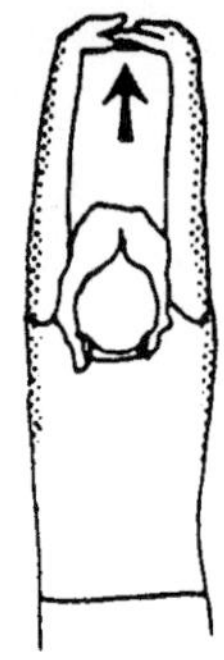

그림 10-24

### 각종 운동처방을 위한 스트레칭

신체 각 부위 및 근력을 강화하기 위한 각종의 스트레칭을 다음과 같이 소개한다. 경기자나 건강관리를 목적으로 하는 각종 직업의 종류에 의하여 아래에서 소개된 각종 스트레이칭을 적당하게 선별하여 실시한다. 개인별 체력상화를 위한 프로그램이나 회복 프로그램, 운동처방을 실시할 때 이용되면 바람직하다.

● 신체 각부위의 스트레칭

① 등을 리렉스시키는 스트레칭

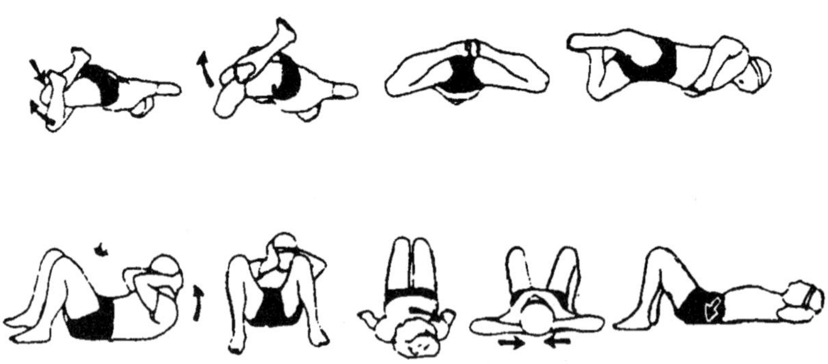

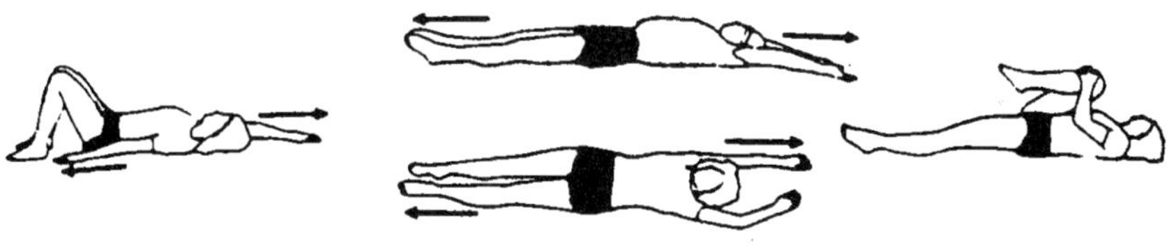

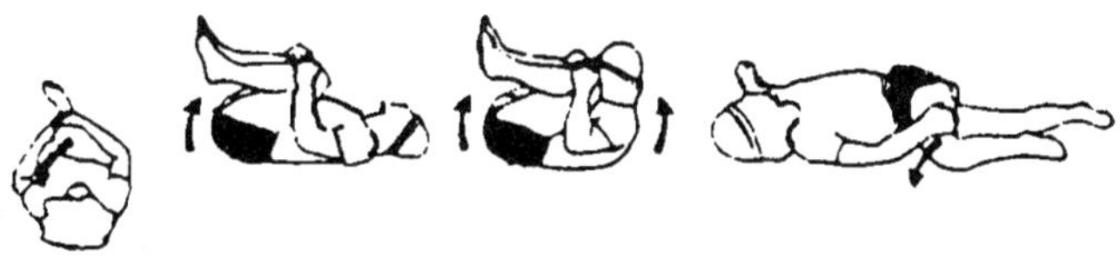

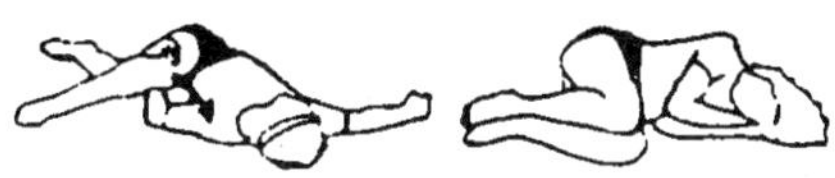

② 다리, 발 발목의 스트레칭

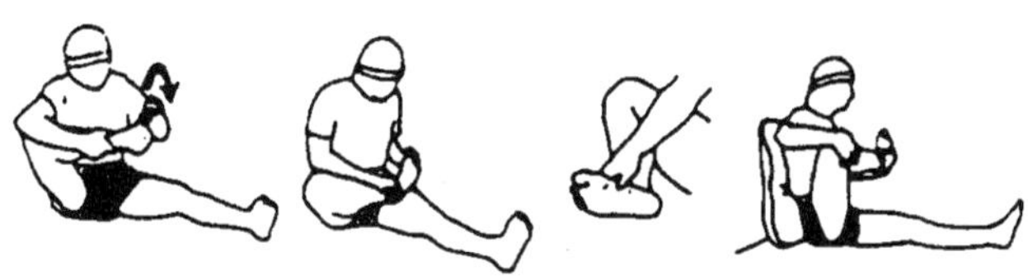

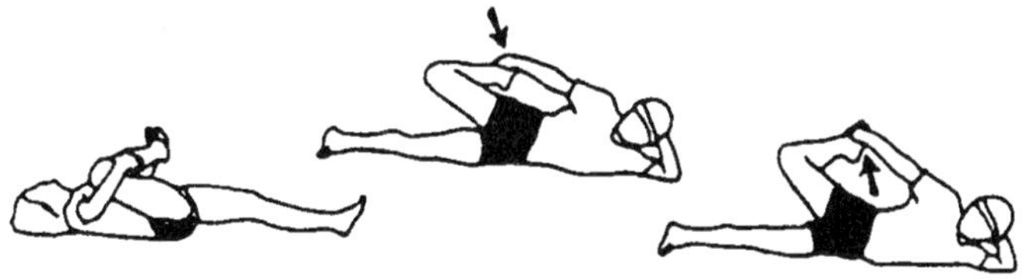

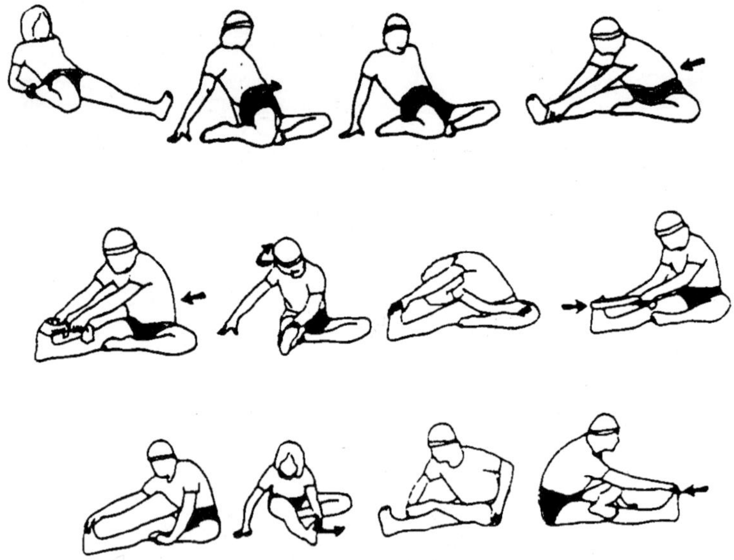

③ 등, 어깨, 팔의 스트레칭

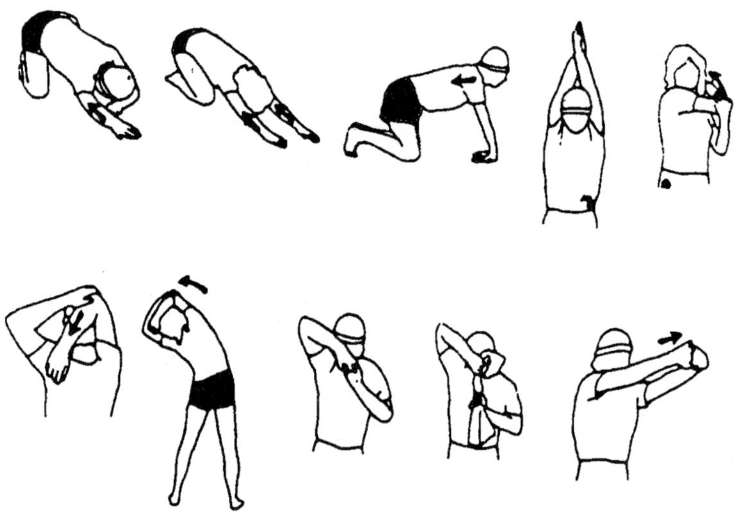

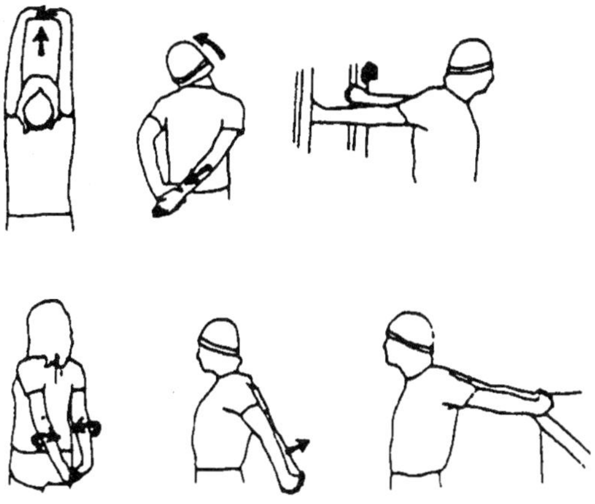

④ 다리의 스트레칭

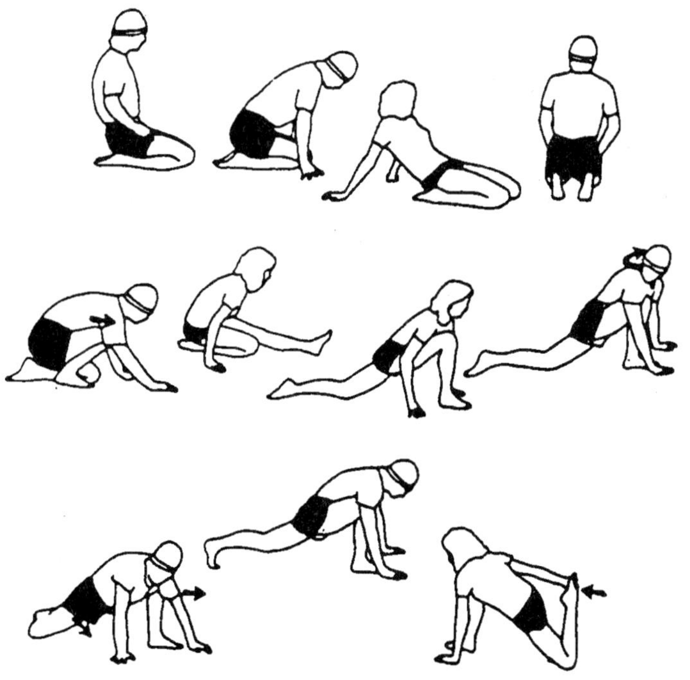

⑤ 허리, 히프, 서경부의 대퇴근의 스트레칭

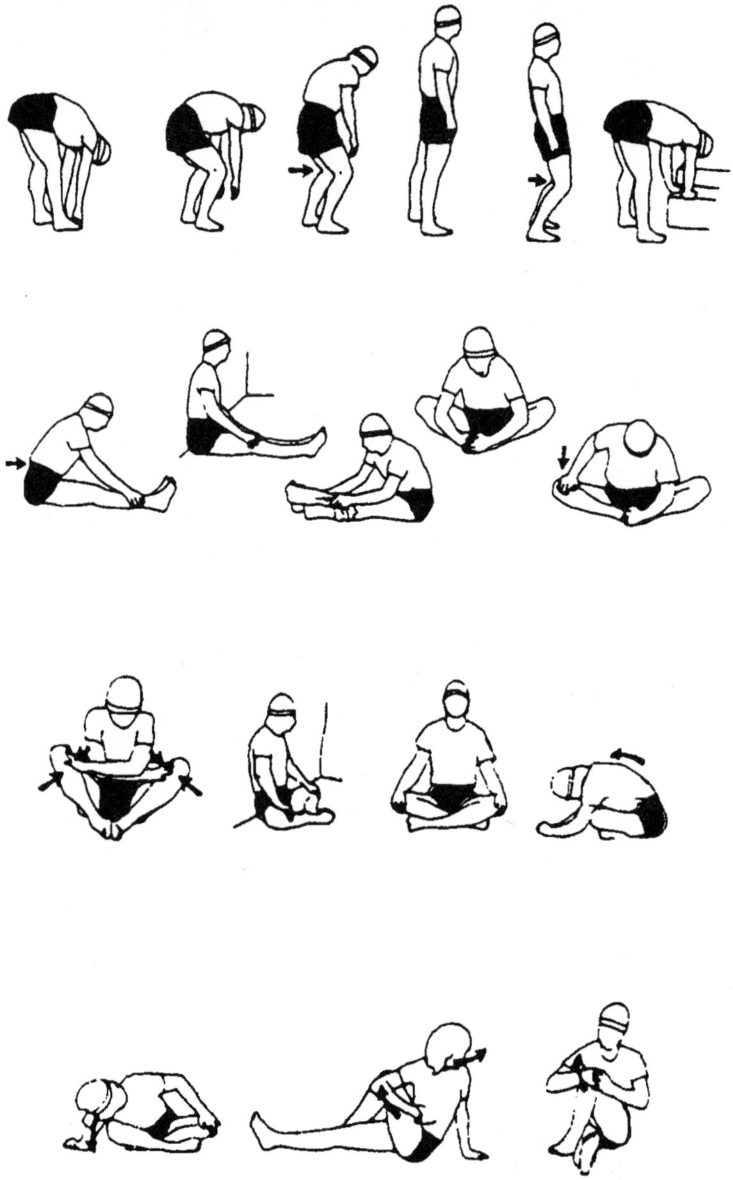

⑥ 등의 스트레칭

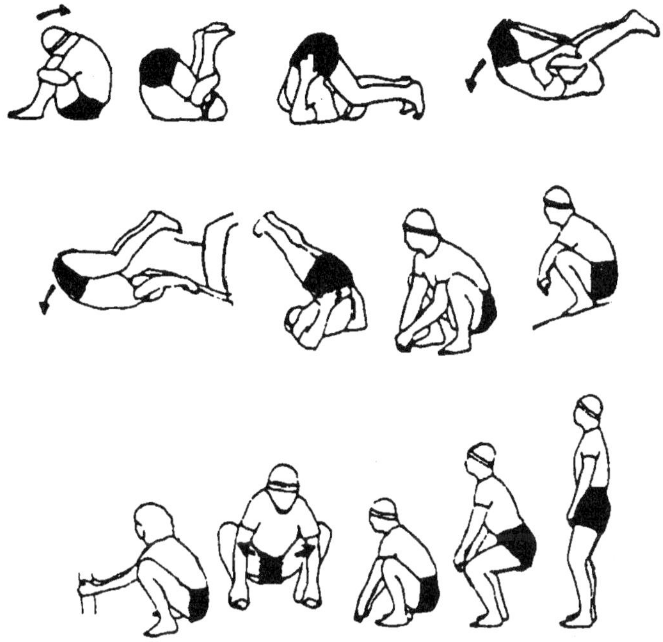

⑦ 다리를 높게 올리는 스트레칭

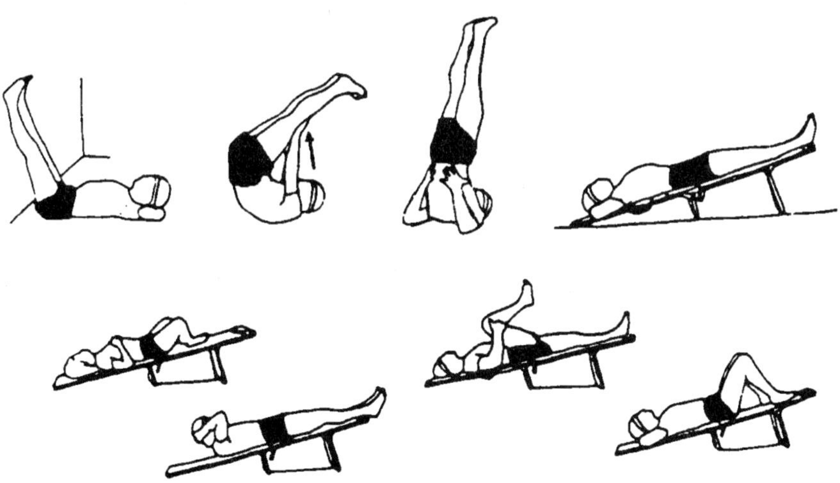

⑨ 서서 다리와 히프의 스트레칭

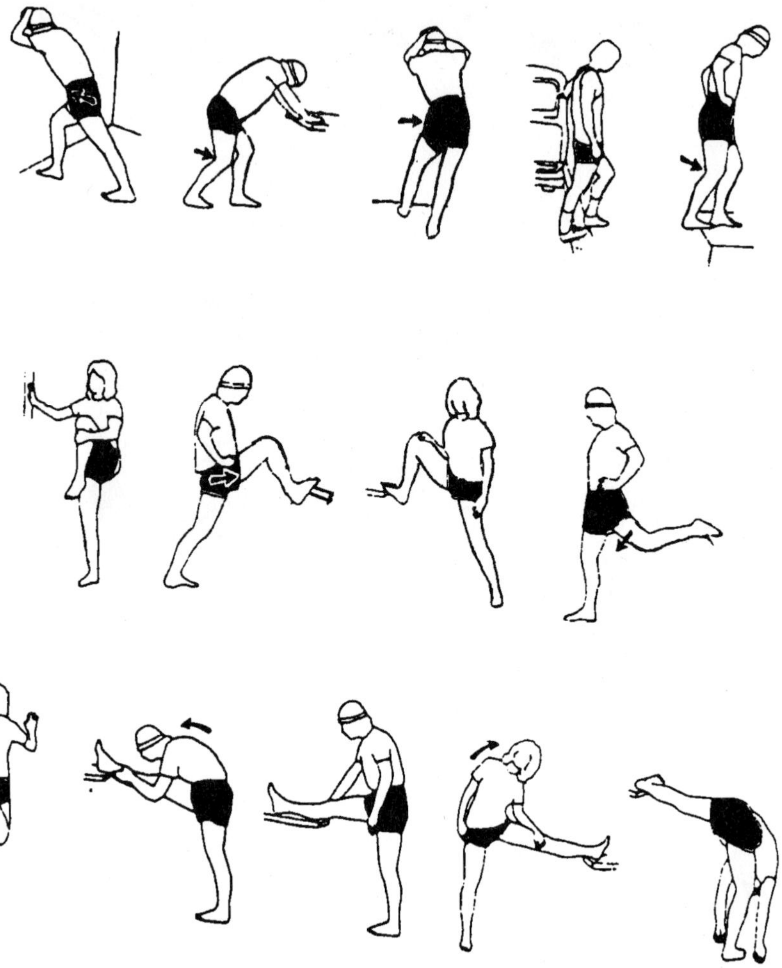

⑨ 서서 행하는 상체의 스트레칭

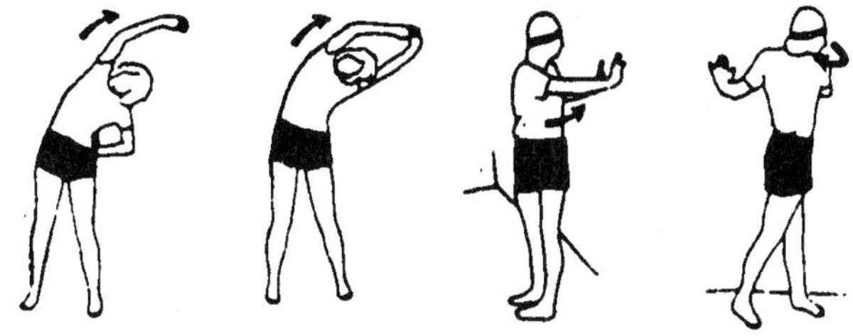

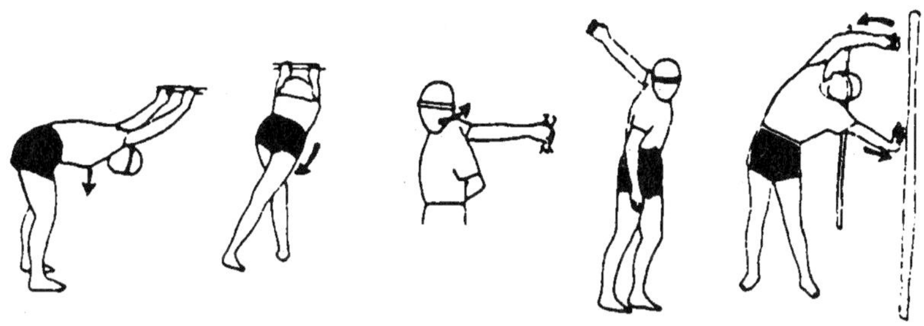

⑩ 철봉을 이용한 스트레칭

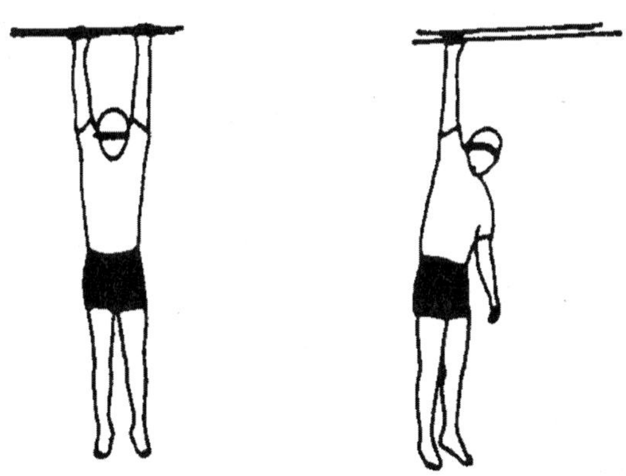

⑪ 수선을 이용한 상체의 스트레칭

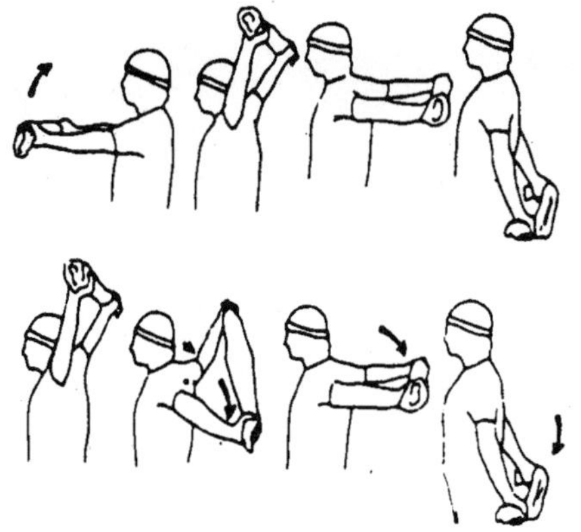

⑫ 앉아서 행하는 스트레칭

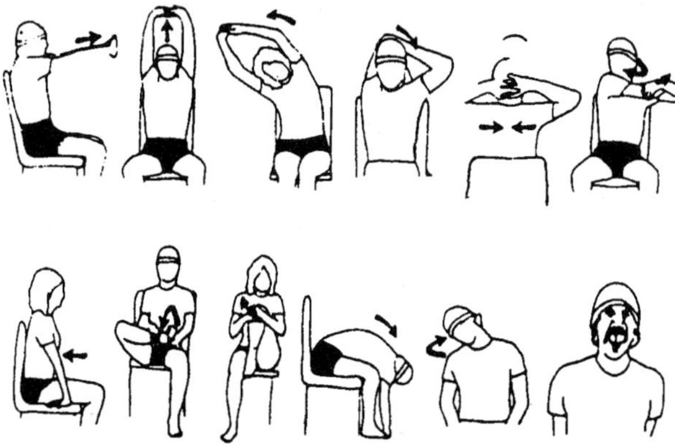

⑬ 다리를 높게 올려 다리와 서경부의 스트레칭

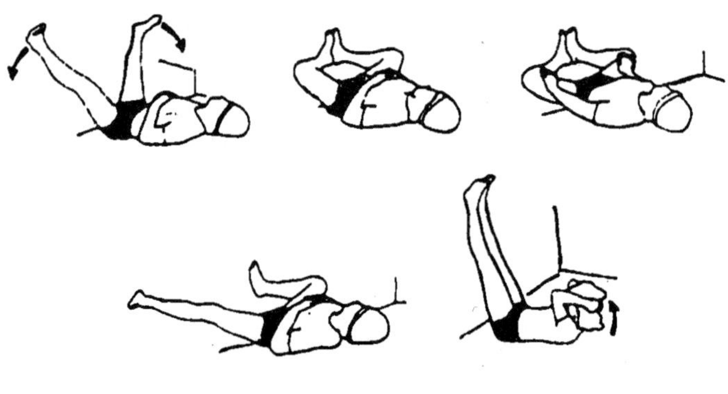

⑭ 양다리를 펴 서경부와 히프의 스트레칭

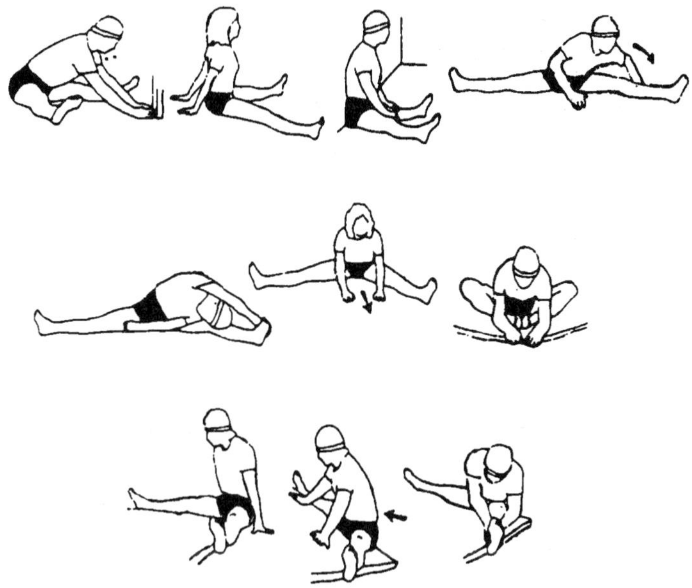

⑮ 근력을 높이기 위한 스트레칭 운동

복근을 강화하는 신체 각 부위의 스트레칭 운동

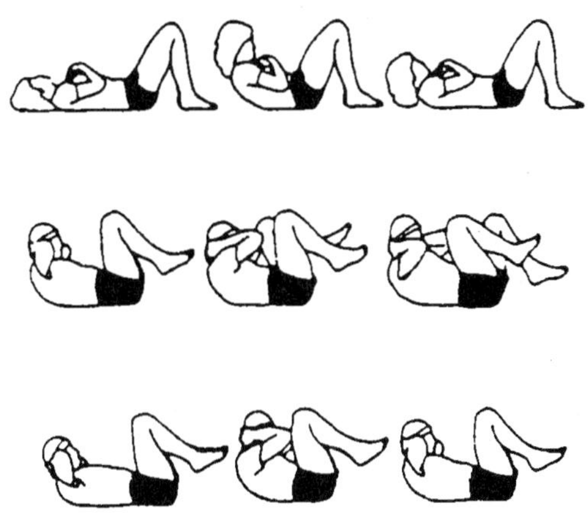

⑯ 팔과 가슴의 운동

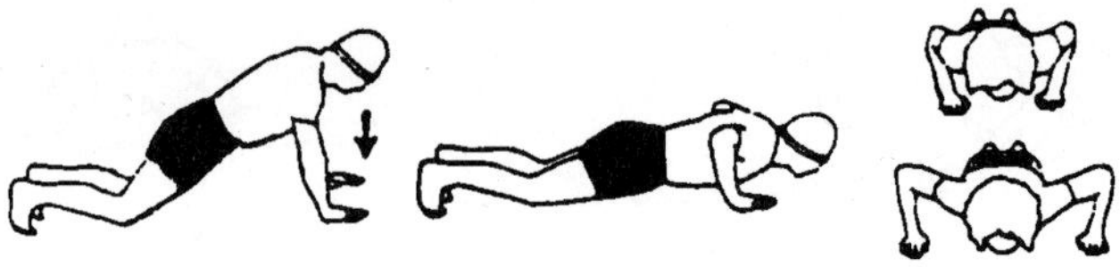

⑰ 발목과 앞발꿈치 하퇴의 운동

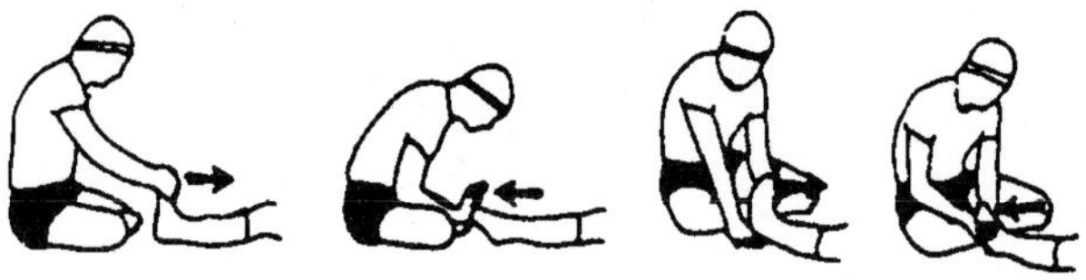

⑱ 손가락, 손, 손목, 전완의 운동

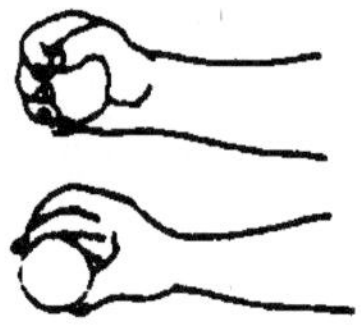

⑲ 평행봉 위에서 팔굽혀 펴기(상지운동)

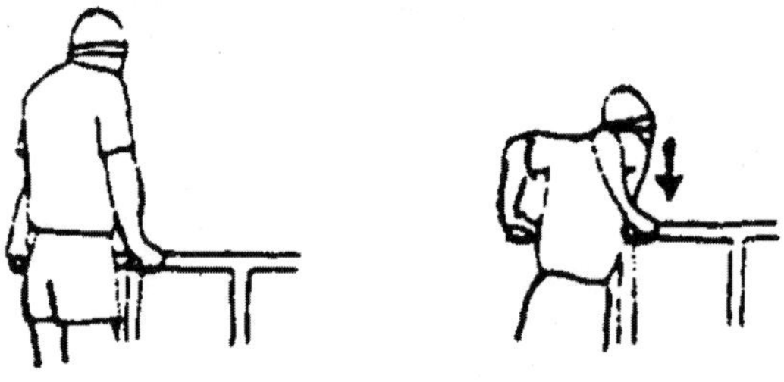

⑳ 걸상을 이용한 상완 운동

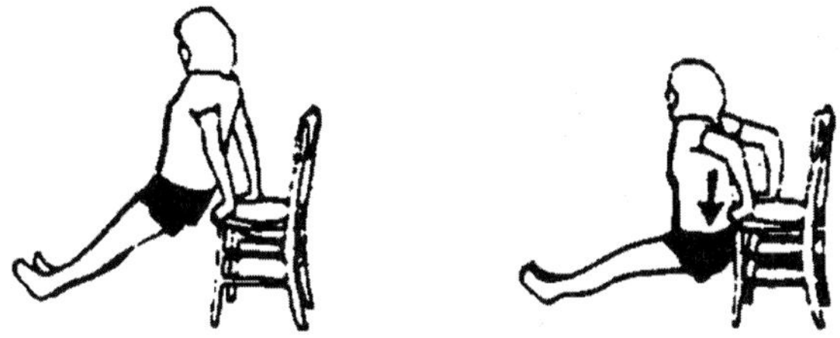

㉑ 철봉운동

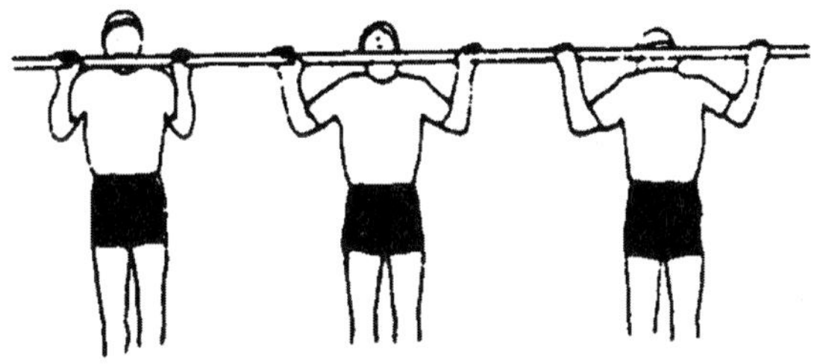

㉒ 계단을 이용하는 운동

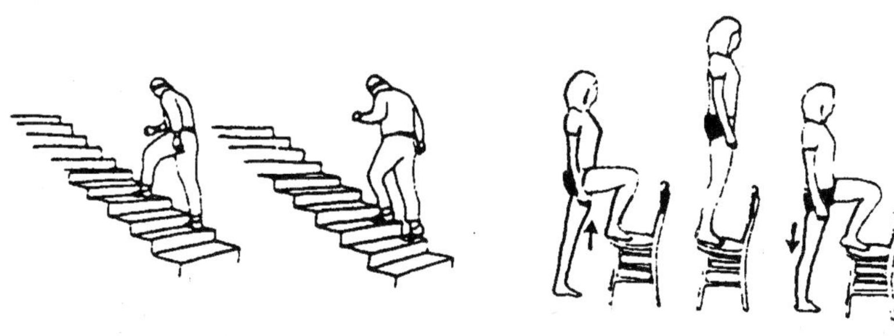

㉓ 허리를 강화하기 위한 스트레칭

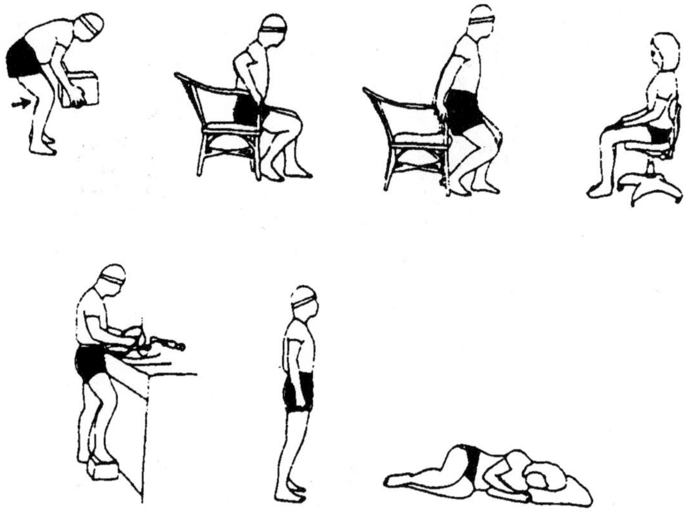

㉔ 워킹 및 조깅등 에어로빅 운동을 위한 스트레칭

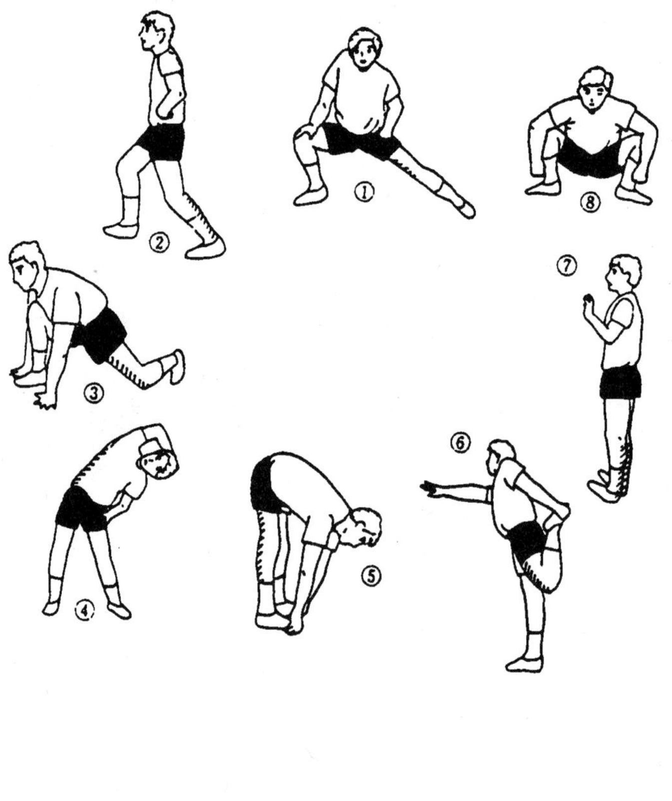

㉕ 워킹 및 조깅후의 스트레칭

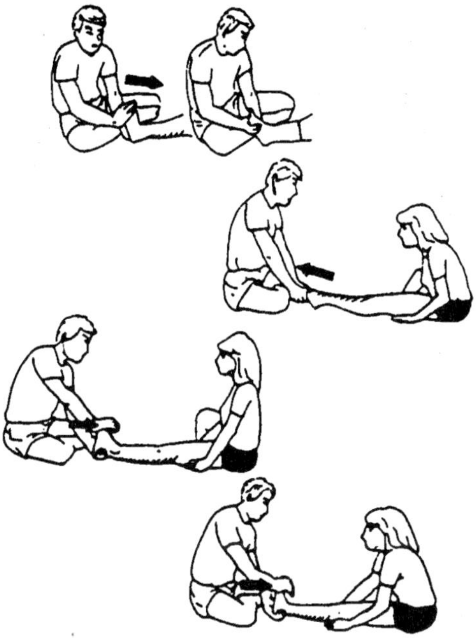

## 3. 플리오메트릭스 훈련 방법Plyometrics Training Exercise

### Double Leg Bound

● 근육 : 다리와 엉덩이

① half-squat의 자세에서 시작하며 이 때 팔은 몸 옆에, 등은 곧게 펴 있으며, 머리는 든 상태이다.

② 팔을 앞으로 흔들면서 몸을 앞과 위로 힘차게 점프한다.

③ 바닥에 착지하기 전에 공중에서 몸을 펴도록 노력한다.

④ half-squat의 자세로 착지한 다음 다시 동작을 반복한다.

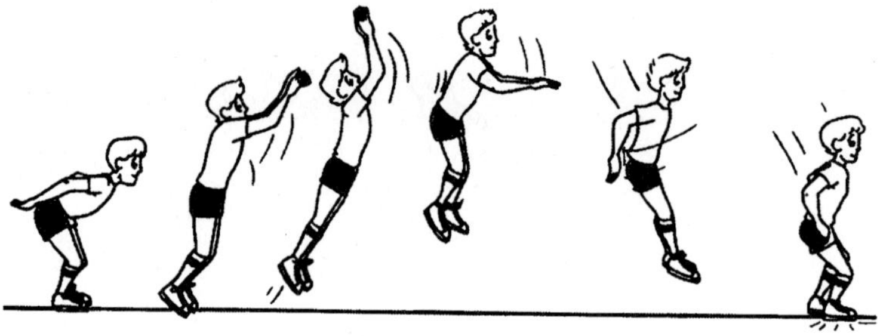

Alternate Leg Bound

● 근육 : 다리와 엉덩이

① 한쪽 발을 몸 앞에 내디뎌 서며 이 때 팔은 힘을 뺀 채로 몸 옆에 둔다.

② 뒤 발로 바닥을 밀며 앞발의 무릎을 가슴 쪽으로 올린다.

③ 바닥에 닿기 전에 최대한 높게 그리고 멀리 점프하도록 노력한다.

④ 바닥에 닿은 후에는 반대쪽 다리로 동작을 다시 일으킨다.

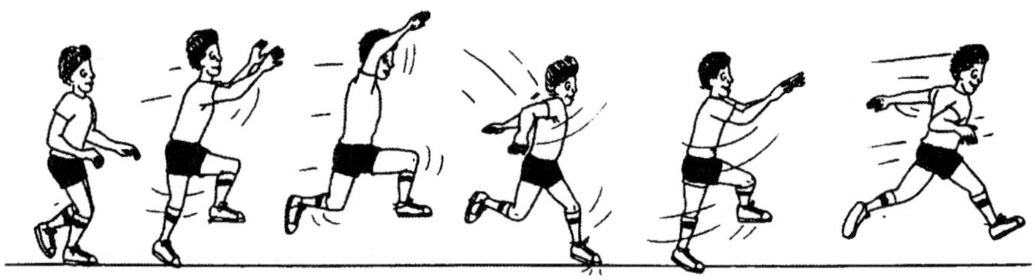

Double Leg Speed Hop

● 근육 : 다리와 엉덩이

① 등은 편 상태이며, 머리를 들고 어깨를 약간 앞으로 숙인다.

② 팔은 약 90° 굽혀진 상태이다.

③ 양 무릎을 가슴 쪽으로 올리고 팔을 위로 들어 올리면서 몸을 최대한 위쪽으로 높이 점프한다.

④ 바닥에 닿자마자 다시 점프한다.

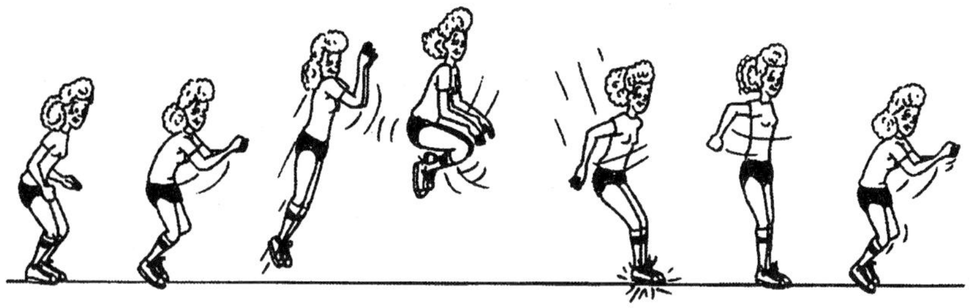

Squat Jump

● 근육 : 엉덩이, 허벅지, 그리고 종아리

① 어깨 넓이로 다리를 벌리고 선다.

② 머리 뒤에 손을 깍지 낀다.

③ half-squat의 자세로 몸을 빨리 낮추면서 동작을 시작하여 위로 최대한 높이 점프한다.

④ 바닥에 닿자마자 동작을 반복한다.

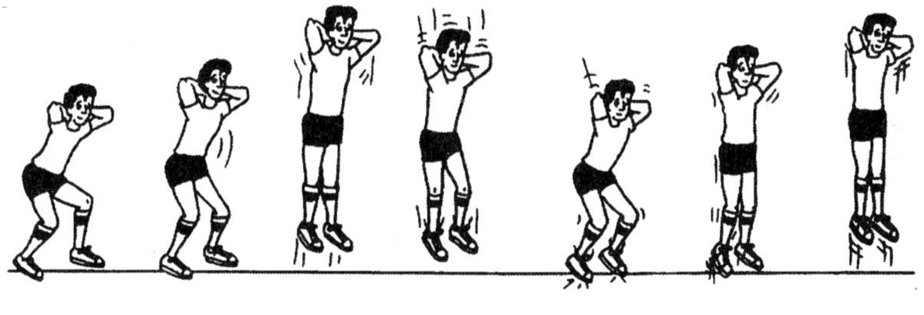

Split Jump

● 근육 : 허리, 허벅지, 엉덩이, 그리고 종아리

① 한 발은 몸 앞에 두고 다른 발은 몸의 중심선 바로 뒤에 둔다.

② 최대한 높이 그리고 몸은 곧게 세우면서 점프한다. 팔의 반동을 이용하여 더 높이 점프한다.

③ 앞발의 무릎을 굽히면서 바닥에 착지하여 충격을 흡수하며 곧바로 뛰어 오른다.

④ 다른 발을 앞에 두고서 이러한 동작을 반복한다.

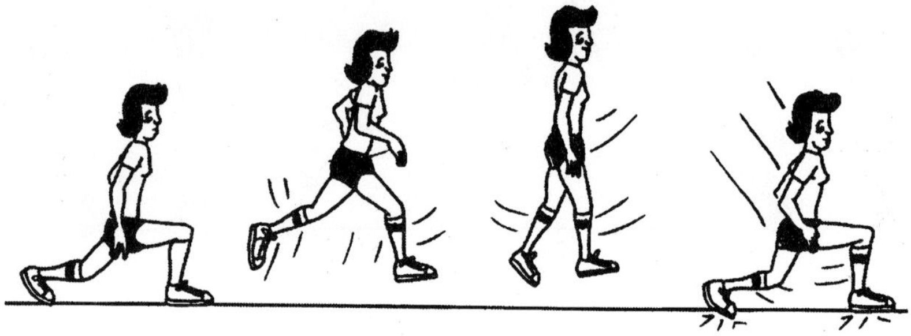

Skipping

● 근육 : 엉덩이, 허벅지, 그리고 종아리

① 한 발을 몸 앞에 두고 선다.

② 뒷발로 바닥을 밀면서 짧은 스텝을 밟는다.

③ 무릎을 가슴으로 당기며 팔을 들어올린다.

④ 공중에 오랫동안 떠 있도록 노력한다.

⑤ 착지한 다음 다른 발로 동작을 반복한다.

⑥ 동작의 패턴을 오른-오른 스텝 그리고 왼-왼 스텝으로 이어져야 한다.

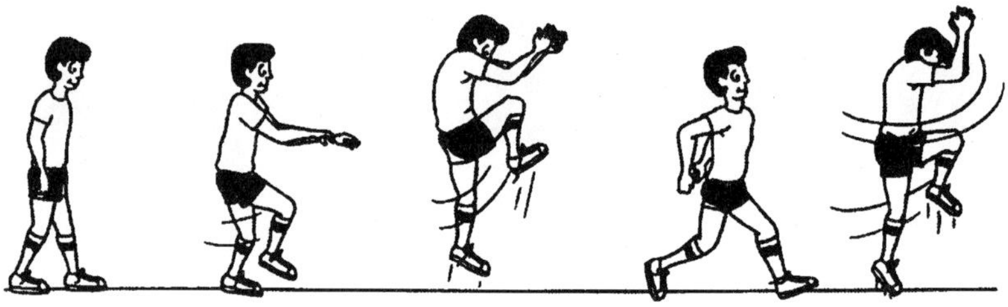

Medicine Ball Twist/Toss

● 근육 : 복부, 등, 엉덩이, 팔, 그리고 가슴

① 허리 높이로 공을 잡는다.

② 패스의 반대 방향으로 몸을 재빨리 돌린다.

③ 이러한 동작을 갑자기 중단하고 패스 방향으로 몸을 재빨리 돌려 공을 파트너에게 던진다.

④ 공을 던지는데 있어 팔 뿐만 아니라 엉덩이도 사용하여 공을 던지도록 주의를 노력한다.

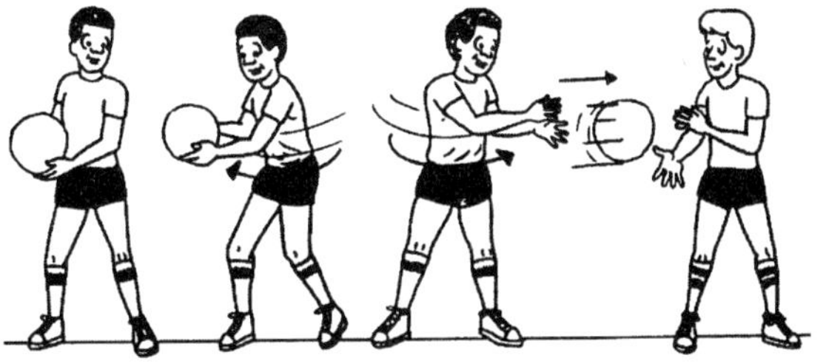

Medicine Ball Chest Pass

● 근육 : 가슴, 등의 윗부분, 어깨, 손목, 팔뚝forearm

① 선수들이 다룰 수 있는 medicine공을 고른다.

② 파트너를 마주보며 서거나 앉는다.

③ 공을 가슴 높이에서 잡고 팔을 구부린다.

④ 팔을 앞으로 폄으로써 공을 가진 파트너에게 공을 던지라는 신호를 한다.

⑤ 공을 앞으로 힘껏 밀며 반대편의 파트너는 공 움직임의 관성을 깨뜨리면서 공을 잡은 다음 곧바로 앞으로 민다.

⑥ 공을 계속해서 파트너와 주고 받는다.

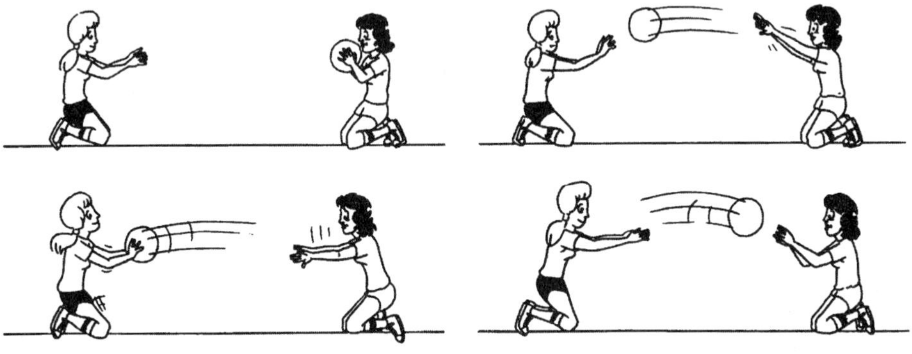

## Heavy Bag Thrust

● 근육 : 팔, 가슴, 등, 그리고 엉덩이

① 로프에 매달린 무거운 권투 백을 사용한다.

② 다리를 벌린 자세에서 백을 마주 본다. 백에 가까운 다리를 뒤쪽에 둔다.

③ 안쪽 손을 백의 가슴 높이에 대며 이 때 손가락은 위를 향한다.

④ 팔꿈치는 몸에 가까워야 하며 팔은 굽혀진 상태이다.

⑤ 몸을 사용하여 백을 힘껏 밀며 팔을 쭉 뻗음으로써 동작을 끝까지 따라간다 follow through.

⑥ 벌린 손으로 돌아오는 백을 잡은 다음, 처음 자세로 되돌아가기 전에 다시 백을 민다.

⑦ 몸의 위치를 바꾸어서 신체의 반대편을 운동한다.

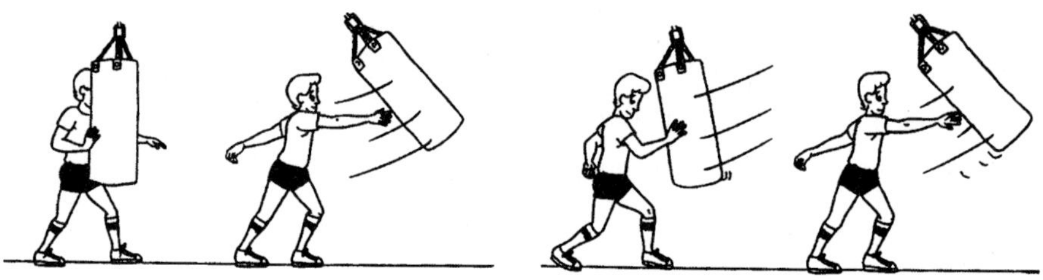

## Floor Kip

● 근육 : 엉덩이, 복부, 허리, 어깨, 팔, 그리고 허벅지

① 다리를 모으고 앉으며 발은 앞을 향한다.

② 다리는 펴고, 무릎은 붙은 채로 앞으로 구른다.

③ 손바닥을 아래로 해서 머리 옆의 바닥에 손을 댄다.

④ 손으로 바닥을 밀면서 다리를 위로 앞으로 재빨리 뻗는다.

⑤ 무릎을 굽혀서 semi-squat의 자세로 바닥에 착지한다.

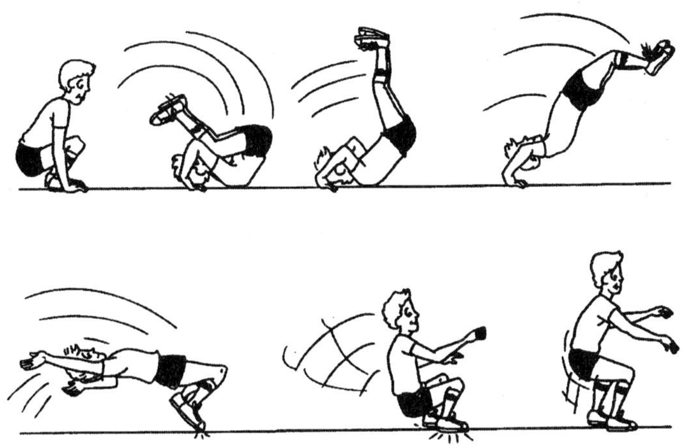

## 4. 고지에서 훈련

### 고지에서의 수행능력과 훈련효과

제19회 올림픽 게임의 개최지로 멕시코가 확정되었을 때 해발 2,250m의 고지에서 운동수행 능력이 어떻게 발현 될 것이며, 경기력에 미치는 영향은 어떠한 것이며, 영향이 있다면 이를 최소화시키키기 위해서 선수들은 어떻게 훈련해야 하는가? 라는 공통적인 과제를 부여 받고 많은 학자들은 고지생리 연구에 심혈을 기울이기 시작하였으나 멕시코 올림픽게임의 성적과 기록은 우려했던 바와 같이 2분 이내에 행해진 경기보다 2분 이상 소요되는 즉 주에너지 시스템major energy system이 무산소성anaerobic system 보다 유산소성aerobic system 경기 기록이 더 저조하고 그들 대부분이 심한 저산소증hypoxia으로 고생을 했다는 점에서 고지훈련의 필요성과 그 가치를 절감하게 되었다. 그리고 생리적 현상의 Mechanism에 대해 올바른 방향을 설정할 수 있었으며 고지 훈련연구의 본궤도 진입을 위한 전기를 마련했던 것이다. 이론적으로는 고지에서 저산소증 상태의 신체훈련이 생리적으로 급격하고 더 많은 변화를 나타내며 고지의 저산소증hypoxia은 해수면의 신체훈련에 의해 야기되는 생리적 변화와 유사하기 때문에 훈련효과 측면에서 대단히 주목받을 수 있는 환경적인 stress라고 생각한다.

● 고지순화생리

일반적으로 해발 1,524m이상의 고지에서는 신체 수행능력human perfor- mance에 영향을 주고 고도가 높을수록 영향 또한 크게 나타난다. 〈그림 10-25〉에서 보여 주듯이 5,000ft(1,524m)에서 매1,000ft(304.8m)상승할 때 마다 $VO_2max$로 측정되는 지구능력이 3~3.5% 감소하여 8,000m이상에서는 60%이상 감소하기 때문에 산악인들이 에베레스트의 최고봉인 8,848m를 정복 한다는 것은 인간 생리적 한계를 넘는 것으로 메카니즘을 규명하고 설명하기에 아직도 부족함이 많다.

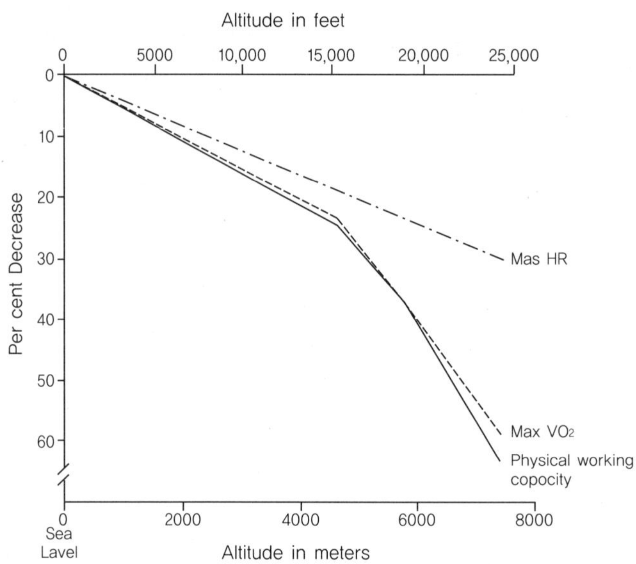


그림 10-25_ 고도에 따른 수행력의 저하

● 저산소증과 생리적 변화

해수면에서 고지로 올라가면 갈수록 대기의 중량이 떨어지기 때문에 기압이 낮다. 대기중의 산소비율은 20.93%이지만 단위 용적당 산소분자수는 저하하므로 고지에서는 저산소분압에 의한 동맥혈 O2 포화도(Sa $O_2$)가 감소함으로써 저산소증이 나타나게 된다. 분당 환기량이 증가하는 것은 동맥혈의 $O_2$포화도의 증가를 보상하기 때문이며 4,300m에서 가벼운 운동 수행시 1회 박출량SV은 해수면에 비해 적게 나타났으나 심박출량CO이 보다 높은 것은 심박수 증가에 따른 것으로 보여지며 Hb 및

Hematocrit値 증가현상은 탈수에 기인되며 혈액의 산소운반능력 향상을 위한 매커니즘으로 추측된다.

이와같은 순화생리Physiology of Acclimatization의 변화는 (1) 폐환기량 및 확산능력 증가 (2) 적혈구수 및 헤모글로빈 농도 증가 (3) 소변으로 중탄산염HCO3-의 배출 (4) 조직의 변화 ① 근 조직의 모세혈관의 증가 ② 마이오 글로빈 농도의 증가 ③ 미토콘드리아 밀도 증가 ④ 산화력을 향상시키는 효소변화 ⑤ 세포질내의 물질증가 등으로 요약할 수 있다.

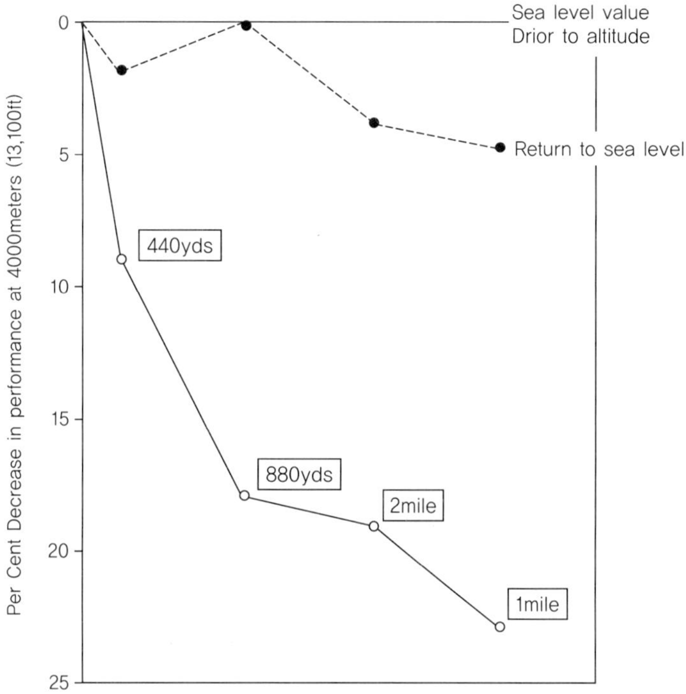


그림 10-26_ 13,000피트에서의 달리기 능력의 감소

경기력의 감소가 장거리 종목에서 뚜렷함을 주목하라. 이 종목의 주 에너지 과정은 유산소성 과정이다. 해수면 수준으로 되돌아 왔을 때 운동 선수의 경기력은 향상되지 않았다.

산소가 희박한 환경하에서 각 조직으로 산소를 공급하고 이용하여 신체활동을 수행하는 생리학적 변화로서 획득되어 지는 고지순화는 2,744m에서 7~10일 걸리고, 3,658m에는 15~21일, 4,573m 21~25일 소요되지만 해수면으로 돌아왔을 때 2~4주내에 순화과정에서 변화를 상실하게 됨을 유념하는 것이 hypoxia의 기전을 이해하는데 도움이 될 것이다.

### ● 고지 훈련방법과 연구동향

① The Lexington-Leadvill Study

고등학교 운동선수들을 대상으로 고지에서 대한 일생의 순화가 고지에 처음온 사람과 육상경기의 track경기를 비교 한 것인데 〈표 10-3〉 〈표 10-4〉에서 그 구체적인 내용을 나타내고 있다. 이 연구에서는 고지와 해수면에서 우수한 집단은 환경적인 변화를 크게 받지 않으며 고지를 살던 사람에게도 영향을 미친다는 결론이다.

표 10-3_ 고등학교 선수들의 평균 신체적 생리적 특성

| | ATHLETES NATIVE TO 3100 METERS | ATHLETES NATIVE TO 300 METERS |
|---|---|---|
| Age | 17 years | 17 years |
| Height | 176cm. | 175cm. |
| Weight | 68kg. | 66kg. |
| Max $Vo_2$(low altitude) | 66ml./kg-minute | 68ml./kg-minute |

* From Grover, et al.[12]

표 10-4_ 300과 3100고지에서의 육상기록*

| RUNNING DISTANCES | | LEXINGTON TEAM | | LEADVILLE TEAM | |
|---|---|---|---|---|---|
| | | Altitude (meters) | | Altitude (meters) | |
| | | 300 | 3100 | 300 | 3100 |
| Yards | Meters | Time (min:sec) | | Time(min:sec) | |
| 220 | 201 | 0:24.0 | 0:22.4 | 0:25.7 | 0:27.0 |
| 440 | 402 | 0:54.0 | 0:51.0 | 1:03.5 | 0:52.5 |
| 880 | 804 | 2:10.0 | 2:11.5 | 2:24.7 | 2:30.0 |
| 1760 | 1608 | 4:49.0 | 5:10.9 | 5:23.5 | 5:35.0 |

* From Grover. et al.[12]

● The Michigan-Pennsylvania State University Study.

Buskirt와 그의 연구팀은 12명의 중장거리 우수선수들을 5~6주간 여러 고도에서 연구를 실시하였다. 2,300m 고지에서 경기실시결과 ① 모든 운동능력이 해수면만큼 좋지 않다는 것 ② 운동능력의 감소가 경기 시간과 관계가 있다는 것 ③ 중장거리 경기에서 순화과정을 거쳐 향상되지 않는다는 것이다.

● The Ohio State Study

오하이오 콜럼버스(2,300m)와 켈리포니아 화이트산(3,800m)의 Barcroft연구소에서 25명의 남자대학생을 대상으로 연구한 결과 고지에서 격렬한 신체활동을 할 수 있는 능력은 3주일 고지체류동안 대단히 향상되었으나, 이 기간 중에 해수면의 신체활동 능력에는 이르지 못했다는 것이다.

이에 반해 Mellerowicz와 Meller는 2,000m 고지와 해수면에서 두 집단을 대상으로 동일 조건으로 4주간 훈련한 후 3,000m 달리기와 $VO_2max$ 증가율도 높게 나타났다고 보고하고 있어서 다수의 선진국에서는 고도순화altitude acclimatization의 능력을 기르고 장기적인 선수의 환경적응능력을 갖게 하여 실전의 경기력을 극대화시키기 위해 국가대표 훈련장소로 고지대에 설치하고 있다.

이러한 연유로 고지훈련은 꾸준히 연구되어 훈련방법도 개발되어 중장거리 마라톤 훈련에 활용되고 있는데 그 대표적인 訓練方法이 고지 장기간체재 훈련이며 필수 요건이다. 그러나 해수면에서 고지와 유사한 환경적인 조건을 갖추어 훈련하는 방법도 고안되어 활용되고 있으며 그 대표적인 것이 해수면에서 저압실 훈련, 혼합가스(저산소가스)흡입에 의해 훈련, 또는 배출하는 공기량은 제한하여 폐속에서 저산소상태를 만들어 내는 마스크 훈련$PO_2$ aerobic exercise등을 들 수 있다.

고지적응훈련은 과학화로 인간의 환경적 한계를 극복하는데 기여한 고지 운동생리연구에서 다음과 같은 결론에 도달하였다.

해수면에서 운동수행능력이 고지에서의 훈련과정을 통해 향상되지만 비단련자가 효과가 큰 반면 단련자는 기록향상이 없고 있다 해도 근소한 차가 있을 뿐이다. 다수의 연구자들은 고지에서 훈련이란 고지적응 훈련 측면에서 효과는 기대하지만 해수면에서의 운동수행능력의 향상은 크게 기대할 바가 못된다고 밝히고 있다. 그러나 몇몇 학자들은 hypoxia training이 장거리 경주의 기록과 $VO_2max$ 증가율에서 해수면 집단보다 현저한 차로 효과적이라고 보고하고 있다. 또한 고지훈련이 신체에 다양한 환경적 stress로 신체의 생리적인 변화를 요구하면서 형태 및 기능에 크게 영향을 미치지만 그것이 해수면으로 돌아오면 단련자의 경우 고지에서의 생리적인 순화 physiology of acclimatization가 2~3주내에 상실되는 데 비해 비단련자는 효과유지가 가능하다는 상반된 결과를 보고하고 있는데, 이는 고지에서 생리적 순화와 적응과정의 메카니즘 그리고 효과적인 고지훈련방법을 완전하게 규명하지 못하고 있음을 의미하며 여기에 대한 더 깊고 복잡 다양한 연구과제가 내제하고 있는 것으로 유추할 수 있다.

# 참고문헌


강호율 외(1998) 트레드밀 운동과 Clenbuterol 투여가 쥐의 체지방 축적과 근효소의 활성에 미치는 영향, 37(4) : 404-413.

김기학(1992) 체육측정 평가. 형설출판사

김응진 외 1인(1998) 당뇨병학. 대한당뇨병 학회.

박기용 외 3인(1991) 건강한 삶과 운동 영남대 출판부.

박기용 외 5인(1999) 트레이닝 방법론 대한미디어

박기용 외 4인(2000) 운동과 건강 영남대 출판부.

서울대학교 의과대학편(1996)내분비학. 서울대학교 출판부.

서울대학교 의과대학편(1998)심장학. 서울대학교 출판부.

성호경 외(1996) 생리학(제6판). 의학문화사.

박승한(1993) 체력육성 운동프로그램. 학문사.

박유경(1993) 인슐린 비의존형 당뇨병 환자에서 인슐린 분비능력과 체중감소가 당질 및 지질대사에 미치는 영향. 연세대학교 석사학위 논문.

박정의(1986) 운동과 콜레스테롤. 대한스포츠의학회지.

용준환 외(1998) 인체해부생리학. 도서출판 정담.

이인모(1992) 인체 생리학. 형설출판사.

장경태 외(1995) 웨이트트레이닝(A guide to beginning weight training). 대한미디어.

장용수(1999) 운동강도가 Spraque-Dawley 쥐의 신체구성에 미치는 영향. 경북대학교 박사학위 논문.

주강외(1980) 인체해부학. 계축문화사

최명애 외(1996) 생리학. 현문사

채홍원(1997) 트레이닝 원론. 형설출판사.

American Psychiatric Association(1993) Practice Guideline for Major Depreeive Disorders in Adults. Washington, D. C.: American Psychiatric Association.

Bill pearl(1986) Getting Stronger. Shelter Publications, Inc.

Bruno Balke, M. D.(1995) The Fitness Handbook(2nd Edn). Sagamore Publishing, Inc.

Caspersen, C. J.(1994) Physical activity, exercise, and physical fitness : Definetions and distinctions for health-related research. Public Health Reports, 100, 126-131

Dishman, R. K.(1994) Biological psychology, exercise, and stress, Quest, 46, 28-59.

Edington, D. W.(1984) The Biogical of physical activity. Houghton miffrin Co. Boston 264.

Elaine, N. et al.(1997) Essentials of Human Anatomy and Physiology (5th Edn). The Benjamin/Cumming Pub, Com, Inc.

Farell, P. A.(1988) Lack of exercise effects on peripheral enkephalin entry into whole brain of rats. Medicine and Science in Sports and Exercise, 21, S35.

Feancis, S. et al(1986) Basic & Clinical Endocrinology (2nd Edn). Appleton-Century-Crofts.

Folkins, C. H. et al.(1981) Physical fitness training and mental health. American Psychologist, 36, 373-389

Ford, D. E. et al.(1989) Epidemiological study of sleep disturbances and psychiatric disorders. Journal of the American Medical Associaion, 262, 1479-1484.

Friedman, H. S. et al.(1987) The Disease-Prone Persolnality. American Psychologist, 42, 539-555.

Gruber, J. J.(1986) Physical activity and self-esteem development in children : A meta analysis. In G. Stull & H. Eckert(Eds.), Effects of physical activity on children(pp. 30-48). Champaign, IL : Human Kinetics.

Hatfield, B. D. et al.(1983) Psychophysiology - A new dirction for sport psychology. Journal of Sport Psychology, 5, 243-259.

Hedges, L. V. et al.(1985) Statistical methods for meta-analysis. Academic Press. New York.

Ismail, A. et al.(1973) The effect of chronic exercise on the personality of middle-aged men by univariate and multivariate approaches. Journal of Human Ergology, 2, 47-57

Jeffrey W. et al.(1989) Miracle of birth. Beekman house distrubuted by crown publisher, Inc.

Johnson-Saylor, M. T.(1984) Relationships among anger expression, hostility, hardness, socaol support, and health risk. Unpublished doctoral dissertaion, University of Michigan, Ann Arbor.

Kang, H. Y.(1997) The effects of dietary pyruvate and exercise training on insulin resistance in obese Zucker rats. The ′97 seoul iternational sport science congress proceedings 650-65.

Kobasa, O. S.(1984) How much stress can you survive? American Health, 64-75

Kurt, J. et al.(1997) Harrison's Principle of international medicine(13th Edn). McGraw-Hill Book Co.

Lazaus, R. S.(1991) Emotion and adapation. Oxoford University Press.

Lutwak, L. et al.(1959) The effect of physical conditioning on glucose tolerance. Chin. Res. 7:143-151

Marieb, E. N(1995) Human anatomy and physiology(3rd Edn.) The Benjamin/Cummings Publiching Co., Inc.

Martinsen, E. W. et al.(1994) Exercise and mental health in clinical and free-living populations. In R. K. Dishman (Ed.), Advances in Exercise Adherence. Champaign, IL : Human Kinetics.

McDonald, D. G. et al.(1991) Psychological effects of aerobic fitness training : Research and theory. New York : Spring-Verlag.

Meyerhoff, H. et al.(1995) Activity wheelrunning attenuates suppression of natural killer cell activity after footshock. Journal of Applied Physiology, 78(4), 1547-1554

Morgen, W. P.(1987) Reduction of state anxiety following acute physical activity. In W. P. Morgan & S. E. Goldston (Eds.), Execise and mental health(pp. 105-109). Washington, DC : Hemesphere.

O'Connor, P. J. et al.(1995) Influence of Exercise on Human Sleep. Exercise and Sport Science Reviews, 23, 105-187.

Pelletier, K. R.(1977) Mind as healer, mind as slayer. Psychology Today, February,30-40.

Pollatchek, J. L. et al.(1989) An investigation of the psycho-physical inpliences of a quality daily physical education programme. Health Education Research : Theory and Practice, 4, 341-350.

Ron, M. et al.(1997) Biochemistry of exercise & training. Great britain by biddles Ltd., Guildfor, surrey.

Sachs, M. L.(1980) On the trail of the runner′s high - a descriptive and exeperimental investigation of characteristics of an elusive phenomenon. Unpublished doctoral dessertation, Florida State University.

Sachs, M. L.(1984) The runner′s high. In M. L. Sachs, & G. W. Buffone(Eds.), Running as therapy : An integrated approach(pp. 273-287). Lincolin : University of Nebraska Press.

Schlosser, M. B. et al.(1985) Subjective wellbeing and the stress process. Paper presented at the 93rd annual convention of the American Psychiatric Association, Los Angels, CA

Seeman, J. C.(1987) Changes in state anxiety following vigorous exercise. Unpublished and master′s thesis, University of Arizona.

Smith, M. L. et al.(1980) The benefits of Psychotherapy. Baltimore : Johns Hopkins University Press.

Steven, N. et al.(1988) Resource manual for guidlines for exercise testing and prescription. International copy union.

The American College of Obstetricians and Gynecologists(1990). Planning for pregnancy, birth and beyond. The american college of obstetricians and gynecologists.

Thomas, R. J. et al.(1994) Exercise and cognitive function. C.Bouchard, R. J. Shephard, and T. Stephens (Eds). Physical Activity, Fitness, and Health (pp. 521-529). Champaign, IL : Human Kinetics Publishers.

Thompson, P. D. et al.(1998) Modest changes in high density lipoprotein concentration and metabolism with prolonged exercise training. Circulation 78:25-34

Williams, H. G.(1986) The development of sensory-motor function in young children. In V. Seefeldt(Ed.), Physical Activity and well-being(pp. 105-122). Reston. VA : American Alliance for Health, Physical Education, Recreation and Dance.

Wilmore, J. H. et al.(1994) Physiology of Sport and Exercise. Human Kinetics.

Wilson, V. E. et al.(1981) Effects of running on an exercise class. Perceptual and Motor Skills, 53, 472-474.

Wittchen, H. et al.(1994) Lifetime and 12-month prevalence of DSM-III-R Psychiatric Disorders in the United States. Archives of General Psychiatry, 51, 8-19.

Ziogas G, G. et al.(1997) Exercise training, postprandial hyper-triglyceridemia, and LDL subfraction distribution. Med. Sci. Sports Exerc., 29(8): 986-991.

## 저자약력

박기용_ 영남대학교 사범대학 체육교육 졸업
영남대학교 체육학 석사
영남대학교 이학박사
영남대학교 사범대학 특수체육교육과 교수
영남대학교 사범대학장
포항 MBC-TV 축구 해설 위원
포항 MBC-TV 풋살 해설 위원
대구 MBC-TV 축구 해설 위원
TBC-TV 축구 해설 위원
영남일보 축구 해설 위원
영남스포츠 축구 해설 위원
한국특수체육학회 부회장
2001년 한일 장애인 축구 교류전 단장
2002년 장애인 월드컵 국가대표팀 감독
2003~현재 한일 정신지체인 축구 교류대회 국가대표팀 감독
국제 휠체어테니스대회 자문위원
국제 휠체어테니스대회 기술 자문위원
제14회 세계특수체육학회 국제학술대회 조직위원

저서_ 대학체육, 운동과 건강, 건강한 삶과 운동, 현대축구, 운동처방과 트레이닝, 싱글로 가는 골프, 트레이닝 방법론

박영명_ 영남대학교 사범대학 체육교육 졸업
영남대학교 체육학 석사
영남대학교 체육학 이학박사
영남대학교 사범대학 체육교육과졸업(체육학사)
영남대학교 사회교육원 체육학 전공 책임교수
영남대학교 특수체육교육과 강사
경북태권도협회 국제분과위원장 역임
한국장애인육상경기연맹부회장 역임
세계특수체육학술대회 조직위원 역임
국기원 태권도 심사위원
대한태권도협회 심판원

**홍석민_** 영남대학교 국어국문학과 졸업
영남대학교 체육학 석사
영남대학교 체육학 이학박사
대경대학 생활체육학부 교수
한국 대학축구연맹 이사
대구 MBC-TV 축구 해설 위원

**김한철_** 영남대학교 사범대학 체육교육 졸업
영남대학교 체육학 석사
영남대학교 체육학 이학박사
영남대학교 사범대학 특수체육교육과 학과장
영남대학교 스포츠과학대학원 학과장
중복 중도지체부자유학회 이사
한국휠체어육상경기연맹 이사
경북 장애인체육회 이사
한국특수체육학회 이사

**김성진_** 영남대학교 사범대학 체육교육 졸업
영남대학교 체육학 석사
영남대학교 체육학 박사과정 수료
영남대학교 특수체육교육과 강사
한국특수체육학회 이사
한국장애인재활협회 스포츠 · 문화분과 위원
대구광역시 장애인체육회 훈련강화 위원
대구광역시 루지 · 봅슬레이 경기연맹 감사
한국도핑방지위원회 도핑검사관
한국야구위원회 도핑검사관
한국노인체육협회 이사